中医肺康复学

主审　张忠德
主编　李际强　杨荣源

SPM 南方传媒
广东科技出版社
全国优秀出版社
·广州·

图书在版编目（CIP）数据

中医肺康复学 / 李际强，杨荣源主编. —广州：广东科技出版社，2023.5
ISBN 978-7-5359-7971-1

Ⅰ.①中… Ⅱ.①李… ②杨… Ⅲ.①肺病（中医）—康复医学 Ⅳ.①R256.1

中国版本图书馆 CIP 数据核字（2022）第 187609 号

中医肺康复学

Zhongyi Feikangfu Xue

出 版 人：严奉强
责任编辑：曾永琳 王珈
装帧设计：友间文化
责任校对：曾乐慧 李云柯
责任印制：彭海波
出版发行：广东科技出版社
（广州市环市东路水荫路 11 号 邮政编码：510075）
销售热线：020-37607413
http://www.gdstp.com.cn
E-mail:gdkjbw@nfcb.com.cn
经 销：广东新华发行集团股份有限公司
印 刷：广州一龙印刷有限公司
（广州市增城区荔新九路 43 号 1 幢自编 101 房 邮政编码：511340）
规 格：787 mm × 1 092 mm 1/16 印张 15.75 字数 310 千
版 次：2023 年 5 月第 1 版
2023 年 5 月第 1 次印刷
定 价：98.00 元

本书承

广东省优秀科技专著出版基金会

推荐并资助出版

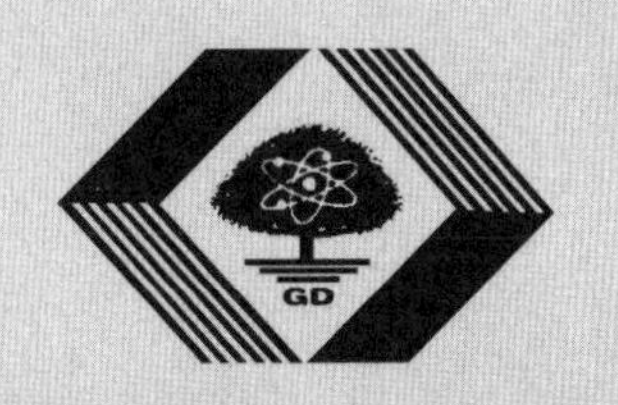

广东省优秀科技专著出版基金会

编委会

主　审： 张忠德

主　编： 李际强　杨荣源

副主编： 蔡　倩　陈剑坤　李绵莎　夏清华　荆纯祥

编　委：（以拼音字母顺序排列）

白晓辉　蔡书宾　何敏仪　黄　颖　李振洁　林俏丽　卢　月

倪詠诗　覃金莹　吴余婉　许爱婷　叶康杰　张　溪　钟金耀

基金项目：

1. 广东省中医院岭南甄氏杂病流派传承工作室建设项目（项目编号：中医二院〔2013〕233号）

2. 张忠德广东省名中医传承工作室建设项目（项目编号：粤中医办函〔2020〕1号）

广东省名中医传承工作室出品

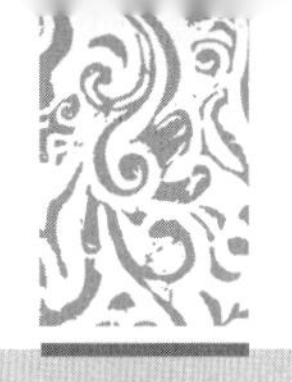

前言

康复医学是应用医学技术诊断与处理任何原因造成的身体系统的能力障碍或能力丧失等疾病的医学学科。肺康复作为康复医学的一个重要组成部分，于20世纪60年代开始发展，逐渐发展成一门理论学科并形成相应的技术体系。中医肺康复体系形成较晚，近十年逐渐成形并得到发展。中医肺康复学是现代肺康复学的有益补充，已逐渐成为一门崭新的学科，并不断得到完善。

中医肺康复学是指以中医理论为核心，以整体观念和辨证论治为指导思想，遵循中医肺系疾病特点，采用中医康复技术与方法，防治肺系相关病症，保护身心功能，使患者早日回归社会的综合康复措施。在我国浩瀚的古代文献中，有很多关于中医肺康复理论与手段的论述，但尚无系统的整理与临床循证医学研究，故中医肺康复学的发展还有较长的路要走。

肺康复并非针对疾病某个阶段的康复，而是针对疾病整个病程的康复，同时也不能只是依靠康复医师来完成，它需要呼吸专科医师、胸外科医师、呼吸治疗师、物理治疗师、心理医师、营养师以及护士等多学科人员共同完成，中医肺康复团队更需要中医康复、针灸、推拿、药膳指导、传统功法指导等方面的专职人员的参与。总之，中医肺康复需要多学科共同合作、中西医有机融合，加上现代信息与诊疗技术辅助，以提升肺康复的临床效果。

本书对中医肺康复的历史沿革、发展现状、概念与内容、与中医文化的关系，中医评估方法和康复方法（包括中医传统功法、起居及饮食调摄、情志调理、中医外治法等），以及各种慢性肺系疾病、围手术期、危重症、新型冠状病毒感染患者的中医肺康复方案进行了系统的介绍，并对中医肺康复的特色与优势、问题及未来、“医院-社区-家庭”中西医结合肺康复体系建设等进行了阐述。此外，本书还对现代医学肺康复的基础知识进行了简单介绍。

本书面向所有参与肺康复的从业人员、中医师、中医爱好者、医学院校师生，以期让医学生、肺病专科医师、康复医师、全科医师、社区医师、中医师、针灸师等能够更快地了解中医肺康复领域的知识，为中医肺康复事业的发展作出一定的贡献。

李际强　杨荣源

2022年12月20日

目录

上篇 理论基础篇

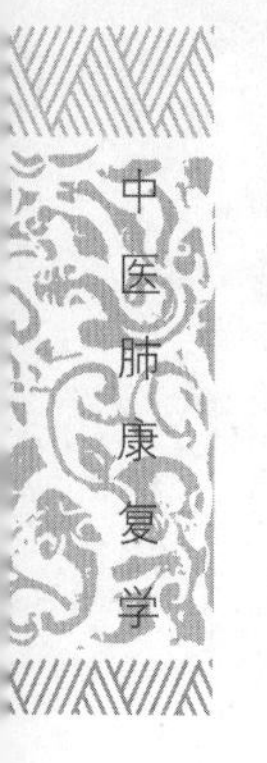

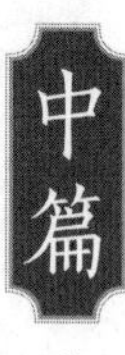

实用技术篇

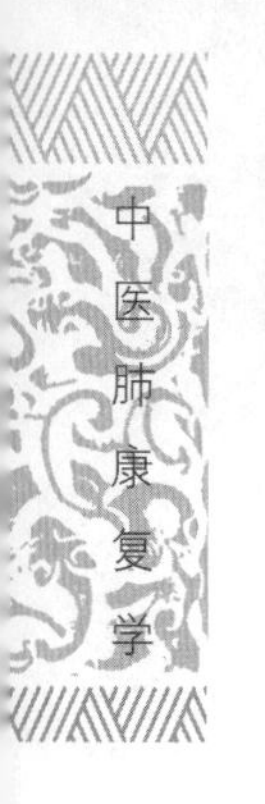

下篇

展望篇

上篇

理论基础篇

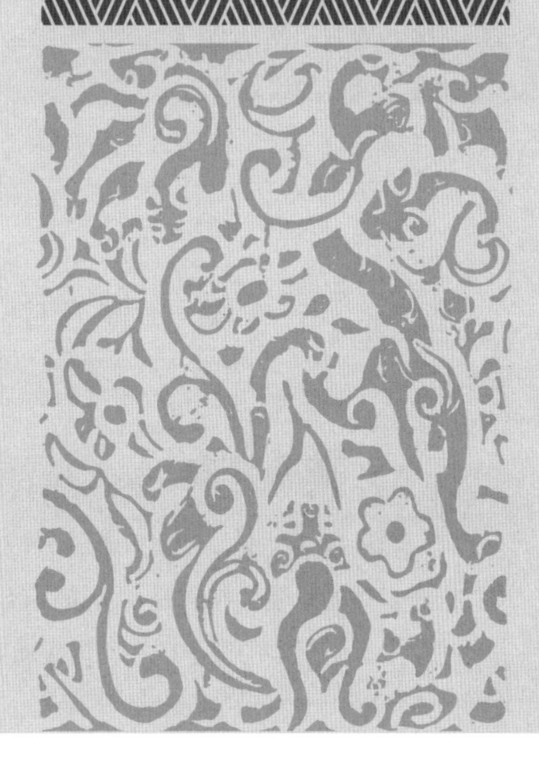

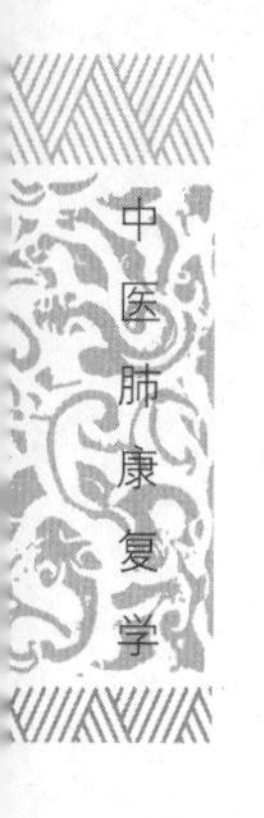

第一章 中医肺康复的历史与发展

预防医学、保健医学、临床医学、康复医学并称为“四大医学”，其中，康复医学是一门新兴学科，它是一门重建功能损伤、改善功能障碍、恢复人体功能的医学学科。肺康复是康复医学的一个重要组成部分，其理论与实践已自成体系。

先人创立了伟大的祖国医学，在养生康复等领域积累了丰富的经验，古代医籍中有很多关于肺康复的论述。近几十年，国内外学者对中医学中有关功能康复的内容进行整理、总结与归纳，在临床指导下，中医康复学这一门新学科逐渐形成。而中医肺康复学是在中医理论的指导下，采用传统中医防治措施及中医康复技术，对与中医“肺脏”功能失调相关的疾病进行康复治疗，从而使患者功能得到恢复的一门崭新学科。

第一节 中医肺康复的历史

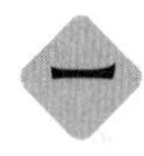

一 先秦时期

春秋战国时期，百家争鸣，人们也开始逐渐认识到日常的生活饮食、运动起居对身体的影响，特别是《黄帝内经》中出现了很多对中医康复思想与方法的论述，中医康复学的种子也在此慢慢萌发。

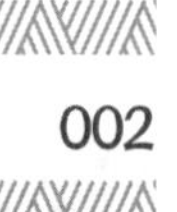

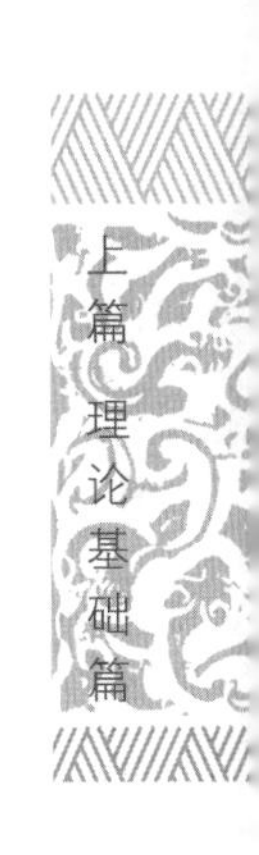

（一）“康复”本义溯源

从“康复”的字义来看，《尔雅·释诂》谓“康，安也”“康，乐也”，《尔雅·释言》又谓“复，返也”。“康复”一词，最早见于南朝史学家裴松之注《三国志》：“观古燕、齐、荆、越之败，或国覆主灭，或鱼县鸟窜，终能建功立事，康复社稷，岂曰天助，抑亦人谋也。”这里的“康复”主要指国家恢复安定。古代所提及的“康复”是广义的“康复”，就是使身体恢复到健康的状态。而现代意义上的“康复”则为狭义的“康复”，仅指应用各种方法使机体功能得到改善或恢复。

（二）提出中医养生康复原则

《素问·上古天真论》提出了中医养生康复的原则：“法于阴阳，和于术数，食饮有节，起居有常，不妄作劳，故能形与神俱，而尽终其天年，度百岁乃去。”“法于阴阳，和于术数”是养生康复的总纲，“食饮有节，起居有常，不妄作劳”是养生康复的原则，“形与神俱”是养生康复的目标，“尽终其天年”是养生康复的最终目的。

（三）调息与运动结合

《吕氏春秋》提道：“流水不腐，户枢不蠹，动也。形气亦然，形不动则精不流，精不流则气郁。”吕不韦在此强调了运动的重要性，现代医学亦将运动作为肺康复的基石。

庄子在《庄子·外篇·刻意》中提道：“吹呴呼吸，吐故纳新，熊经鸟申，为寿而已矣；此道引之士，养形之人，彭祖寿考者之所好也。”这表明古人精通导引之术，通过练习呼吸吐纳，模仿动物的动作进行养生与康复，能达到延年益寿之功效。庄子又提道：“导气令和，引体令柔。”即通过肢体运动和调节呼吸，使人体气血、经脉正常而调顺，促进疾病康复。这与当今的肺康复理念不谋而合。

（四）动静结合

中医历来运用“动静思想”指导运动康复，以活动筋骨，疏通气血，畅达经络，和调脏腑，调节气息，静心宁神，达到增强体质、益寿延年的目的。静则生

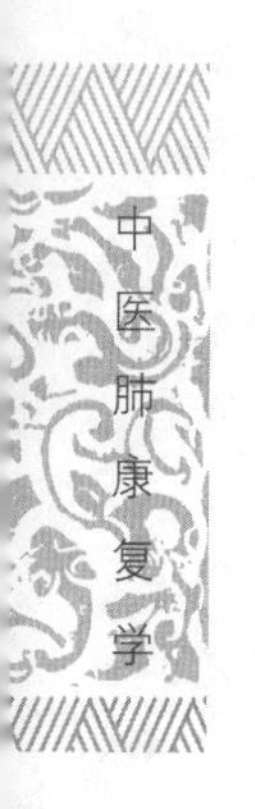

阴，动则生阳。阳虚动之，阴虚静之。然诸事有度，不可妄为，动过则损，静过则废。

（五）《黄帝内经》杂合以治的康复方法

《素问·异法方宜论》云：“故圣人杂合以治，各得其所宜。”“杂合以治”的康复思想并不是将几种康复技术简单地排列组合，而是根据具体病情，有针对性地择优选用。《黄帝内经》记载有九针、砭石、毒药、导引、按跷、灸焫、音乐、祝由等康复方法。针刺在《黄帝内经》中占有重要的位置，《素问·阴阳应象大论》云：“善用针者，从阴引阳，从阳引阴。”这里指出了针刺的治疗原则。直到现代，针灸在中医康复中仍占有重要地位。

（六）“康复中心”溯源

《管子》与《周礼》均成书于战国时期。《管子·入国》提道：“所谓养疾者，凡国、都皆有掌养疾，聋、盲、喑、哑、跛辟、偏枯、握递，不耐自生者，上收而养之疾官，而衣食之，殊身而后止。此之谓养疾。”《周礼·天官》言：“疾医掌养万民之疾病……以五味、五谷、五药养其病……”对于一些老弱伤残、生活不能自理者，“掌养疾”收留他们，给予衣食，养老送终，可谓“康复中心”的雏形。当时的“疾医”以五味、五谷、五药治疗疾病，这些皆为治病康复的重要方法。

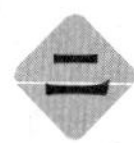

二　秦汉时期

秦始皇统一六国后，在政治、经济、文化等各方面都实施了重大举措，但焚书坑儒事件令部分古代书籍失传，成为一大遗憾。至汉代，张仲景、华佗等医学大家的出现，使中医学得到了极大发展，康复实践也逐渐丰富。

（一）现存最早的导引图

马王堆汉墓出土的帛画《导引图》，有40余处图像描绘呼吸和肢体运动姿势，可用于养生防病和康复治疗，这是现存最早的气功导引图雏形。图中描绘的导引动作为后来形成的“五禽戏”“八段锦”等导引术的原型。20世纪80年代张

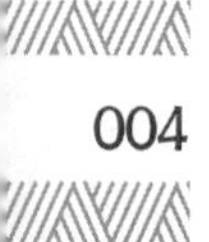

家山汉墓出土的《引书》，相比《导引图》更加丰富和完善。《引书》共记载了55个动作，分为仿生运动、呼吸运动、徒手导引、器械导引、双人合作导引5类，其中有16个动作不仅模仿了动物动作的仿生术式，还提出了对症治疗的导引效用。

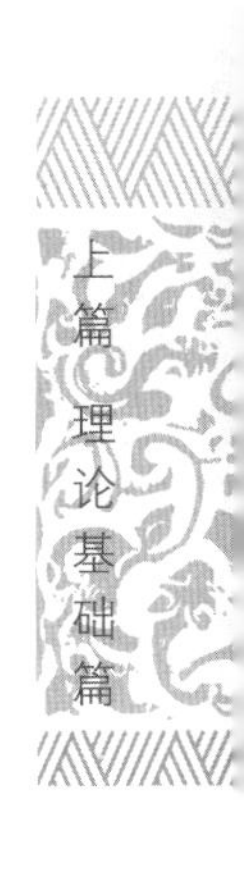

（二）《伤寒杂病论》中的康复内容

东汉医家张仲景所著的《伤寒杂病论》奠定了中医辨证论治的理论基础。在《伤寒论·辨阴阳易瘥后劳复病脉证并治》中，张仲景对于“瘥后康复”是非常重视的。如第395条“大病瘥后，从腰以下有水气者，牡蛎泽泻散主之”提出病已愈但腰以下有水气的患者宜用牡蛎泽泻散进行康复；第396条“大病瘥后，喜唾，久不了了，胸上有寒，当以丸药温之，宜理中丸”指出了病愈但胸上有寒者的康复治疗；第397条“伤寒解后，虚羸少气，气逆欲吐，竹叶石膏汤主之”强调了竹叶石膏汤可用于缓解热病解后的一系列不良反应，亦是目前许多热病解后气阴不足、余邪未尽的常用经方；第398条“病人脉已解，而日暮微烦，以病新瘥，人强与谷，脾胃气尚弱，不能消谷，故令微烦，损谷则愈”提示疾病初愈时，胃气未复，脾失健运，若勉强进食，反而令人烦躁，此时应节制饮食，避免饮食损伤脾胃。

同时，《金匮要略·脏腑经络先后病脉证》提道：“若人能养慎，不令邪风干忤经络，适中经络，未流传脏腑，即医治之；四肢才觉重滞，即导引、吐纳，针灸、膏摩，勿令九窍闭塞；更能无犯王法、禽兽灾伤，房室勿令竭乏，服食节其冷热苦酸辛甘，不遗形体有衰，病则无由入其腠理。”这说明张仲景既重视防治，又强调导引、吐纳、针灸、膏摩等对身体的康复作用。

（三）华佗与五禽戏

汉代医家华佗，与张仲景同属“建安三神医”，相传五禽戏即为华佗所创。《后汉书·方术列传·华佗传》记载：“吾有一术，名五禽之戏：一曰虎，二曰鹿，三曰熊，四曰猿，五曰鸟。亦以除疾，兼利蹄足，以当导引。体有不快，起作一禽之戏，怡而汗出，因以著粉，身体轻便而欲食。普施行之，年九十余，耳目聪明，齿牙完坚。”五禽戏是华佗在呼吸吐纳、导引行气的基础上，模仿虎、鹿、熊、猿、鸟自创的一套医疗体操，它对防病、健身、康复有着积极的作用。五禽戏开了我国医疗体育的先河，为后世运动医学奠定了基础，而且在我国体育史上具有重要的地位。时至今日，华佗倡导的“形劳而不倦”“不动则气郁，动

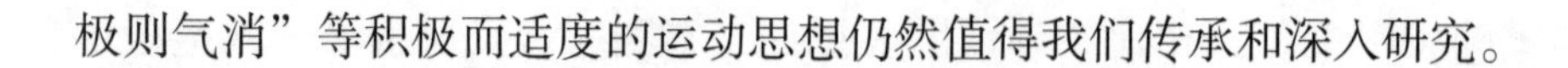

极则气消”等积极而适度的运动思想仍然值得我们传承和深入研究。

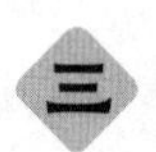

三 魏晋南北朝时期

魏晋南北朝时期，政权动荡更迭，导致人们对乱世深感失望而逃避现实，寻求超脱世外的精神修炼，于是有了魏晋玄学和佛教、道教的兴盛，以及导引之术的盛行。这一时期的医学有一定的发展，《针灸甲乙经》《养性延命录》等医籍记载了康复医学的内容。

（一）《针灸甲乙经》康复方法的贡献

晋代皇甫谧所撰《针灸甲乙经》，集《黄帝内经》《明堂孔穴针灸治要》等书中针灸学相关内容于一体，系统总结了晋代以前关于针刺、按跷、热熨、导引等的康复治疗手段，并建立了系统的针灸学理论体系，对后世针灸学的发展影响很大。

（二）《养性延命录》的气功导引

南北朝时期，陶弘景撰写《养性延命录》，在医学与道家的气功吐纳、导引按摩等养生手段相结合的基础上进行创新，创建了引气攻病法等。其中《导引按摩篇第五》记录了导引七势、按摩八法、肢体运动八势、五禽戏诀等很多古代导引功法；《服气疗病篇第四》则提出了“行气”的内动养生法，还记载了“吐气六者，谓吹、呼、唏、呵、嘘、呬，皆出气也”，此为六字吐气法的开端。

四 隋唐时期

隋唐时期是我国古代社会辉煌鼎盛的时代，政权稳定，经济繁荣，文化多元。在这种社会背景下，医学进入了全面发展的时期。《诸病源候论》《千金要方》等书籍记载了大量康复医学的内容。

（一）巢元方之“养生方”与“导引法”

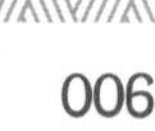

巢元方所著《诸病源候论》是我国第一部病因证候学专著。《诸病源候论》记

载了很多“养生方”和“导引法”。如呼吸吐纳六字诀与五脏相对应的“肝脏病者，愁忧不乐，悲思嗔怒，头眩眼痛，呵气出而愈”和“心脏病者，体有冷热，若冷，呼气入，若热，吹气出”等。不难看出，呼吸吐纳在导引功法中独具特色。

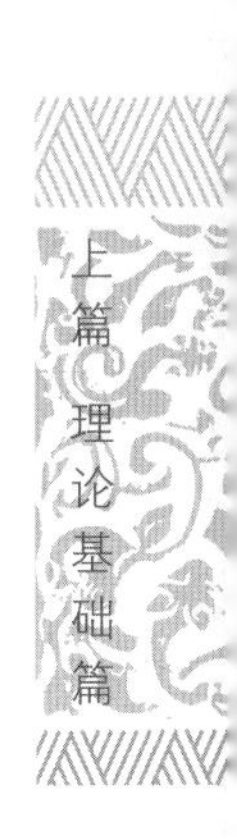

（二）孙思邈的康复思想

唐代孙思邈在《千金要方·食治方》中提到了食疗的方法，详细记录了众多果实、菜蔬、谷米的性味，采用了五脏病五味对治法。孙思邈重视食疗，注重食物对身体的影响，所述食疗在肺康复中也占有重要地位。孙思邈还重视中老年人的养生康复保健，“凡人四十以下，有病可服泻药，不甚须服补药，必若有所损，不在此限。四十以上，则不可服泻药，须服补药。五十以上四时勿阙补药，如此乃可延年，得养生之术耳”，提倡中老年人根据年龄调整用药，以达体健延年之功。

概而言之，孙思邈的康复观点包括整体康复、辨证康复、既病防变；其康复治法和法则包括谨慎施护、重视补益、提倡食疗、因人制宜等；其康复方法和手段包括方药、酒法、针灸、按摩、调气、导引、外治、情志调摄等。可见，孙思邈强调了康复理念，丰富了康复方法，提出了“因人制宜”的康复思想，为中医康复学的发展奠定了基础。

五 宋金元时期

宋金元是我国古代医学迅速发展的黄金时期，有了较为系统精细的医学分科。金元时期，虽有战乱，但仍出现了如“金元四大家”等有名的中医大家。宋金元时期诸多关于康复的论述值得现代医家借鉴。

（一）宋代官方医书中的康复内容

宋代大量医书刊行流传，其中有大量中医康复学的内容。我国第一部由政府组织编写的大型综合类方书《太平圣惠方》，书中卷九十六、卷九十七专列“食治论”，集中收录了针对中风、水肿、脾胃病、虚损等24种疾病的160张药粥方。除卷九十六、卷九十七以外，其他各卷也收集了部分食疗方，全书共提供食疗方459张。“食治论”被专设一科是食疗康复的重要发展，在《太平圣惠方》的基

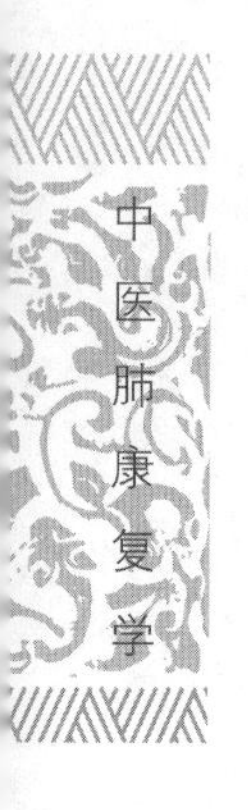

础上，政府还组织校正编写《圣济总录》，此书在原有“食治论”的基础上，又补充增添了新方，新设第198卷“神仙服饵门”，该卷收录了一些辟谷、补益的药粥，如治虚劳的苁蓉羊肾粥等。书中还收录了导引气功，并把“安养神气”与“完固形体”作为导引锻炼之两大目标，第199卷载有2部导引功法，亦是对食疗康复的有益补充。

（二）八段锦的形成

宋代洪迈所著的《夷坚志·夷坚乙志》中首次出现了文字记载的“八段锦”，此处描述的是坐式八段锦。南宋时期的《道枢·众妙篇》则首次记载了立式八段锦。坐式与立式八段锦的出现，反映了当时八段锦的体系已经基本形成，此后更是衍生出多种流派。宋代蒲虔贯创编的“小劳术”导引法亦被称为“蒲氏八段锦”，其中有多个动作与后来出现的立式八段锦相近似。

（三）张从正的康复思想

“金元四大家”之一张从正在《儒门事亲》中论述了较多的康复思想，主张攻邪，邪去病可自愈，人体可康复。他指出：“或自外而入，或由内而生，皆邪气也。邪气加诸身，速攻之可也，速去之可也……今予论吐、汗、下三法，先论攻其邪，邪去而元气自复也。”即通过吐、汗、下法祛除邪气，从而达到畅通气血的目的。他还强调攻邪以使正气来复，“陈莝去而肠胃洁，癥瘕尽而荣卫昌。不补之中，有真补者存焉”。他还重视病后食疗固护脾胃，如“病蠲之后，莫若以五谷养之，五果助之，五畜益之，五菜充之，相五脏所宜，毋使偏颇可也”。

张从正还记述了一些中医运动养生的方法，这些运动养生方法的特色是往往和汤药等其他治疗手段联合为用，如《儒门事亲·卷七·寒形·感风寒九十六》中记载，针对风寒证，除了捶股、按腹等被动按摩法之外，还需辅以“调胃承气汤”等食疗法。

六 明清时期（1368—1840年）

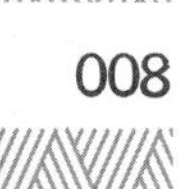

明清时期，封建统治的中央集权得到进一步强化，中医学进入系统总结和精细分科的阶段。明清时期的医学发展注重贴合实际，内容不断丰富，情志调养、

饮食起居、食疗、导引、按摩、外治等康复之术不断发展，其内容散见于各家医书中。

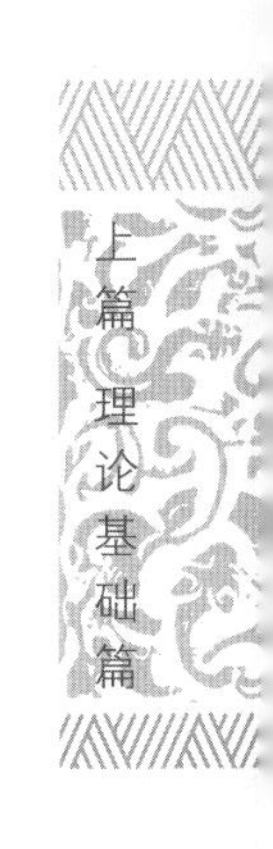

（一）明确康复与病愈之不同

喻昌在《寓意草》中明确提及康复不同于病愈，康复是疾病祛除之后机体的一个恢复过程，如在治哕时论及："气已出而不入，再加参、术之腻阻，气立断矣，惟仲景旋复代赭一方，可收神功于百一。进一剂而哕势稍减，二剂加代赭至五钱，哕遂大减，连连进粥，神清色亮，脉复体轻。再用参、苓、麦冬、木瓜、甘草，平调二日，康复如初。"又如张璐在《张氏医通·寒热门》中针对疟疾久发且多方治疗无效的情况，指出应"温覆取微汗必止，甚者连进三日，无不愈者，愈后亦易康复"。

（二）《理瀹骈文》与外治康复方法

清代吴尚先所著的《理瀹骈文》是一部外治专书，书中记载的敷、贴、擦、熏、洗等外治法，都属于现代中医康复方法，是对康复原理的阐释与发展。书中序言："人在气交之中。凡呼吸吐纳之气皆天地之元气也……治之者亦遂以内外殊科。汤液内治者也。外治则薄贴为多。治外而舍其汤液者有之矣。天不爱道。而钱塘吴君尚先始专用薄贴以治内……疑夫内治者之何以能外取也。不知亦取诸气而已矣。"不难看出，无论是内治还是外治，吴尚先都注重对"气"的把握。

（三）《养病庸言》之康复理念

清代沈子复专门撰写了一本疾病养生康复的专著《养病庸言》，从心理康复与日常生活起居两个方面论述中医康复学。书中针对养病的方法提出"六务"，即知（病因何起）、忘（勿记在心）、拒（嗜欲勿肆）、看（置身病外如看他人一般）、耐（忍耐）、调燮（指思欲、饮食、起居诸事项），还提出"六戒"，即昧、尤、迎、忽、愤、糟塌。沈子复特别看重情志康复和日常生活起居之间的平衡调节，列出康复措施数十条，包含起居、饮食、运动、导引等多方面的内容。由此可见，沈子复"养病"的思想、方法蕴含康复之意，但因其生活的时代背景，他的一些思想也有局限性。

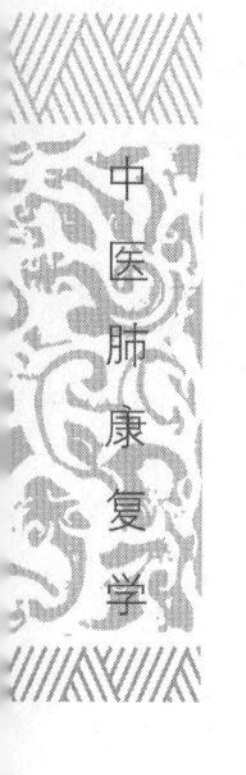

（四）《易筋经》和太极拳的问世

《易筋经》和太极拳均发源于明清时期。相传《易筋经》为明代紫凝道人所作，于明天启四年（1624年）出现手抄本，直到清代才正式刻印出版，是强健身体、增强力量的锻炼指导，书中记载有内功十二式和外功十二式，这是一套卓有成效的导引养生术。太极拳创编于明末清初，由武术与传统导引术相互融合而成。太极拳反映了明清时期中国武术的繁荣之象，亦属于传统导引术的一种，具有极好的康复养生功效与极高的艺术价值。

（五）清宫御膳有利于中医康复学的发展

清宫御膳是指清代宫廷皇家贵族的日常膳食。有学者总结出清宫御膳有以下特点：针对性强，灵活性大；用料较少，精工细作；色鲜味美；讲究粥食（如薏米粥、豇豆粥、荷叶粥、绿豆粥、大麦米粥等）；注重养生保健。通过辨证施膳，食药结合，可使患者较快康复。目前有学者正在研究将清宫御膳应用于家庭康复之中。

七　近、现代

近代战乱频发，使中医学受到重创。在现代，中医学在外来医学的冲击下，不断变革汇通，创新内核，一些有创见的医家不断吸收现代医学的内容，扩大了传统中医康复方法的范畴。中华人民共和国成立后，中医康复学取得长足进步，
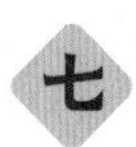
尤其是近十年来，中医康复学自成体系，中医肺康复学的发展也突飞猛进。

（一）张锡纯的气功法

张锡纯所著《医学衷中参西录》为近代中医学史上的一部力作，该书介绍了气功法，后世有人总结为“补助元气静坐法”，主要有静坐功（凝神入气穴）、吸升呼降沟通心肾法、意通督脉任脉法等。此外，张锡纯还介绍了佛道修炼气功之书，如张伯端的《悟真篇》、魏伯阳的《周易参同契》、柳华阳的《金仙证论》等。张氏气功法可为中医肺康复学提供参考。

（二）民国期间的贡献

民国时期，为因战乱而致残者服务的早期康复机构应运而生，如作为我国早期残疾人康复服务机构之一的上海伤残重建服务处，再如南京伤残重建院等。虽然这些机构的服务范围和康复水平远不及现代的残疾人康复服务机构，但不失为我国在发展康复机构的过程中所做出的有益尝试。

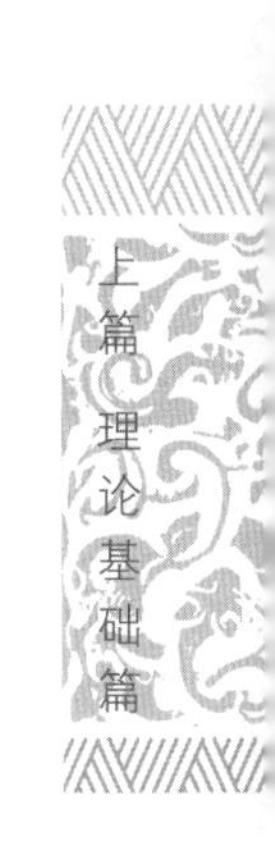

（三）中华人民共和国成立后中医康复学的发展

中华人民共和国成立后，中医事业发展有了长足进步，中医康复学也有了一定发展。尤其是20世纪70—80年代，随着西方现代康复医学的介入，中医康复学的理论、技术及方法逐渐得到系统整理、研究和探索，虽然发展时间短，但其实践活动历史悠久，并植根于沉淀丰厚的传统中医学，逐渐形成了具有中国特色的康复学科。

（四）中医肺康复学初步形成

近十余年，中医肺康复学亦取得了重大进展，中医传统功法如太极拳、六字诀、八段锦等在慢性阻塞性肺疾病的康复中获得了令人满意的循证医学证据，中医特色疗法如针法、灸法、敷贴疗法等亦为临床肺康复提供了一定的医学证据。在此期间，各种中医肺康复的指南如《中医康复临床实践指南·心肺康复》《慢性阻塞性肺疾病中医康复指南》等应运而生，尤其是新型冠状病毒感染疫情暴发后，中医同仁在该病恢复期进行中医肺康复研究，取得了较好的效果，为中医康复方法在急性传染病中的应用提供了思路与证据。

第二节　中医肺康复的发展现状

一　中医康复体系已基本形成

目前，在大健康背景下，中医康复学越来越受到重视，作为一门在祖国医学中发挥越来越大作用的独立学科，其适应了医学教育由“以疾病治疗为中心”向

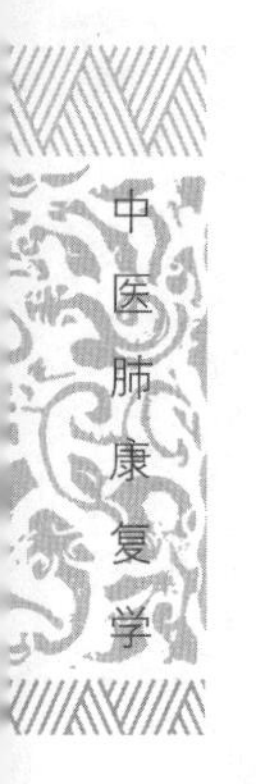

“以促进健康为中心”的转变，我国中医康复学课程已在大多数中医高等院校及高职院校中实施，极大地促进了中医康复专业人才的培养。

中医康复学吸收了中医养生学中的某些理论和方法，形成了有别于养生学且具有独立学术内涵和体系的理论。中医康复学是以传统中医学为理论指导，借鉴西方现代康复学理念而形成的学科，其针对损伤、疾病、老龄化导致的功能障碍，采用中医康复手段及技术方法，减轻或消除由于病损而产生的身心障碍，恢复人体功能，使患者重归家庭，重返社会。

二 中医肺康复学的内容与特点

中医肺康复学的主要特色是具有中医文化特色，其离不开阴阳五行、脏腑经络、整体观念、辨证论治等中医理论的指导，康复手段包括中医传统功法（如太极拳、八段锦、六字诀、五禽戏、易筋经等）、导引术、针刺、艾灸、食疗、刮痧、拔罐、按摩、敷贴疗法等。

中医肺康复学具有如下特点。

（1）具有独特的中医理论与思维，如整体康复观（形与神俱，天人合一）、综合康复观（杂合以治）、预防康复观（既病防变）、辨证康复观（三因制宜）、功能康复观（平衡阴阳，疏通经络）。

（2）中医康复疗法简、便、廉、验，易于推广，群众基础牢固，不仅适合医院住院及门诊康复，更适合社区康复和基层康复。

（3）作为现代肺康复学的有益补充，中医肺康复方法有一定的发展潜力与空间。

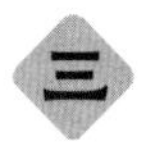

三 中医肺康复与现代康复医学结合的必要性

临床研究发现，诸多慢性肺系疾病患者的病情随着时间的推移而恶化，现有的绝大多数药物只能改善症状，而不能改变其逐渐恶化的病情，因此，有远见地寻找新的治疗方法与方案来改善患者的病情成为必然。现代中西医结合肺康复为其提供了希望，相信在不远的将来，肺康复领域会有更多的技术发明，出现更多的循证医学证据，并且慢性肺系疾病更早阶段的肺康复领域会有更多的突破，

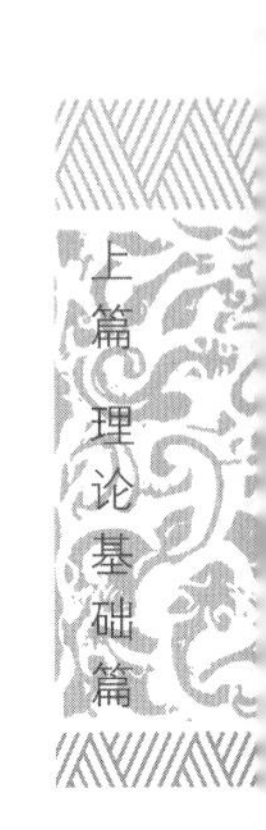

“肺减容术”“肺移植术”等术后肺康复技术亦会有更多的证据支持，让康复医学、预防医学与临床医学有机融合，完成从“治疗性康复”向“预防性康复”的转变。

四 中医肺康复学的建设原则

中医肺康复学的学科设置，参考中医康复学，并参照现代肺康复学，突出中医肺康复学科的优势与特色，并借鉴现代康复理念与技术，实现为我所用。中医肺康复学科建设需要坚持以下几个原则。

（一）加强中医肺康复学的内涵建设

中医文献浩瀚纷杂，应该用科学、理性的精神，传承中医理念，积极创新，抵御糟粕，将中医肺康复理论与方法进行系统的整理与归纳，同时将传统功法、手法、中医外治法和近代康复技术融入现有的各项康复治疗技术中；将中医辨证论治、整体观念、经络学说、阴阳学说等与现代医学解剖力学原理、病理生理学理论、现代运动医学等融合，形成具有中医特色的肺康复新概念、新理论、新技术，以加强中医肺康复学的内涵建设。

（二）加强中医肺康复方法的循证医学研究与标准化建设

肺康复标准化体系的构建对于肺康复学的发展至关重要，相关理论、技术方法和评估工具的标准化是其主要内容。因此，应对目前的中医肺康复治疗技术操作加以规范化、制度化和标准化，在相关研究中应采用循证医学研究设计方法，用评估工具评估疗效时应做到量化和标准化，进一步提高中医肺康复相关研究的证据质量等级。

（三）加快中医肺康复治疗专业人员的培养和转型

到目前为止，我国尚缺乏专业的肺康复治疗人才。从多项调查中可以发现我国对中医康复及肺康复的技术人才需求较大，但专业人才的学校培养产出有限，远不能满足需求，供需极不平衡。因此，除加强学校康复人才培养和学科建设，以输出更多的高水平康复学专业人才外，还需要对目前从事肺康复的相关人员进

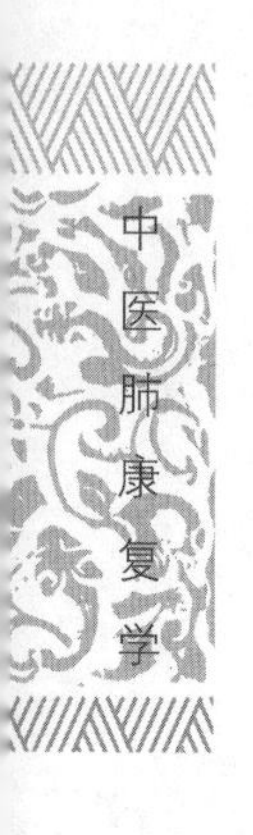

行理论培训与临床实践指导，同时要求其掌握现代肺康复学与中医康复学理论与技术，转型为一专多能的复合技能型人才，以实现中西医结合促进肺康复，以及运用现代高新科技推进中医肺康复治疗技术创新。

（四）完善中西医结合肺康复学体系

目前，中医肺康复学体系建设尚处于起步阶段，需要现代康复医学与中医康复学相互渗透、相互补充，使古今中外各种康复技术由隔阂向融合转变，以促进中西医结合肺康复学体系的建设。中西医结合肺康复学体系的建设主要包括以下内容。

（1）中医康复学与现代康复医学的有机融合。

（2）多学科参与、跨学科合作机制的不断完善。

（3）中西医结合肺康复学体系的流程规范、共识、指南、行业标准、技术标准等的制定。

（4）高水平复合型专业人才的培养与转型。

（5）家庭康复、社区康复、门诊康复、住院康复与“互联网”有机结合的肺康复管理模式的形成。

（6）临床、教学、科研一体化的肺康复学体系的建立。

（7）以患者需求为导向，符合中国医改趋势，具有中医特色的肺康复学体系的建设。

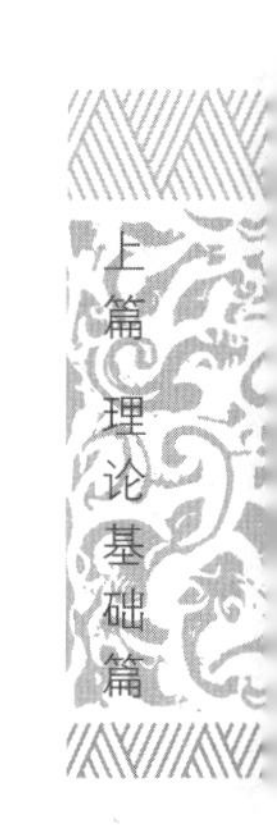

第二章 中医文化与肺康复

第一节　中医文化的概念与内容

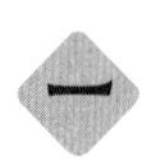

一 中医文化的概念

一般认为，中医文化是指有关中医的思维方式、传统习俗、行为规范、生活方式、文学艺术，甚至一些影响深远的事件等。

何其灵在《对中医文化研究现状的思考》中给中医文化下了如下定义："中医文化就是中国传统文化中涉及生命、疾病、健康等内容的文化体系。其中有关生命、疾病、健康、卫生、生殖等的根本看法、价值观念、思维模式和以这些为思想基础形成的具体医学观念、诊疗心理、伦理道德等构成中医文化的核心层次；这些精神属性的内容总是以中医文化的中层，即概念术语、理论形式、表述方式、研究方法、诊疗行为、卫生习俗、医疗模式、医事制度、医教制度、政策法规等加以体现，并凝结为一定数量的物质成果，如医药书籍、医疗器具、卫生设备等，它们构成中医文化的外层。"该定义从核心、中层、外层三个层次详细论述了中医文化的具体内容。

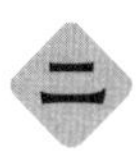

二 中医文化的内容

（一）哲学层次的中医文化

中医借助中国古代哲学思想，充分吸收古代哲学的气一元论、阴阳、五行等

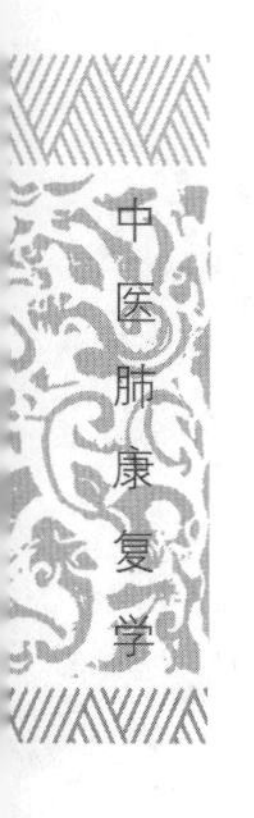

学说，不断在实践中探索，形成完整的中医哲学思想。因此，阴阳学说、五行学说、“天人合一”等中医思想，是哲学层次中医文化的核心组成部分。

（二）理论层次的中医文化

除上述哲学层次的中医文化，理论层次的中医文化还包括脏象学说、气血津液精、经络学说、形神统一、辨证论治、三因制宜、扶正祛邪等中医理论与思维。其主要内涵概括如下。

（1）医学道德观：医者仁术、大医精诚等。

（2）核心价值观：以人为本、调平致中、顺应自然。

（3）抽象思维方式：重和合轻分析、重功用轻形体、重时态轻空间、重领悟轻检测等。

（4）中医生命观：“人以天地之气生，四时之法成”的天人合一观；五行生克制化体现生命的规律；用脏象学说、气血津液精、经络学说来阐述生命现象和规律。

（5）中医健康观：阴平阳秘，形神统一。

（6）中医疾病观：阴阳失调，邪犯虚体。

（7）中医诊断思想：辨证论治、审察内外、四诊合参、见微知著、审因论治（包括病因学说、三因治宜等）。

（8）中医治疗思想：标本同治、调理阴阳、扶正祛邪、以平为期等。

（9）中医预防思想：未病先防、既病防变、瘥后防复的治未病思想，“正气存内，邪不可干”“虚邪贼风，避之有时”等中医预防思想。

（三）物质层次的中医文化

（1）与中医相关的器物：如悬壶、串铃、青囊、脉枕等。这些都是古代医家行医必备之物，也因此衍生出许多成语，例如“悬壶济世”等。

（2）中医治疗用具：如砭石、针具（包括九针、石针、骨针、青铜针、铁针、金针、银针等）、艾炷等。

（3）中药制备工具：如粉碎药材的铁药碾，切制药材的切药刀，炮制药物的炒药锅、炒药灶、铁汤罐、木蒸甑等。

（4）中医教学模具：如宋代医学教学模型针灸铜人等。

（5）古代医籍：如《黄帝内经》《伤寒论》《金匮要略》《温热论》等。

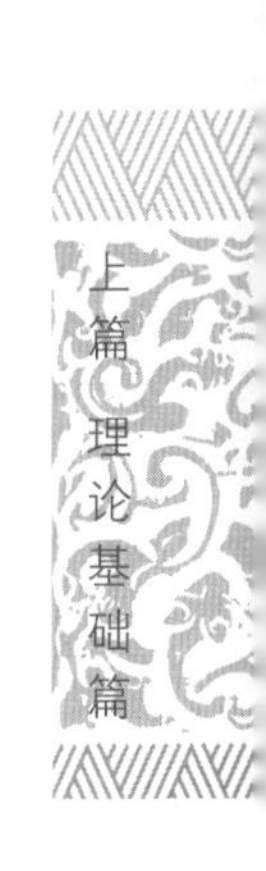

（四）临床实践层次的中医文化

1. 中医文化指导临床实践

中医文化指导下的临床实践，以疗效为其主要评价标准。中医综合运用汤药、膏丸、针灸、推拿、气功、正骨、敷贴、食疗、心理等来治疗疾病，具有个性化治疗与综合性治疗相结合的特点。中医将辨病与辨证论治相结合，亦有同病异治、异病同治的特点，重视患者的体质、疾病和证候，体现了个体化诊疗的思维。

2. 中医治疗疾病的首创性也是中医文化的表现

如东汉华佗在"麻沸散"麻醉下行外科手术，制备了世界上最早的麻醉剂；唐代王焘提出用金针治疗白内障，为眼科史之首创；明朝有人发明人痘接种术，首创了人工特异性免疫疗法；屠呦呦根据葛洪治疟论述发明青蒿素治疗疟疾；我国用中药防治非典型肺炎取得显著疗效等。

三　中医文化与中国传统文化的关系

中医文化与中国传统文化同根同源、一脉相承。在发展过程中，二者相互渗透、相互融合，不仅丰富和发展了中国传统文化的内涵，而且促进了中医文化的形成与发展。中医文化又是中国传统文化的重要组成部分。

（一）中国传统文化是中医文化的活水源头

中医在发展过程中，不断从古代哲学、文学、天文、数学、历史、地理、军事学等学科中汲取营养，又融入中国传统文化，成为其不可分割的组成部分。若离开中国传统文化的滋养，中医理论与实践则难以得到健康持续的发展。

（二）中医文化承担着复兴中国传统文化的任务

《中国国家形象全球调查报告2019》显示，有47%的海外受访者认为中医是最能代表中国文化的元素。中医文化界也曾提出"以中医文化助推中华文化复兴"的历史性命题。

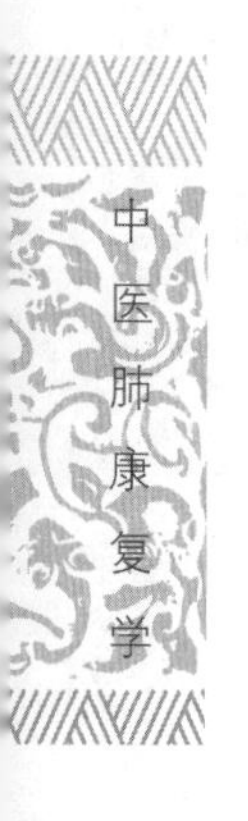

随着疾病谱的变化及人口老龄化时代的到来，医学模式和健康观念也发生了重大转变，这也为中医文化，乃至中国传统文化的传承与复兴带来契机。有学者认为中医学既是中国传统文化中最具特色和保存最为完整的部分，又是能继续发挥功能并产生影响的中国学术。因此，中医文化承担着复兴中国传统文化的重任。

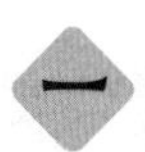

第二节　中医文化与中医肺康复

随着人们对健康的要求不断提高、理解不断深入，中医康复日渐被人们重视。中医肺康复学是中医康复学的一个重要分支，它源于中医学，故与中医文化关系密切。

一　中医肺康复源于中医文化

中医肺康复是在中医理论的指导下，采用传统中医防治措施及康复技术对慢性肺系疾病等患者进行康复治疗，以达到治疗和减轻病痛、改善患者功能、提高患者生活自理能力及生活质量的目的，发展至今已成为我国肺康复医学的主要特色之一，且具有十分重要的地位并发挥巨大作用。

中医肺康复源于中医文化，不外乎以下原因：首先肺康复所依托的理念为中医学，故中医肺康复理论源于理论层次的中医文化，强调整体康复、辨证康复、预防康复等概念；其次肺康复的各种手段如传统功法、针灸、外治、推拿等均为中医文化的要素，与中医文化有着密切的、不可分割的关系；最后肺康复临床实践需要中医文化的指导，融入中医文化后的肺康复事业才会有活力与动力。

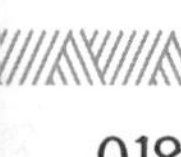

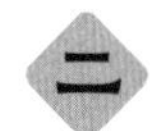

二　中医肺康复融入了儒家思想、道家思想等元素

儒家思想对中医产生了重要影响，儒学从人本精神、“天人合一”、阴阳

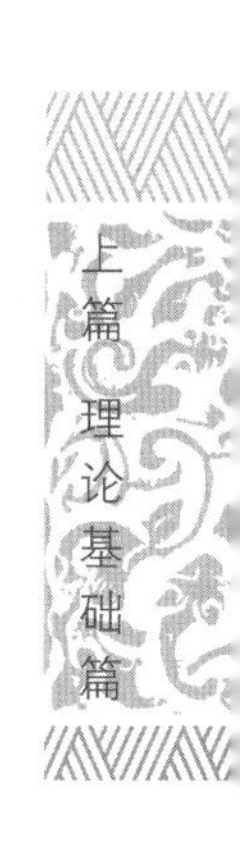

五行、执中权时、君子人格等方面指导和成就了中医学。儒学思想的核心是“仁”，《中庸》曰：“仁者，人也，亲亲为大。”此即以人为本之意。中医文化的医德观主要体现在医者仁术、大医精诚。而儒家提倡“天地之德在生生不息”，医生救死扶伤，所秉承的即是上天的好生之德。儒家还有“天理”“良心”“本性”等表述，亦为医德之所秉承。另外，“中和”是中医文化的核心理念，而儒家提倡中庸之道，即“中者，不偏不倚，无过不及之名”“致中和，天地位焉，万物育焉”。故“中”即中和，意指保持相对平衡。中医受到中庸思想的影响，“调和阴阳，以平为期”即为中医文化的“中和”之道。

道家以“道”为生命的本体，中医的生命观即源于道家思想。《黄帝内经》言：“人以天地之气生，四时之法成。”“人生于地，命悬于天，天地合气，命之曰人。”中医受道家“人法地，地法天，天法道”思想的影响。另外，中医重视的治未病思想离不开中医养生康复，而中医养生的思想即源于道家，即《道德经》所讲的“摄生”。

在中医肺康复中，强调“天人合一”、调和阴阳、道法自然、调摄情志、心怀仁爱等思想，因此，儒家之“仁”“中和”等思想，道家的“摄生”“道”等思想，对中医肺康复的指导意义重大。

三 中医文化指导肺康复

（一）中医理论指导肺康复

1. 整体观念

整体康复观源于中医整体观念，中医肺康复也强调整体观。根据中医理论，肺病康复并非只针对肺脏本身，而是要考虑其与其他五脏六腑之相关性，做到整体调理，恢复人体阴阳气血的平衡。同时，肺康复中形神共调也是整体观念的重要体现，形与神俱，则身心复健，正如《黄帝内经》所言：“外不劳形于事，内无思想之患。以恬愉为务，以自得为功。形体不敝，精神不散，亦可以百数。”肺康复的过程注重人与社会、自然和谐，即“天人合一”，也是康复整体观的体现。

2. 阴阳学说

《素问·阴阳应象大论》曰：“阴阳者，天地之道也，万物之纲纪，变化之父母，生杀之本始，神明之府也。”阴阳学说是中医理论的核心。根据中医理

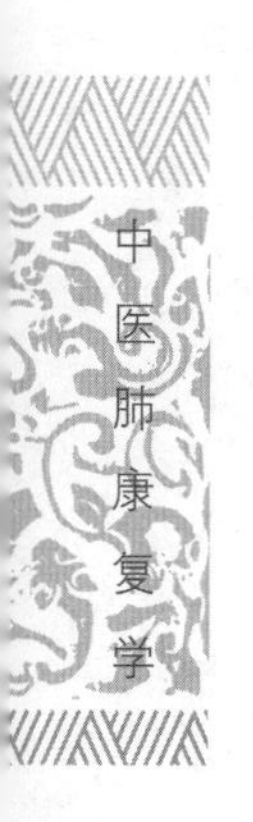

论，肺康复的对象一定存在阴阳失衡，因此，调和阴阳至其相对平衡，是肺康复的重要目标。对于阴阳偏盛，可采用损其有余的方法，阳热盛者，“治热以寒”，泻其阳热；阴寒盛者，“治寒以热”，散其阴寒。对于阴阳偏衰，如阴虚、阳虚或阴阳两虚等，均可补其不足。用调和阴阳的理论指导肺康复可谓高屋建瓴，意义深远。

3. 五行学说

五行学说是中国传统文化的核心内容之一，五行分别为“木曰曲直，火曰炎上，金曰从革，水曰润下，土爰稼穑”。中医通过五行的特性和生克规律阐释人与天地自然的关系、人体自身的整体性；五行之间动态而有序的相生相克变化维持着生命的动态平衡和相对稳定；五行相乘相侮则阐明了疾病发生发展演变的病理变化。因此，五行学说在中医肺康复临床实践中具有重要的指导意义。

4. “天人合一”“顺应自然”

“天人合一”的思想是中医文化的要素之一。为医之道要“上合于天，下合于地，中合于人事”，只有遵循和顺应“天人合一”的规律，才能把握生命的奥秘，以珍爱生命、保全形体。人与天地自然本是一体，人作为自然界的一部分，当自然界发生变化时，人体也会随之变化。所以人应当主动地去顺应自然规律，这样才能延年益寿，颐养天年。例如，中医强调“春夏养阳，秋冬养阴”，对于慢性肺系疾病患者，多在夏季温养阳气，可应用三伏灸等疗法温经扶阳，有利于疾病康复；根据四季气候特点调养身体也取“顺应自然”之意，如“冬三月，此谓闭藏……早卧晚起，必待日光”，故冬季行肺康复时，应嘱患者顺应冬季特点，早卧晚起，多晒太阳，不可过量运动。

5. 扶正固本

中医肺康复治疗的对象主要是肺系伤残者、慢性肺系疾病患者、急性热病瘥后诸证患者、老年人。正气亏虚为其主要病机，故康复过程中应采用药物、针灸等疗法扶助阳气，培育元气，促进机体康复。

（二）中医文化背景下的中医技能应用于肺康复

1. 传统功法在肺康复中的应用

中医传统功法是中医文化的重要内容，国家注重挖掘、弘扬中华民族的传统文化，将传统功法的传承与推广作为重要内容，以推动中医文化的传播。传统功

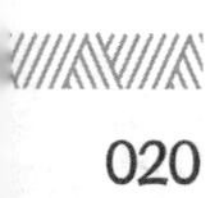

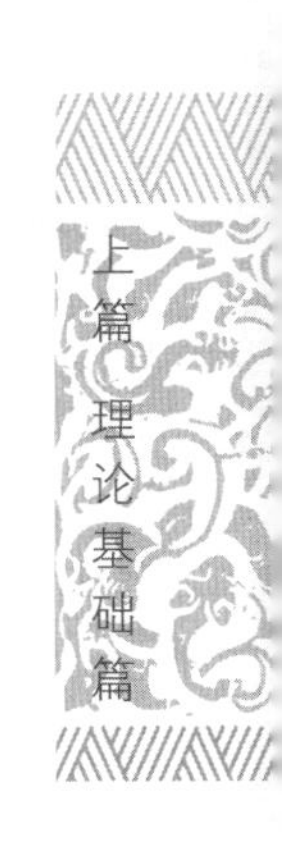

法在肺康复中的应用效果已经有越来越多的循证医学证据，如太极拳能提高慢性阻塞性肺疾病患者的运动能力和生活质量。

2. 针灸疗法在肺康复中的应用

针灸根植于悠久的中医文化，拥有独特内涵与优势。《黄帝内经》早已提出针灸在治疗与康复中的实用性与有效性，如“肺病者，喘咳逆气……虚则少气不能报息，耳聋嗌干。取其经，太阴足太阳之外，厥阴内血者”“北方者，天地所闭藏之域也……其治宜灸焫”。有证据表明，对于慢性阻塞性肺疾病稳定期患者，考虑使用针刺联合常规治疗，有利于提高生存质量，改善肺功能，减少不良反应。

3. 外治法在肺康复中的应用

外治法包含的内容较多，如穴位注射、穴位贴敷、耳针、中药封包、三伏贴等。中医外治法均以中医理论为基础，以外治内，通过调整气血、通经活络等达到肺康复的作用。

4. 药膳食疗在肺康复中的应用

药膳食疗是中医康复养生体系的重要组成部分，历经几千年的探索与研究，药膳食疗也逐渐形成体系。基于中医文化与中国饮食文化背景，药膳食疗的朴素思想已经深入人心。根据肺康复患者的体质、证候及食物药物的归经、性味，强调“药食同源、医食同源”，从而制定个性化的食疗方案或配制个性化的药膳，这对于患者康复具有重要意义。

四 治未病思想指导肺康复

中医文化素有忧患意识，其在具体的中医诊疗实践中体现为善于防治未病。《素问·四气调神大论》曰：“是故圣人不治已病治未病，不治已乱治未乱，此之谓也。夫病已成而后药之，乱已成而后治之，譬犹渴而穿井，斗而铸锥，不亦晚乎！”此为中医治未病思想的源头。未病先防、既病防变、病愈防复是治未病思想的主要内容，在中医肺康复中也具有重要意义。

（一）未病先防与肺康复

中医肺康复也强调预防性康复理念，尤其是现在的老龄化时代，大多数老年

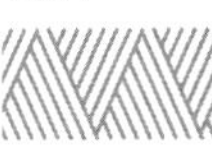

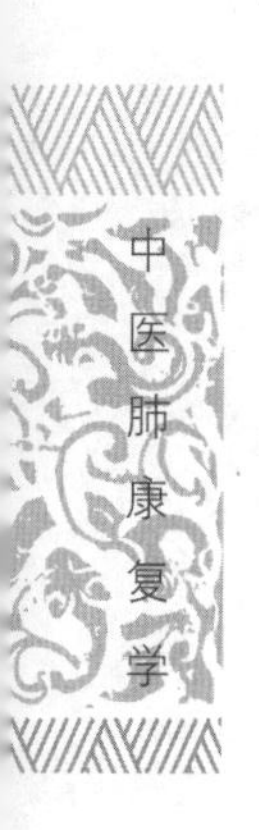

人随着机体衰老可能会出现各种病症，因此，老年人应在未发病之前就做好调养，其根本法则就是顺应四时阴阳，保持阴阳平衡。宋代《扁鹊心书·须识扶养》载："人于无病时，常灸关元、气海、命门、中脘，虽不得长生，亦可得百年寿。"

（二）既病防变与肺康复

已病者，应及早治疗，并及时行肺康复，以防疾病不断发展或传变。中医强调"务在先安未受邪之地"，阻断其传变。肺康复首先强调治肺，同时重视调理心、脾、肾。例如，脾、肺为母子之脏，通过培补脾气可达到补益肺气的目的，即培土生金法；肺病日久及肾，肾不纳气，则应肺肾两补。再如针灸可以治未病。《伤寒论》曰："太阳病，头痛至七日以上自愈者，以行其经尽故也。若欲作再经者，针足阳明，使经不传则愈。"即指出可以利用六经传变理论指导针灸预防疾病传变。

（三）病愈防复与肺康复

病愈防复更贴近古代对"康复"的理解。一般情况下，即使疾病祛除，机体也往往正气大伤或余邪未尽，为防止疾病复发，或是保证机体全面康复，均需采用康复的方法进行调护。如《素问·热病论》曰："病热少愈，食肉则复，多食则遗，此其禁也。"《伤寒论·辨阴阳易瘥后劳复病脉证并治》曰："大病瘥后劳复者，枳实栀子豉汤主之。伤寒瘥以后，更发热，小柴胡汤主之。"因此，具有中医文化特色的食疗、药膳、汤药、气功、针灸等方法均可用于病愈防复。

对于慢性肺系疾病患者，急性发作期得到有效控制后，既要进一步提高患者的心肺功能、运动能力与生活质量，又要防止疾病再次急性发作或延长再次入院时间，因此，需要对病愈患者进行有效的肺康复，这是病愈防复的重要内容之一。

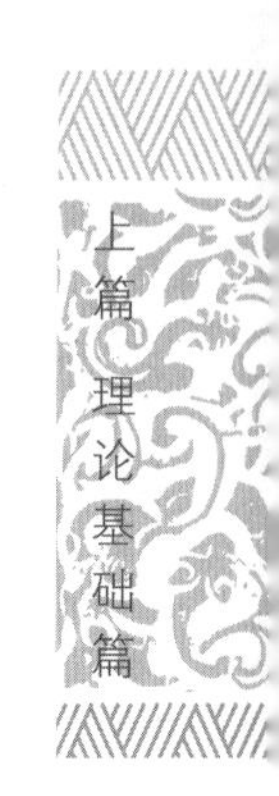

第三章 中医肺康复的定义、内容及患者的选择

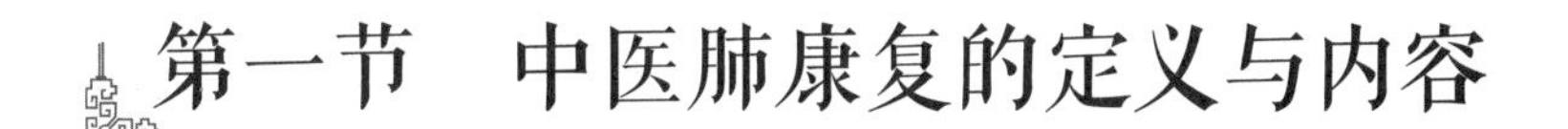

第一节 中医肺康复的定义与内容

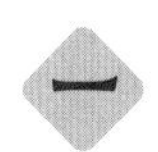

一 中医肺康复的定义

中医肺康复是指以中医理论为核心，以整体观念和辨证论治为指导思想，遵循中医肺系疾病特点，采用中医康复技术与方法，防治肺系相关病症，恢复患者身心功能，使患者早日回归社会的综合性康复措施。

中医肺康复的定义强调整体康复、综合康复、辨证康复、功能康复、预防康复的基本观点，具有预防与康复结合、外治与内治结合、药疗与食治并举等特点。中医肺康复技术包括传统康复技术如中药内服法、传统功法、针灸疗法、推拿疗法、中药敷贴疗法等，以及融合现代医学肺康复技术理念及方法创立的新技术如穴位埋线疗法、穴位注射疗法等。中医肺康复技术可单独使用，也可联合使用。

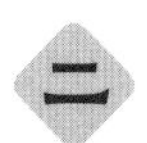

二 中医肺康复的内容

（一）中医康复观

1. 整体康复观（形与神俱，天人合一）

整体观念是中医学的重要特征，肺康复亦强调整体观。肺康复并非只针对肺脏的康复治疗，而是具有整体性、系统性的康复治疗组合。肺康复应重视“形与

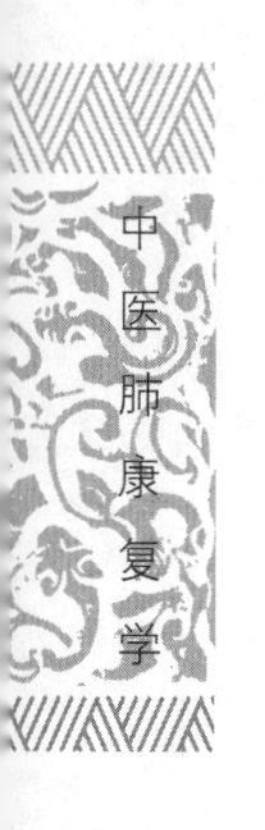

神俱”，即在身体康复的同时，还要注重“心神”的康复。同时，肺康复亦应重视“天人合一”，即人与自然、人与社会的高度统一，要求中医肺康复将提升患者生活质量、促进患者回归日常生活作为远期康复目标。

2. 综合康复观（杂合以治）

中医肺康复技术手段多种多样，如中药口服、针灸、拔罐、耳穴压豆、穴位贴敷、推拿按摩、中医健身功法等已在临床上广泛应用。临床上疾病复杂多变，单一康复方法很难使患者得到满意的康复效果。疾病的康复方案应根据患者具体的病情、体质等确定治则，选用多种适宜的康复方法。如《素问·异法方宜论》云：“故圣人杂合以治，各得其所宜。”“杂合以治”的康复思想，在临床肺康复治疗中起着重要的指导作用。如有医者应用“杂合以治”的观念，以多元康复方法（敷贴疗法、穴位注射、食疗等杂合以治）改善慢性阻塞性肺疾病患者的肺功能，提高其生活质量，加速其疾病康复。亦有医者将中医康复手段与现代医学康复手段有机结合，如运用呼吸操及呼吸功能训练、骨骼肌训练、运动康复训练、中药制剂、穴位贴敷、艾灸、耳穴压豆及中医健身功法等多元化肺康复手段序贯治疗，这样可以减轻慢性阻塞性肺疾病患者的咳、痰、喘等临床症状，提高其生活质量与运动耐力，减少急性疾病加重次数。

3. 预防康复观（既病防变）

许多慢性肺系疾病是可以预防和治疗的，这与治未病理论不谋而合。尽早实施肺康复治疗，对延缓肺功能减退、提高患者生存质量很有益处。治未病理论在肺康复方面主要体现在以下几点。

（1）调神调体，未病先防：中医学通过顺应自然、调理饮食、起居有常、动静结合及适当锻炼，改善患者体质，使其保持健康、增强体内正气，达到“正气存内，邪不可干”的目的，从而预防疾病的发生。在形体锻炼上，一般认为五禽戏、太极拳、八段锦、易筋经等传统功法锻炼可促进气血流畅、强健筋骨、预防疾病、益寿延年，这些功法也是现代中医肺康复的主要手段。

（2）辨证论治，既病防变：既病防变理论强调在疾病的早期阶段，不仅要早期诊治，还要“务在先安未受邪之地”，阻断其传变，即当断则断。中医学认为肺康复的重点在治肺，同时重视调理脾、肾、心。脾、肺为母子之脏，通过培补脾气可达到补益肺气的目的，脾气旺则肺气充，正气充足，机体抵御外邪的能力就会增强，从而减少肺病的发作次数，进一步降低患者肺功能过快减退的风险；肺气久虚，易累及其子，金不生水，致肾气亏损，肺不主气，肾不纳气，致金水

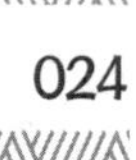

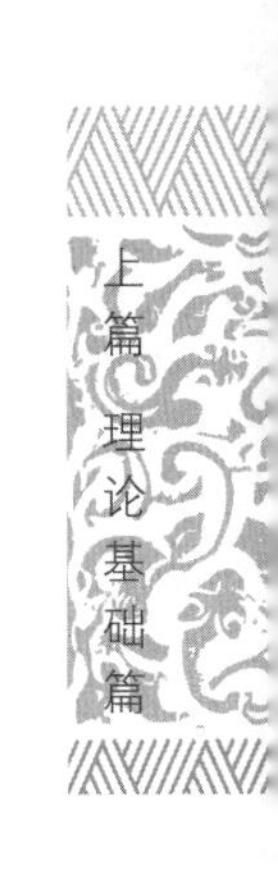

两亏，症状日剧加重，肺病日久，肾不纳气，故应肺肾两补；肺朝百脉，主一身之气，肺病继则影响脾、肾，后期病及于心，肺气虚弱，导致行血无力，易致心血瘀阻，此时应当益气活血化瘀。

（3）培本固标，瘥后防复：瘥后防复是指疾病治愈初期或疾病稳定阶段的康复，以防止疾病复发。在疾病初愈阶段，正气无力祛邪，当此之际，宜扶助正气，培元固本，静养调理，防止疾病的复发及加重。正如在新型冠状病毒感染患者的治愈初期，中医肺康复治疗能够起到改善肺功能、增强体质、减少不适症状遗留、促进病毒核酸检测及时转阴的重要作用。

4. 辨证康复观（三因制宜）

（1）因人制宜：康复方案要根据患者的年龄、性别、体质、生活习惯等个体差异来制定，即因人制宜。

（2）因时制宜：人禀天地之气而生，机体的一切身心活动、新陈代谢等均受一年四季春温、夏热、秋凉、冬寒的气候变化，以及节气改变的影响。此即《灵枢·邪客》强调的“人与天地相应也”。实施康复手段时，应根据四季的特点（春生、夏长、秋收、冬藏），选择不同的起居调理和饮食调理措施，并且要遵循“冬病夏治，夏病冬治”的特点。

（3）因地制宜：根据地域环境的不同确定适宜的康复治疗方法。不同地区的自然和人文环境，如气候、水土以及生活习惯，对人体的生理活动和病理变化有着不同的影响，所采取相对应的康复治疗方法也有所差异。《素问·异法方宜论》记载了康复治疗的五种方法，即砭石、毒药、灸焫、九针、导引按跷。其中砭石从东方来，毒药从西方来，灸焫从北方来，九针从南方来，导引按跷从中央来，这充分显示了因地制宜的康复治疗原则。

5. 功能康复观（平衡阴阳，疏通经络）

现代康复学将功能康复作为主要目标之一，中医康复学也同样重视机体功能的康复。中医的功能康复观是指在中医理论的指导下，辨证应用各种中医康复手段，对功能损伤或减退的患者起到平衡阴阳、调和气血、疏通经络等作用，以恢复患者功能，使患者回归正常生活。

阴阳理论为中医学辨证的基本，中医康复追求“阴平阳秘，精神乃治”，阴和阳相对平衡则病消体健。《素问·至真要大论》言：“谨察阴阳所在而调之，以平为期。”康复以“平调阴阳”为目的，在肺康复过程中注重阴阳的主导作用，强调阴阳自和及其转化条件。作为中医肺康复主要功法之一的太极拳也起源

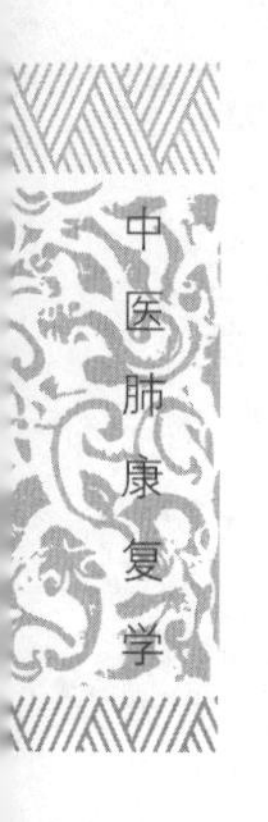

于阴阳理论。王宗岳的《太极拳论》提道："太极者，无极而生，动静之机，阴阳之母也。""阴不离阳，阳不离阴，阴阳相济，方为懂劲。"太极拳深受阴阳学说的影响，如动静、虚实、快慢等矛盾关系都是阴阳在太极拳中的体现。

经络理论是导引能够达到肺康复功效的核心机制。古人基于长期的临床实践，参悟天地之道而创立系统的经络学说，以此作为解释人体生理、病理、治疗、康复等现象的依据，进而依此创制导引、药物性能、针灸、推拿等多种康复疗法。从中医角度来讲，以上各种疗法的关键就在于疏通经络。

（二）中医肺康复技术

中医肺康复技术丰富多样，联合应用的疗效通常会优于单一康复手段，故一般联合应用，多管齐下。中医肺康复技术主要包括中药内服、传统功法（主要为太极拳与气功）、针灸推拿、食疗、情志调理、穴位贴敷、穴位注射与穴位埋线等。

1. 中药内服

中药复方在肺系疾病治疗与康复方面的应用历史悠久，已经取得突出成就，有其独特优势，通常也作为中医综合肺康复的一个重要组成部分。现代多项研究证据表明，中药在改善慢性阻塞性肺疾病患者临床症状及提高生活质量等方面有明显的优势，且操作性强，患者治疗依从性好。由此可见，中药内服效果明显，可以作为肺康复的常规手段。

2. 传统功法

传统功法等运动康复手段是中医肺康复的重要手段。传统功法如太极拳、八段锦、六字诀、五禽戏、易筋经等在肺康复中应用较广，获得了很多循证医学证据，并作为中医文化的一部分深受人民群众的欢迎。

3. 针灸推拿

《灵枢·本藏》指出："经脉者，所以行血气而营阴阳，濡筋骨，利关节者也。"人体经络是全身气血运行的通道，内属脏腑，外络肢节，沟通表里内外、五脏六腑，运用针刺、艾灸、推拿等疗法可激发机体气血，协调阴阳，疏通经气，恢复脏腑功能。

4. 食疗

《素问·藏气法时论》提出食用合适的食物有益健康："毒药攻邪，五谷为养，五果为助，五畜为益，五菜为充，气味合而服之，以补精益气。"《灵

枢·五味》明确说明“肺病者，宜食黄黍鸡肉桃葱”，食疗应根据“审因用膳”的原则“调补阴阳”，使人体达到“阴平阳秘”的状态。正如《素问·五常政大论》曰：“食养尽之，无使过之，伤其正也。”

5. 情志调理

中医情志调理，即心理治疗，在《素问·宝命全形论》中称为“治神”。例如，肺病患者病久易滋生焦虑抑郁的情绪，消极情绪又可以导致患者病情的加重。中医肺康复中的情志调理不仅包括心理疏导，而且包括太极拳、气功等功法锻炼，通过“调神”达到情志调理的目的，同时，还可以利用中医五行情志相胜理论来调理情志。

6. 穴位贴敷

穴位贴敷，即在穴位上贴敷某种药物的治疗方法，能够起到温阳益气、通经活络、开窍活血、宣肺止咳定喘的作用，适用于慢性气道疾病虚证患者。

7. 穴位注射与穴位埋线

穴位注射与穴位埋线是利用中医理论的经络学说，依据穴位作用和药物性能，在穴位内注入药物或埋入羊肠线等防治疾病的方法，适用于慢性肺系疾病虚证患者。

（三）中医肺康复团队

中医肺康复团队由中医师主导，其在与护士配合的同时也要与西医团队、体育工作者合作。中医肺康复的内容包括传统功法康复、针灸康复、穴位刺激康复、传统物理康复、饮食康复、推拿按摩康复、情志疗法康复、中药口服康复等，因此中医师需要擅长中药辨证治疗、针灸、药膳指导、推拿按摩、传统功法等治疗手段。传统功法是中医肺康复非常重要的部分，中医肺康复团队还需要与从事传统功法的体育工作者合作，让他们对医护人员或患者进行技术指导，从而实现医体融合。

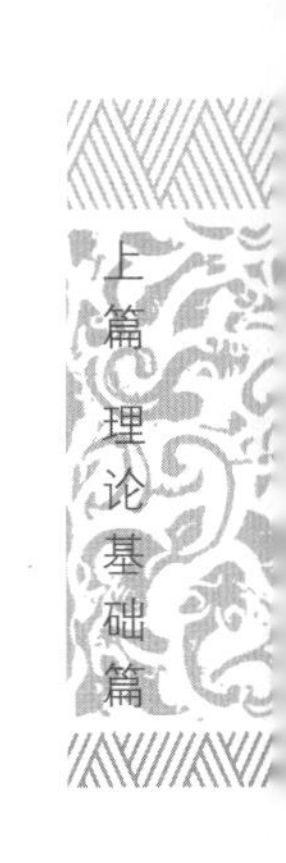

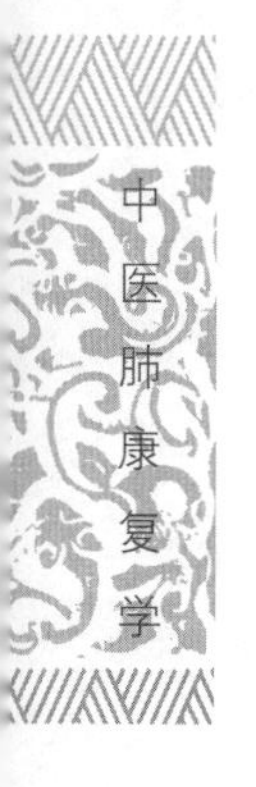

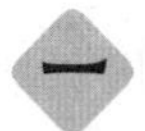

第二节 中医肺康复患者的选择

中医肺康复是从中医康复学中衍生出的一个旁支，两者之间是共通的。在患者选择方面，中医肺康复包括四个类别。

一 肺系伤残者

（1）先天或后天因素引起的嗅觉、发声障碍等病症患者：因肺主嗅觉和发声，故嗅觉、发声障碍等属于肺系伤残，此为肺康复的适应证。

（2）肺系疾病情志伤残者：即肺系疾病伴有消极、忧郁、悲观、怯弱、厌世等情志病变者。《素问·阴阳应象大论》说："人有五脏化五气，以生喜怒悲忧恐。"所言"五气"即五脏之气。情志失调，故五脏之气受损。所谓"情志致病"，即怒伤肝、喜伤心、思伤脾、忧伤肺、恐伤肾。肺在志为忧（悲），故肺系疾病患者因为肺功能下降、呼吸困难、活动受限等症状，容易产生焦虑、抑郁的情绪，而这些消极情绪又可以导致患者病情的加重；或因悲忧太过致肺气郁闭不升而出现情志病。运用中医肺康复心理治疗的手段，有助于化解患者的消极情绪，更重要的是能帮助患者重新适应社会的变化。

（3）肺系疾病伤残者中适应社会生活变化的能力减退者：此类患者可以通过肺康复提高自身适应社会的能力，改善生活质量，重新回归社会。

二 慢性肺系疾病患者

肺居胸中，上连气道、喉咙，开窍于鼻，合称肺系。故中医肺康复主要针对肺系疾病，包括但并不局限于西医呼吸系统疾病（如慢性阻塞性肺疾病等），也包括部分慢性鼻部疾病、咽喉疾病、胸廓疾病等。

从肺的中医生理角度来讲，肺主气、司呼吸，吸清呼浊，吐故纳新，生成宗气，营运全身，贯注心脉，助心行血；肺又主宣发、肃降，通调水道，输布津液，宣散卫气，滋润皮毛。肺的病理变化主要反映在肺系，表现在呼吸功能失常，宣降功能失调，通调水道、输布津液失职，以及卫外机能不固等方面。肺病

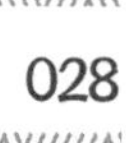

在临床上多以咳嗽、气喘、咳痰、胸痛、咽喉痒痛、声音变异、鼻塞流涕或水肿等为常见症状，其中以咳嗽、气喘最为常见。

肺系疾病多有“肺胀”“肺痿”“哮病”“喘证”“鼾眠”“肺络张”“咳嗽”“鼻渊”等病证，对于因迁延缠绵难愈发展为慢性疾病者，若通过药物治疗难以完全治愈，可借助中医肺康复的手段，缓解患者的呼吸道症状，提高其机体免疫力，改善其生活质量。

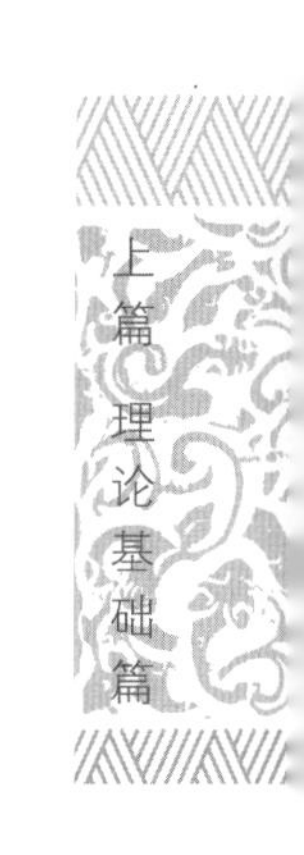

三 急性热病瘥后诸证患者

急性热病（包括急性肺系疾病）瘥后诸证的康复，包括元气的恢复、防止复发，以及后遗症的处理等问题。热病后的康复包括脏腑功能、精神情志和劳动能力等的恢复，这是需要一个康复过程的。疾病的复发，多因元气未恢复，加之调摄不当。宋代郭雍的《伤寒补亡论·伤寒劳复》提出：“盖大病之后，脏腑气血不与平日同也……盖一劳复之后，必困于前病时，再复之后，又困于一复时。况有三复四复，殆不甚其困矣，是以往往以疾复而死。”

对于急危重症导致呼吸功能减退者，或因肺炎喘嗽、肺痈等肺系热病复发者，或各种内伤杂病导致肺功能下降者，皆可运用中医肺康复的手段来干预治疗。中医肺康复可减轻呼吸系统疾病患者的症状，改善呼吸功能并提高生活质量，甚至对那些有不可逆肺损伤的患者亦是如此。例如，新型冠状病毒感染作为一种全新的疾病对肺实质和肺功能的长期影响仍是一个悬而未决的问题，观察结果表明，一些幸存者存在严重的肺部后遗症（肺实变和肺纤维化），使用中医肺康复手段可以改善新型冠状病毒感染恢复期患者的肺功能。

四 老年人

充分重视人的个体差异性，根据不同的体质与气质特征，选择适当的康复方法，使患者保持和延长最佳健康状态，这也是中医康复学的一项任务。老年人元气衰退，各个脏腑的生理机能逐渐下降，抵御病邪、适应环境和自身调节的能力都逐渐下降，在呼吸系统方面主要表现为呼吸功能失常，宣降功能失调，通调水道、输布津液失职，以及卫外机能不固等，西医病理改变为胸廓弹性降低及胸壁

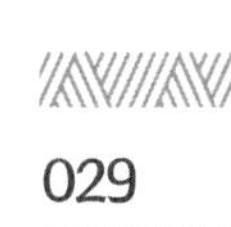

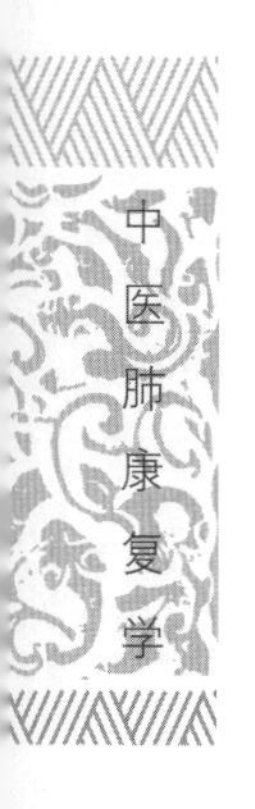

顺应性降低，胸式呼吸减弱，腹式呼吸增强；呼吸肌、膈肌以及韧带萎缩，肋软骨钙化，使肺及气管的弹性降低，呼吸功能减退；肺泡弹性下降，肺活量相应减少；反射性咳嗽功能下降，气管分泌物不易排出，故容易导致肺系病证。预防性康复观提示我们要未病先防、既病防变、病愈防复。通过中医肺康复方法，采取相应的措施，预防老年人肺系疾病的发生、发展。

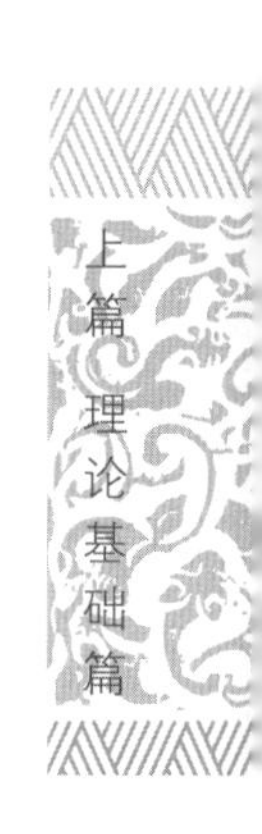

第四章 中医肺康复的特色与优势

中医肺康复的内容源远流长，如葛洪的气功、华佗的五禽戏、针灸疗法等，都是早期中医康复技术的代表，但中医肺康复理念是在20世纪90年代以后才提出的，它以整体观为主导思想，以历代各医家理论为依据，以阴阳五行学说为哲学基础和诊疗思维，以脏腑经络和气血津液精学说为生理病理学基础，以辨证论治为诊治特点，结合现代康复学的方法与技术，对中医临床和养生学中有关肺部功能康复的内容进行了整合与提升。

中医肺康复是在中医理论指导下进行的，中医理论主要包括整体论、阴阳理论、治未病理论等。整体论是中医学的基石，中医学将人体看成一个整体，气、血、津液、精各行其道，又共同参与人体的生理活动。如肺朝百脉、心主血脉、肾主纳气，仅一项呼吸活动，便至少有肺、心、肾三脏的参与和调节。阴阳理论为中医学辨证的基本，阴阳二者是对立统一的，既相互对立，又相互依存，任何一方都不能脱离另一方而单独存在，中医治病养生追求“阴平阳秘，精神乃治”，阴和阳相对平衡则病消体健。治未病理论是中医学的独特创新理念，《素问·四气调神大论》曰：“是故圣人不治已病治未病，不治已乱治未乱。”这与肺康复治疗中的早预防、早干预、早康复理念相吻合。故以整体论为基石、阴阳理论为辨证基本、治未病理论为指导的中医学参与到肺康复治疗中，对提高肺康复的疗效有着无可比拟的作用。

第一节　中医肺康复的特色

一　整体康复

（一）人与自然一体观

中国古代哲学认为整个物质世界统一于气，中医学对中国古代哲学中的气一元论思想进行了深入的继承与阐发，形成了关于人体变化和人与自然及社会环境相吸相映、交感统一的深刻认识，这些认识贯穿于中医学的生理、病理、诊疗、养生等各方面。而后古人在漫长的观察和总结过程中，从物质层面和功能层面进行了抽象，完成了对气的朴素的属性划分和描述。北宋张载提出“气之聚散于太虚，犹冰凝释于水”，认为太虚是气的无形和本然状态，气是宇宙的本体，太虚与万物为气之聚散的两种不同形态，用有形可见之象揣测无形不可及之气，解释了气的虚空与万事万物的形成和变化关系，标志着气一元论哲学思想的发展和成熟。中医学对生命的认识是对气一元论思想的继承，它认为万物同出于一而异于形，均是由气化生而成。人类作为天地万物中的一个部分，也借气的媒介和桥梁作用与天地万物息息相通，即“人以天地之气生，四时之法成”（《素问·宝命全形论》）。

中医学对人体生理功能的认识也强调在整体基础上的结构分化及其之间的联系，追求人体之气与自然之气、人体内各脏腑经络之气、形体与神气等的平衡。气不仅参与人体的生成环节，还是人体脏腑经络等生理活动的物质基础，并且参与维持人体功能正常的活动。但这种气并不是一成不变的，这种化生万物的过程也不是机械的，而是动态交互的。中医学将这种形式多样的气运动状态称为气机，凸显了气在生命体中发挥功能的主要方式，其运动形式主要包括升、降、出、入、聚、散。人体脏腑之间气机的升降出入运动，相互为用、相互制约，各脏腑之气的升降出入是人体生命活动中气化的根本枢纽，正是由于脏腑之气不断地升降出入，人体生命活动的正常进行才得以保证。

《素问·脉要精微论》指出：“四变之动，脉与之上下，以春应中规，夏应中矩，秋应中衡，冬应中权。”人禀天地之气而生，机体的一切身心活动、新陈代谢等均受一年四季春温、夏热、秋凉、冬寒气候变化的影响，并为节气改变所调控。这种对人与自然环境关系的认识，即是“天人一体”的整体观。正如《灵

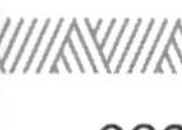

枢·邪客》强调：“人与天地相应也。”

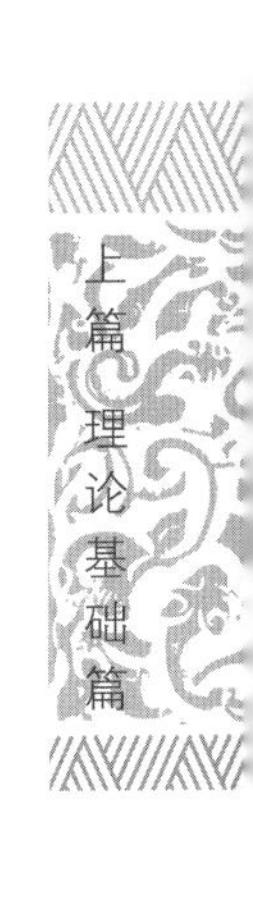

（二）人与社会一体观

人与自然界其他生物的最大区别就是人具有社会属性。人生活在社会中，其社会角色和地位、社会生态变迁，与人体身心机能及易发疾病谱的构成有着密切关系。如《医宗必读·富贵贫贱治病有别论》云：“大抵富贵之人多劳心，贫贱之人多劳力；富贵者膏粱自奉，贫贱者藜藿苟充；……劳心则中虚而筋柔骨脆，劳力则中实而骨劲筋强；膏粱自奉者脏腑恒娇，藜藿苟充者脏腑坚固。”

各种社会因素，如政治、经济、文化、宗教、法律、婚姻、人际关系等，必然通过与人的信息交换影响着人体的各种生理、心理活动和病理变化，而人也在认识世界和改造世界的过程中维持生命活动的稳定、有序、平衡、协调，此即人与社会环境的统一性。《伤寒论·序》中提到的“余宗族素多，向余二百。建安纪年以来，犹未十稔，其死亡者，三分有二”则是讲社会的动荡以及经济的恶化均不利于人民稳定的生活。《素问·疏五过论》篇中有以下描述：“凡未诊病者，必问尝贵后贱，虽不中邪，病从内生，名曰脱营。尝富后贫，名曰失精，五气留连，病有所并。”即中医在诊病之前先询问患者的出生及生活情况很有必要。“尝贵后贱”可致“脱营”病，“尝富后贫”可致“失精”病，“故贵脱势，虽不中邪，精神内伤，身必败亡；始富后贫，虽不伤邪，皮焦筋屈，痿躄足为挛”。

（三）形神一体观

《荀子·天论》说：“形具而神生。”《素问·玄机原病式》说：“精中生气，气中生神，神能御其形也，由是精为神气之本。”范缜在《神灭论》中说：“形者，神之质，神者，形之用。”《景岳全书·治形论》指出形乃“神明之宅”。这些论述说明，神生于形，寓于形，又能主宰形。人除了在形体上是一个有机的、密不可分的整体外，在精神上也要与形体密不可分，否则就会“阴阳离决，精神乃绝”。“神”有广义与狭义之分，广义的神指人体生命活动的总体现或主宰者；狭义的神指人的精神、意识、思维活动，包括情绪、思想、性格等一系列心理活动。形与神是相互依附、不可分离的。形是神的藏舍之处，神是形的生命体现。神不能离开形体而单独存在，有形才能有神，形健则神旺。故精、

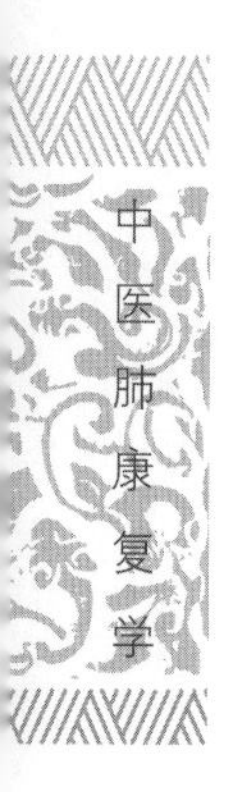

气、神为人身之“三宝”，精为基础，气为动力，神为主宰，共同构成“形与神俱”的有机整体。

人由五脏六腑、四肢百骸、经脉诸窍构成，气、血、津液、精是人体内物质的不同存在形式，气、血、津液、精之间可以相互转换；在组织结构上，人体是以五脏为中心，通过经络将六腑、形体组织、五官九窍等联系在一起的统一整体；在生理功能上，不同的脏腑系统互相配合协调，共同完成人体正常的功能活动；在病理发生时，不同脏腑之间可以互相影响。人之五脏（心、肝、脾、肺、肾）、六腑（胆、胃、小肠、大肠、膀胱、三焦）、形体（筋、脉、肉、皮、骨）、官窍（目、舌、口、鼻、耳、前阴、后阴）在结构上彼此衔接、沟通。它们以五脏为中心，通过经络系统“内属于腑脏，外络于肢节”的联络作用，构成了心、肝、脾、肺、肾五个生理系统。心、肝、脾、肺、肾五个生理系统之间，又通过经络系统的沟通联络作用，构成一个在结构上完整统一的整体。气、血、津液、精分布、贮藏、代谢或运行于各个脏腑、形体、官窍中，支撑着它们各自发挥功能，并使它们之间密切配合，相互协调，共同完成人体的各种生理机能，从而维持了五个生理系统之间的协调有序。同时，脏腑的功能活动又促进和维持了气、血、津液、精的生成、运行、输布、贮藏和代谢，从而充实了形体，支持了脏腑、形体、官窍的机能。

在肺康复治疗过程中，对肺功能的恢复应从整体出发，采取全面而有效的康复措施，使患者身、心、神相统一，天、地、人相平衡，以人为本，顺应自然，从而改善肺功能，进而回归家庭和社会。

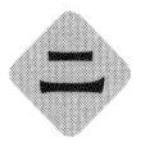

二　辨证康复

辨证是中医认识疾病的过程。证候是人体内在病机变化的外在表现，由一组有联系的异常症状组成，是疾病发展过程中具有时相性特征的整体反应状态。辨证论治是中医学的基本原则，辨证康复是中医肺康复最突出的特色，充分把握同病异证、三因制宜的差异性和复杂性是施加正确中医肺康复措施的前提和基础。

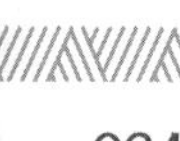

（一）因时制宜

因时制宜是指根据季节时间的特点及其与内在脏腑、气血、阴阳的密切关系选用适当的治疗方法。顺应四时变化，进行适时的调摄，“春夏养阳，秋冬养阴”可以有效地增强体质，提高机体的适应能力。《灵枢·岁露》曰：“人与天地相参也，与日月相应也。”古人早就发现随着时间节律的变化人体气机会出现升降出入的盛衰变化。《素问·四气调神大论》云：“夫四时阴阳者，万物之根本也。”又云：“故阴阳四时者，万物之终始也，死生之本也，逆之则灾害生，从之则苛疾不起，是谓得道。”即四时阴阳变化是万物生命之本，人要想保持身体健康，必须顺应四时及阴阳的消长变化规律。中医的优势在于发挥整体观念作用和实施模糊控制，将季节、气候等属于非特异性病因的环境因素作为辨证立法、遣方用药的重要参考要素，借以对慢性肺系疾病患者进行有针对性的康复治疗。

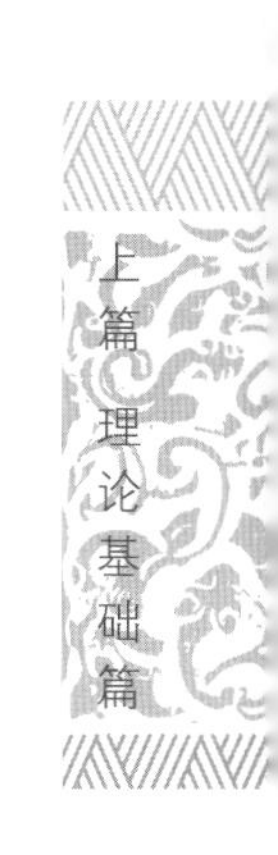

（二）因地制宜

根据不同地区的地理和气候特点来考虑治疗用药的原则，即为“因地制宜”。《素问·阴阳应象大论》指出“东方生风”“南方生火”“中央生湿”“北方生寒”“西方生燥”，由于五方的气候各不相同，在论治疾病时需结合地域因素考虑。地域气候、地理环境和生活习惯在一定程度上影响着人体的生理活动和脏腑机能，甚至心理活动。不同地区，由于地势、气候条件及生活习惯各异，人们的生理活动和病变特点也不尽相同，所以治疗用药时应根据当地环境及生活习惯而有所变化。

《素问·阴阳应象大论》云：“天不足西北，故西北方阴也……地不满东南，故东南方阳也……。”西北地势高，阳热之气不足，气候寒冷，饮食宜辛辣温热；东南地势低，阴寒之气缺乏，气候温热，饮食宜清淡寒凉。《素问·异法方宜论》进一步指出五方地理环境、气候因素的不同会导致人们的生活习惯、饮食特点存在差异。《黄帝内经》重视人体体质的地域性差异。由于人们生活在不同的地理环境中，受地形地貌、水土性质、气候类型、饮食习惯、生活条件等复杂因素的影响，形成了不同的体质，因此在进行个体化肺康复治疗时应考虑地域差异的影响。

（三）因人制宜

因人制宜是指根据患者的年龄、性别、体质、生活习惯、职业、性格的不同特点，来考虑治疗用药的原则。不同个体在形态结构、生理功能、心理状态、适

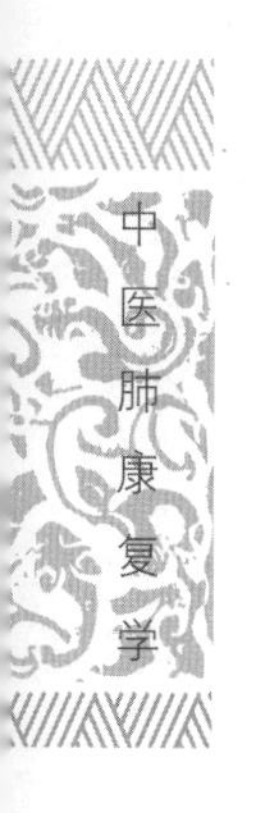

应能力、病理转归、强弱寿夭等方面都存在差异，这种差异受先天禀赋、年龄、性别、生活环境等因素的共同影响。因此，因人制宜在三因制宜中占据主导地位，无论是因时制宜还是因地制宜，都必须优先从人出发，服从于因人制宜。

古语云："欲识病，务先识人。"《医门棒喝·人体阴阳体用论》曰："治病之要，首当察人体质之阴阳强弱。"《医学源流论·病因人异论》云："天下有同此一病，同治此则效，治彼则不效，且不惟无效，而反有大害者，何也？则以病同两人异也。"这说明体质决定证候特点，辨证就是要求把握特定体质对病邪产生的特定反应。同一疾病在不同的体质条件下可以形成不同的证候，即使在同一人体，疾病发展变化的不同阶段也是由体质因素决定的。对于同一疾病，由于体质不同，症状表现不同，治疗方法也相应不同，这是同病异治。不同的疾病，由于机体反应状态相近，症状表现相似，治疗方法也相同，这是异病同治。

辨证康复原则是指在肺康复治疗过程中，注重中医辨证思维的应用，从证出发，分析病情，作出判断，选用相应的康复治疗手段，使肺康复治疗方案更加具有专门性和针对性，其中，辨证是肺康复的前提和基础，而肺康复是依据辨证所确定的康复治疗原则和方法。此外，辨证康复原则在辨病的同时，更应重视辨证，对于同病异证，康复治疗不同；对于异病同证，康复治疗则相同。

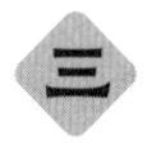

三 功能康复

功能康复观是一种注重功能训练，运动形体，促使精气流通，不仅能使患者具体的脏腑组织恢复生理功能，而且能使患者恢复日常生活、社会生活和职业工作能力的思想。在康复阶段，患者大多存在病后余邪未尽、正气尚虚、机体阴阳失去平衡、脏腑组织功能尚未完全恢复的情况。这就要求在康复治疗中，要针对患者的各项功能损伤，采用调整阴阳气血之法，促使脏腑组织功能尽快恢复正常。

阴阳学说的出现，最早可以追溯到《易经》，"易有太极，是生两仪"，两仪即阴阳。自然界的一切事物都可以用阴阳进行分类。从自然的位置关系来看，天为阳，地为阴，上为阳，下为阴，左为阳，右为阴；在身体上，根据经络的分布，身体前部为阴，背部为阳；根据事物的属性分类，有形的水为阴，无形的火为阳，寒冷为阴，炎热为阳，阴暗为阴，光明为阳；从事物的运动特点来看，静止为阴，活动为阳。

中医康复追求“阴平阳秘，精神乃治”，阴和阳相对平衡则病消体健。作为中医肺康复主要功法之一的太极拳，也起源于阴阳理论。太极拳练习中强调上下、左右力量的平衡，拳式虚实变化，拳劲力取刚柔，运动动静结合，形神兼修，体现了阴阳的对立统一、消长转化。在正常情况下，人体阴阳一静一动，一降一升，一聚一散，两种力量维持着动态平衡，叫作“阴平阳秘”。而“平调阴阳”使之归于平衡统一，就是康复治疗的总目的。

四 综合康复

综合康复是指多中心、多靶点、综合性的中医康复疗法，其特点是联合中医综合康复疗法，充分发挥各自所长，辨证论治，从整体上改善患者的肺功能，制定出最佳的合理而有效的综合康复方案，使机体各部分逐渐康复，以弥补单一的中医疗法或者康复锻炼往往不能达到显著临床治疗效果的缺点。《素问·异法方宜论》说：“圣人杂合以治，各得其所宜。故治所以异而病皆愈者，得病之情，知治之大体也。”这就是针对多因素、多层次和多属性的特点，综合各方面的不同方法，进行适宜的治疗。中医康复治疗以“杂合以治”为重要原则，强调应根据病情采用合理的综合治疗方法，重视培养患者的主动康复意识，提升患者自身正气，使疾病向愈。

中医肺康复中各项康复技术各有所长。太极拳原为中国传统拳术，具有缓慢柔和、松紧结合、动静相兼、神形相合、气寓其中的特点，能有效改善患者的运动能力、耐力与平衡功能，增强股四头肌的力量，并且可以改善患者的焦虑状态。八段锦、五禽戏、易筋经、六字诀等气功导引法均可以改善临床症状，提高习练者的呼吸肌肌力，改善肺功能或延缓其减弱趋势，提高生活质量。针灸、推拿、穴位贴敷等技术可激发机体气血，协调阴阳，疏通经气，恢复脏腑功能。因此，在康复治疗中采用不同的方法进行综合治疗，可以起到协同增效的作用。

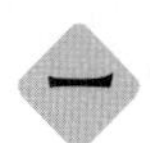

第二节　中医肺康复的优势

一　预防与康复相结合

预防是中医治未病的关键。“治未病”一词首见于《素问·四气调神大论》。治未病的根本目的就在于维护阴阳平衡，守之则健，失此即病。《素问·至真要大论》云：“谨察阴阳所在而调之，以平为期。”治未病理论是中医独有的医学理论，对疾病的预防与延缓有着重大作用。唐代孙思邈所谓“善养性者，则治未病之病，是其意也”，旨在通过调养精神和形体，促使身体健康，提高防病能力。这与中医康复的目标是一致的。中医认为自身的生理活动应符合自然界的节律，顺应天时而治疗和进补，如“冬病夏治三伏贴”“冬令膏方进补”等，长期坚持服用与治疗，可以改善体质，保持健康，增强体内正气，达到“正气存内，邪不可干”的目的，从而预防疾病的发生。

中医肺康复的重点首先在肺，重视整体观念、辨证论治，运用五行的生克规律进行调整。人体是以五脏为中心，通过经络将脏腑肢节等全身组织器官联系起来的有机整体。五脏中的某一脏有病，可通过母子相及和乘侮等传变形式影响到其他四脏。根据“金水相生”之理，当温热之邪致病伤及肺胃之阴时，一方面要用甘寒之品补养肺胃之阴，另一方面要加入咸寒之品顾护肾阴，防止肾阴的耗伤，意在“先安未受邪之地”，防止疾病的进一步恶化。中医强调人体是一个有机的整体，当机体受到病邪的侵犯时，要及时采取防治措施，维护人体的动态平衡，从而达到治未病的目的。中医治未病历史悠久，重在未病养生、欲病救萌、既病防变，其道其法源于自然、合于阴阳，与现代预防医学、保健医学殊途同归，在理念和方法上大大有别于现代医学。

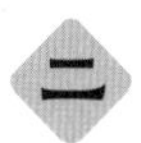

二　内治与外治相结合

在中医理论的指导下，中医创造了许多具有特色的康复疗法，包括传统肢体运动功能训练法、传统作业疗法、传统体育康复法、气功康复法、自然疗养康复法、传统物理康复法、中医情志康复法、中医心理康复法、传统娱乐康复法、针灸康复法、按摩康复法、饮食康复法、药物康复法、传统康复护理法。这些康复

疗法具有中医特色，并且经实践证明疗效确切。

内治法包括食疗和药疗。食疗是在辨证用药的基础上有针对性地选择和调节饮食，以辅助康复治疗。药疗具有康复作用强、见效快的特点，但康复对象大多病程长，药物虽有补偏救弊之效，但食用过久，往往难以坚持。饮食康复法主要是针对性地选择具有食养、食疗作用的食品，以促进机体康复。中医学认为中药与饮食有“四同”（同源、同用、同性味、同归经）。药疗可补食疗功力之不足，食疗可助药疗调养，两者互补短长，协同作用，更有利于机体的康复。

外治法包括针灸、推拿、气功、传统体育、药物外用等。《黄帝内经》记叙的治疗方法中，针灸、按摩、导引等外治法占了多数。中医康复突出外治法，充分调动人体自然康复能力，但也可结合内治法，培补元气，调整脏腑功能，吸取外治法与内治法之所长。

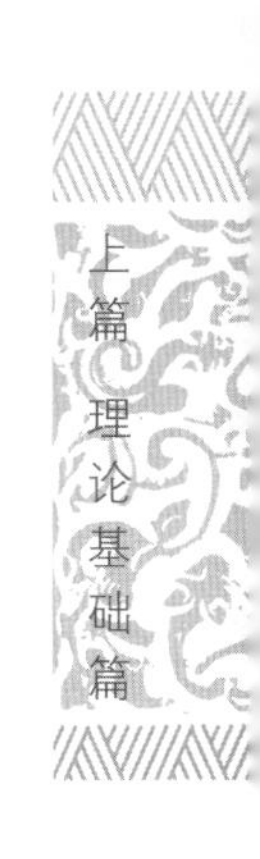

三 中医肺康复更适合社区与居家康复

中医康复疗法与西医康复手段相比，具有副作用小、安全性好的特点。在肢体运动、心理干预方面，中医具有更深的文化背景和更丰富的实践经验，群众基础好，因此更容易为患者所接受。再如传统功法中的太极拳及八段锦，因易教易学、不受场地限制、有强身健体的功效，在肺康复治疗中备受青睐。因此，中医肺康复方法更适合长期居家的患者或社区肺康复。

总之，中医康复治疗是经历过历史长河筛选和积累得到的，从上古时代的砭石刺激到现在的针灸、推拿等方法，都体现了中医康复治疗的基本理论和原则，为中医肺康复的理论形成及推广提供了依据。中医肺康复疗法简便廉验，易于推广，不仅适合在医疗康复机构实施，更适合在社区进行应用。由于中医肺康复疗法具有简便易行、对治疗环境和操作技术要求较低的特点，患者本人及其家属或基层医务人员可通过其进行康复医疗。

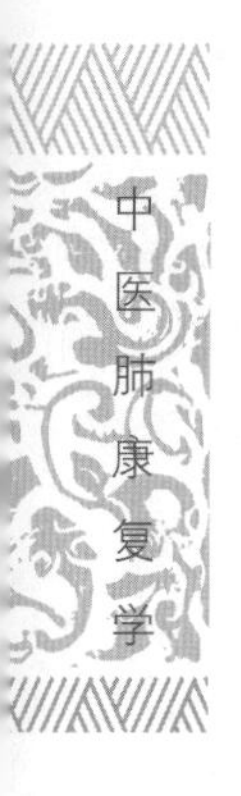

第五章

现代医学肺康复概论

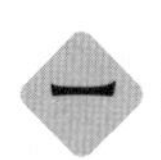

第一节　现代医学肺康复的发展沿革

一　现代医学肺康复形成期

肺康复有着悠久的历史和里程碑式的重要成果。早在20世纪40—50年代，一些国家如美国就已经开始进行肺康复。部分临床医师认为，为了使慢性肺系疾病患者获益最大，需要有一套综合的治疗方法，包括呼吸技术、运动疗法、氧疗和气道廓清技术等，这是目前肺康复方法的原型。到20世纪60年代，标准化的肺康复计划已经制定完成。1970年，肺康复广泛开展。1974年，美国胸科医师学会（ACCP）肺康复委员会首先给出了肺康复的定义。同年，Thomas Petty指出，对慢性阻塞性肺疾病患者来说，相较于接受标准治疗，在他的机构参加综合管理的患者症状更少，医疗资源使用也更少。1983年，Bebout和同事证实了肺康复的积极作用，但他们的结论是基于个人观察及与对照组的比较或前后对比分析得来的，所以支持这些结论的科学证据基础是有限的。1989年，Andrew Ries回顾了当时的研究后，报道了肺康复治疗的临床获益，这为全世界肺康复的发展奠定了基础。

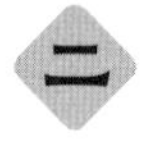

二　现代医学肺康复发展期

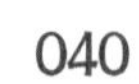

20世纪90年代，医学界从科学和临床的角度进一步确立了慢性阻塞性肺疾病患者肺康复的科学基础。1991年，Richard Casaburi和同事报道了运动训练对19例

慢性阻塞性肺疾病患者的生理影响。那时的医学界普遍认为，慢性阻塞性肺疾病患者由于通气限制而不能进行高强度的运动训练，所以未能发现运动训练可带来有意义的生理获益。这项研究表明，运动训练确实会带来生理上的改善，但这依赖于运动量的设定。1994年，Reardon和同事发现，完成了门诊肺康复的患者活动后，其呼吸困难的发生率低于接受常规治疗的患者。同年，Goldstein和同事证实，肺康复提高了患者健康相关的生活质量，进一步表明它能改善以患者为中心的结局。1995年，Ries和同事进行了一项研究，纳入了119名慢性阻塞性肺疾病患者，并将他们随机分为综合门诊肺康复组和健康教育组，观察周期为8周，结果证明肺康复能改善患者的运动耐量，减轻症状，以及提高步行自我效能。这是慢性阻塞性肺疾病患者参与的首个康复治疗的随机对照研究，研究者以此为基础让医学界接受肺康复成为慢性阻塞性肺疾病患者管理的真正组成部分。1996年，Maltais和同事报道，慢性阻塞性肺疾病患者下肢骨骼肌氧化酶含量较正常人有所下降，之后他们又发现这些氧化酶的含量在高强度运动训练后会升高。这和随后的研究均表明慢性阻塞性肺疾病确实会导致骨骼肌的生化和生理异常，而这些异常是可以通过治疗改善的。肺康复训练可减轻上述骨骼肌异常，从而改善生理功能，如呼吸模式改变和动态过度通气减少。因此，肺康复的有效性在很大程度上取决于它对慢性肺系疾病全身影响的改善效力。

20世纪90年代中期，一批康复专家回顾了关于肺康复有效性的现有证据，然后提出了几项“循证”推荐。1997年，ACCP和美国心血管和肺康复协会（AACVPR）采用循证医学的方法在该领域联合发布了首个基于肺康复的循证临床实践指南（该指南总结了肺康复组成和结局背后的证据基础，为临床肺康复提供了依据），并在10年后发布了这一循证临床实践指南的更新版。从那时起，与肺康复相关的文献发表数量大幅增加，其他组织如美国胸科学会（ATS）和欧洲呼吸学会（ERS）也发表了关于肺康复的重要声明。

2000年，Griffiths和同事进行了门诊肺康复与常规治疗的随机对照试验（RCT）。样本量为200人，这是当时规模最大的肺康复RCT研究。这项具有里程碑意义的研究证实了肺康复可以改善运动表现和提高健康相关生活质量，从而证实了先前的研究结果。此外，该研究还证实肺康复可以降低医疗开销。随后在加利福尼亚和美国东北部进行的非随机多中心研究还证实了肺康复对医疗使用的益处。2003年，Bourbeau和同事发现进行门诊自我管理教育可使慢性阻塞性肺疾病患者获益巨大，包括住院率减少40%和非计划就诊次数减少59%，这进一步证实

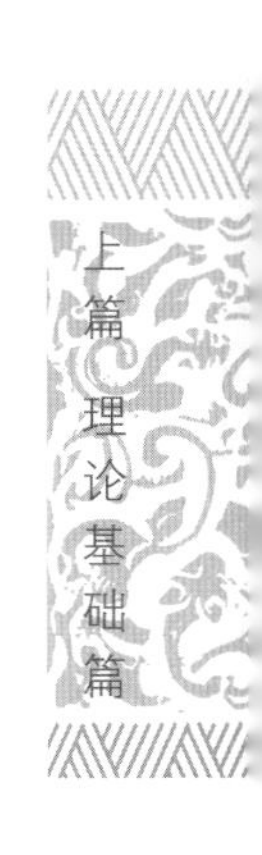

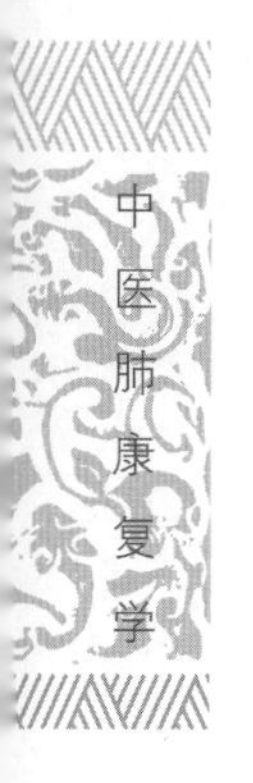

了肺康复不只是运动训练的观点。从此，慢性疾病中的协作式自我管理概念有了很大的发展，并成为所有肺康复项目的核心组成部分。

1998—2002年，一项研究对3777名肺气肿患者进行了评估，其中1218名患者被随机纳入了美国国家肺气肿治疗试验。这项试验研究了双侧肺减容术治疗严重肺气肿的短期和长期风险及益处，并且所有患者均需进行肺康复。这项研究的后续亚组分析结果显示，肺康复可带来巨大获益。

2007年，ATS和ERS对肺康复的定义如下："肺康复是对有症状且日常生活活动减少的慢性肺系疾病患者的一种循证、多学科、全面的干预。肺康复融入患者的个体化治疗，旨在通过稳定或逆转疾病的系统表现来减少症状、优化功能状态、增加参与度并降低医疗成本。全面的肺康复计划包括患者评估、运动训练、健康教育和心理支持。"

肺康复为加强规范治疗、控制和缓解症状、优化功能的一种手段，针对慢性肺系疾病患者的康复项目也已推出。肺康复不仅专注于扭转疾病的进程，还试图减少疾病的症状。许多肺康复策略已经被应用于慢性阻塞性肺疾病患者的治疗，也已成功应用于其他慢性肺系疾病患者的治疗，如治疗间质性肺疾病、囊性纤维化、支气管扩张和胸廓异常。此外，它已成功地用于评估并成为准备外科治疗的一部分，如肺移植和肺减容手术。

2009年，美国国会通过了一项法案，将肺康复纳入中度至重度慢性阻塞性肺疾病患者的医疗保险报销范围。目前，这项法案为将肺康复纳入医疗保险和其他医疗报销范围提供了保障。这项法案通过后，肺康复在外科治疗领域的应用得到了大量的研究。

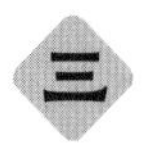

三 现代医学肺康复基本成熟期

近10年，慢性阻塞性肺疾病患者的肺康复治疗方案不断得到补充和完善，包括运动训练方法的扩充、各种类型的训练方案以及辅助器具的应用（如助行器的使用等）。以上方案进一步阐明了自我管理的作用，强调了肺康复在非慢性阻塞性肺疾病和慢性肺系疾病（如肺间质纤维化、肺动脉高压和支气管扩张等）治疗中的重要性。在此期间，全球许多医疗学会都发布了相应的循证指南、提出了推荐意见。

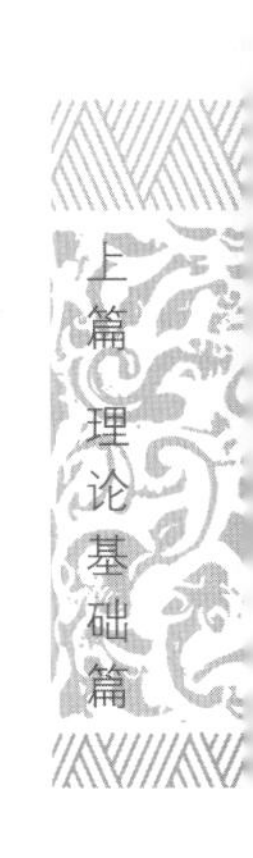

2013年，ATS和ERS给肺康复下了新的定义（目前医学界多遵循该定义）：肺康复是需要多学科团队共同参与的个体化综合干预措施，主要包括呼吸功能训练、运动训练、健康教育、心理社会支持、氧疗、营养支持治疗等，其中运动训练被认为是慢性阻塞性肺疾病患者肺康复的基础。大量循证证据表明，肺康复适用于包括慢性阻塞性肺疾病、间质性肺疾病、支气管扩张、哮喘、肺动脉高压、肺癌、肺减容术后并发症、肺移植术后并发症等在内的多种疾病的治疗。

2017年《澳大利亚和新西兰肺康复指南》构建了关于肺康复的9个关键问题，并针对每个问题提出了相应的指导建议。这份指南不仅包括了许多组织曾经推荐的内容，还在诸多领域进行了扩展，如应用于疾病和症状较轻患者的治疗，康复服务的场所延伸到了家庭，康复对象扩展到了非慢性阻塞性肺疾病患者。指南小组建议轻度至重度的慢性阻塞性肺疾病患者应当进行肺康复，以提高生活质量和运动能力，降低住院率；无论是否有结构化的教育方案，在医院健身房、社区中心或家里都可以提供肺康复支持；应向支气管扩张、间质性肺疾病和肺动脉高压患者提供肺康复等。

2017年发布的《慢性阻塞性肺疾病全球倡议》（Global Initiative for Chronic Obstructive Lung Disease，GOLD）更是明确指出将肺康复作为慢性阻塞性肺疾病患者管理关键组成部分的重要性。

第二节　现代医学肺康复的定义、内容、方法与宜忌

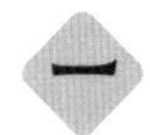

一　现代医学肺康复的定义

现代医学对肺康复概念的界定主要参照2013年ATS和ERS给出的定义：“肺康复是一项综合性的干预措施，是以全面的患者评估为基础，为患者制定个体化的治疗方案，包括但不限于运动训练、健康教育和行为改变，旨在改善慢性肺系疾病患者的身体和心理状况，同时提高利于患者对健康行为的长期依从性。”

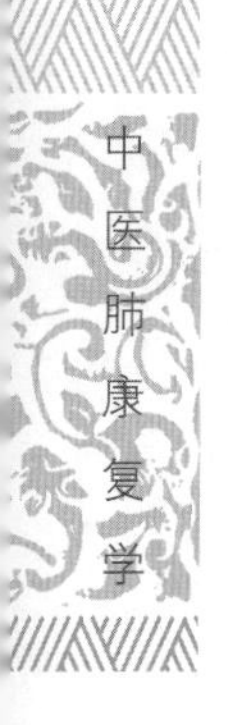

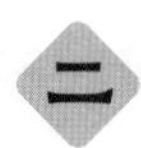 现代医学肺康复的主要内容

现代医学认为肺康复在实施过程中有四个重要方面：全面评估、个体化治疗方案、综合干预措施、肺康复的目标。

（1）全面评估：即对患者的评估不仅包括肺功能，还包括运动能力、生活质量、症状或心理状态等，它是多学科的评估，而非单学科的评估。所有的康复都始于评估，终于评估，没有全面的评估，就无法为患者量身定制合适的肺康复方案。

（2）个体化治疗方案：即针对各项评估所制定的方案，每个患者病情不一样，他们的治疗方案是个体化的，不是完全一致的。

（3）综合干预措施：即肺康复不仅包括运动训练，还包括教育、行为改变、呼吸训练、心理治疗等多种干预措施。

（4）肺康复的目标：肺康复不仅是为了改善患者的身体状况，更是为了改善患者的心理状况，实现身心并重的目标。

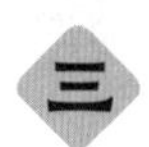 现代医学肺康复的方法

1. 运动训练

运动训练被认为是肺康复计划的基石。目前慢性阻塞性肺疾病稳定期患者通过传统的单药物治疗效果有限，且恢复周期长，这并不能满足患者对慢性阻塞性肺疾病康复状态的需求，且药物治疗存在不良反应及禁忌证，不利于疾病的预后。运动训练有利于改善患者的通气功能障碍，可有效避免以上不良后果，提高患者的运动耐量及免疫水平，且成本不高、效果显著，易被患者接受。运动训练主要包括呼吸功能训练、全身有氧训练和力量训练等。

2. 患者教育

患者教育是肺康复的核心组成部分，其总体目标是促进患者履行健康行为模式、维持良好生活方式和提高独立自我管理能力。患者教育的干预范围可从住院患者教育到社区及家庭联合执导调整。患者教育能降低健康管理费用，减少残疾，促进自我决策，提高生活质量。

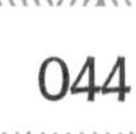

3. 心理支持

多数慢性肺系疾病不能完全治愈，症状反复，迁延不愈，使肺功能持续下

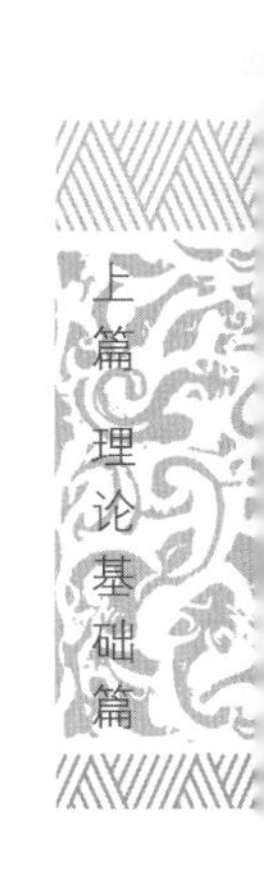

降，一方面会导致患者日常功能受限，运动能力降低，生活质量下降，社会参与度减少，使患者的生活方式发生改变，若患者无法适应，必然出现情绪问题；另一方面，长期的治疗不仅会给家庭经济及照料者带来负担，而且会影响患者的职业发展。基于以上因素，患者在疾病管理中常出现多种社会心理问题。研究显示，与健康老年人相比，慢性肺系疾病患者的焦虑和抑郁水平更高。患者对疾病可能带来的创伤和死亡的恐惧，容易引发创伤后应激障碍（PTSD），住院患者尤甚。肺康复是结合患者社会、心理状况所制定的个体化治疗方案，可减少患者痛苦并改善治疗效果。多学科肺康复团队在增强患者信心和动机方面发挥了关键作用。

4. 物理治疗

物理治疗技术在增加正常黏膜纤毛清除量、改善肺扩张和减轻咳嗽症状方面已经应用多年。近年来，新技术的不断涌现使气道廓清技术更舒适有效。物理治疗技术包括多项内容，如咳嗽技术、呼吸肌训练、体位引流、高频胸壁振荡等。

5. 氧疗

氧疗是通过提高吸入气体中的氧浓度来提高血氧含量，纠正或缓解缺氧状态，以达到改善低氧血症的最终目的。氧疗是预防组织低氧的一种暂时性措施，不能代替病因治疗。任何可能引起低氧或组织细胞缺血缺氧的疾病均需要氧疗，平静或运动状态下有动脉低氧血症为氧疗适应证。氧疗的总体目标是通过维持组织正常的氧合作用来减轻心肺的工作负荷，具体分为纠正怀疑或已证实的急性缺氧、减轻慢性缺氧引起的症状、降低急慢性缺氧增加的心肺系统的工作负荷三种。

6. 无创通气

运动容易使慢性气道疾病患者出现低氧血症，影响患者的运动及自信心，因此肺康复运动训练往往会配合氧疗，即使对于运动未诱发低氧血症的患者，在进行运动训练的过程中采用氧疗亦可以提高其运动耐力。氧疗虽可改善患者运动耐力，但患者的活动范围会明显受限。由于无创正压通气可通过缓解患者的呼吸肌疲劳来改善其肺功能，并且能治疗夜间低通气症状，因此在临床上，无创正压通气在肺康复中的应用正逐渐受到重视。

7. 营养支持

营养是机体维持正常生理功能、修复受损组织、维护免疫功能的物质基础，也是慢性肺系疾病患者实施肺康复计划时不可忽视的重要内容。营养不良对肺的结构、弹性和功能，呼吸肌的收缩力和耐受性，呼吸运动的调节，呼吸系统的免疫防御功能等都具有不良影响，最终会导致肺功能削弱，疾病进一步恶化。营养

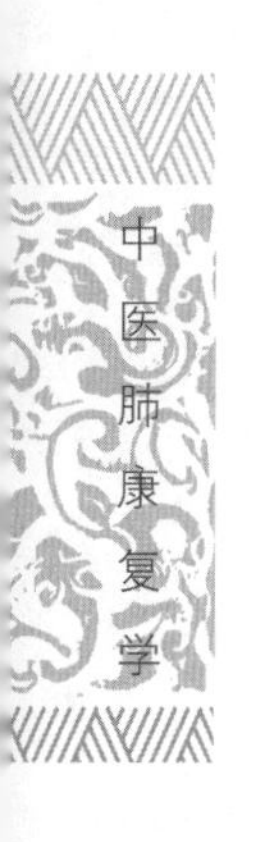

不良与疾病过程、临床预后、生活质量都密切相关，因此，在积极治疗原发病的同时，根据患者的营养状况和代谢特点，进行合理的营养治疗，改善患者的营养状况，有利于代偿呼吸肌消耗，维持通气功能，并增强机体免疫能力，进而促进疾病的康复，改善临床结局。

四 现代医学肺康复的适应证与禁忌证

现代医学证据表明，应为每位慢性肺系疾病患者实施综合性肺康复。部分医疗人员及患者没有认识到肺康复的益处，直到慢性肺系疾病后期才开始进行肺康复，但此时患者已经伴随严重的功能受损和生活质量下降。对肺康复专家而言，其应向公众及医学界宣教肺康复的作用及预防和早期发现呼吸系统疾病的重要性。在过去的十余年里，大部分肺康复的对象仍是慢性阻塞性肺疾病患者。越来越多的证据表明，肺康复在非慢性阻塞性肺疾病的治疗方面也具有临床价值，肺康复的适应证范围在逐渐扩大（表5-2-1）。

表5-2-1　肺康复适应证

肺康复适应证	
阻塞性肺疾病	**神经肌肉疾病**
慢性阻塞性肺疾病（包括 α-抗胰蛋白酶缺乏症）	膈肌功能障碍
持续性哮喘	脊髓灰质炎后综合征
支气管扩张症	肌萎缩性侧索硬化症
囊性纤维化	结核后综合征
闭塞性细支气管炎	多发性硬化症
限制性肺疾病	帕金森病
间质性肺疾病	**其他疾病**
胸廓疾病	呼吸机依赖
·脊柱后凸侧弯	急性呼吸窘迫综合征幸存者
·强直性脊柱炎	肺癌
围手术期	肺动脉高压
肺减容术前后	肥胖相关呼吸系统疾病
肺移植术前后	
胸腹部手术前后	

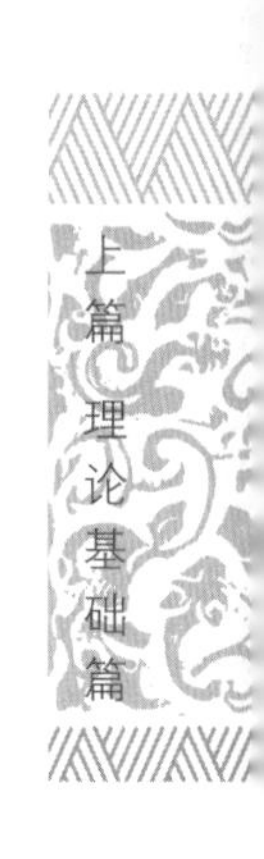

（一）相关指南推荐的肺康复适应证

（1）肺康复适用于大多数慢性阻塞性肺疾病患者，强烈推荐患有中度、重度和极重度慢性阻塞性肺疾病的患者参与肺康复。

（2）强烈建议慢性阻塞性肺疾病急性加重期患者在病情缓解后接受肺康复治疗。

（3）鼓励症状频发和急性发作慢性阻塞性肺疾病高风险的患者参与完整的肺康复计划。

（4）哮喘患者不必常规进行肺康复，但在接受过规范抗哮喘治疗后症状仍明显者，或者合并慢性阻塞性肺疾病的患者，亦可进行肺康复。

（5）患者有呼吸困难症状且非囊性纤维化支气管扩张影响其日常生活活动，则可以考虑进行肺康复。

（6）支气管扩张患者需要接受肺康复治疗。

（7）间质性肺疾病患者需要接受肺康复治疗。

（8）肺动脉高压患者需要接受肺康复治疗。

（二）证据不足但有临床应用的适应证

肺癌、新型冠状病毒感染、围手术期、肺减容术前后、肺移植术前及术后、呼吸机依赖、肥胖相关呼吸系统疾病等，均可进行肺康复。对于危重症，在患者血流动力学及呼吸功能稳定后，可考虑早期肺康复介入。

（三）患者选择时的其他考虑

吸烟不应被视为肺康复的禁忌证，肺康复团队应利用这个机会帮助患者戒烟。戒烟是综合肺康复项目的组成部分。无论患者年龄大小，戒烟对慢性肺系疾病患者的症状减轻、肺功能改善和死亡率降低均有积极影响。肺康复团队成员应该了解患者的吸烟史、尝试戒烟的频率、康复方法和药物类型、曾成功戒烟的时间，更应了解尼古丁的成瘾作用，并为患者提供药物治疗及咨询服务和支持，从而帮助患者成功戒烟。

（四）肺康复的禁忌证

肺康复的禁忌证很少，但包括任何会使患者在肺康复期间风险显著增加的情

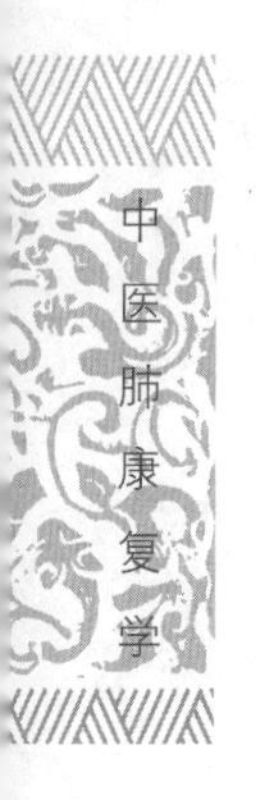

况，或者任何会严重干扰康复过程的情况。大多数人可能会从健康教育中受益，但对于某些人（如严重的关节炎、神经系统疾病患者）来说，锻炼计划可能存在无法克服的困难，甚至可能使患者处于危险之中（例如无法控制的心脏病、消化道出血）。实际上，肺康复团队可以解决许多看似禁忌的问题，或者调整肺康复过程，以允许患者参与。

五 肺康复团队建设

肺康复由一个专门的跨学科团队实施，该团队包括医生和其他医疗保健专业人员，后者可能包括物理治疗师、呼吸治疗师、护士、心理学家、行为专家、运动生理学家、营养学家、职业治疗师、卫生经济专家、社会工作者等。应根据患者的独特需求及初步和持续的评估制定肺康复方案，主要因素包括疾病的严重程度、复杂性和共患病。虽然肺康复是一种明确的干预措施，但其组成部分在患者疾病的整个临床过程中都是整合的。

在我国的临床实践中，康复科多以神经康复为主，肺康复常常在呼吸内科开展，而以呼吸内科为中心开展的肺康复，常常无法配备多学科的团队。国内的实践多以呼吸内科医生为中心，呼吸专科护士辅助，并请物理治疗师、呼吸治疗师、心理学家、营养师等会诊，协助诊治合适的患者。

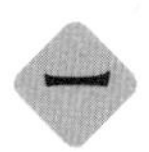

第三节 现代医学肺康复指南推荐的建议

一 1997年ACCP/AACVPR指南小组建议

（1）将下肢运动训练作为慢性阻塞性肺疾病患者肺康复的关键组成部分的建议（推荐等级：1A）。

（2）建议对慢性阻塞性肺疾病患者进行步行肌肉运动训练，将其作为肺康复的强制性组成部分（推荐等级：1A）。

（3）肺康复改善慢性阻塞性肺疾病患者呼吸困难症状（推荐等级：1A）。

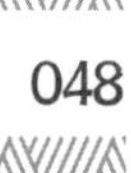

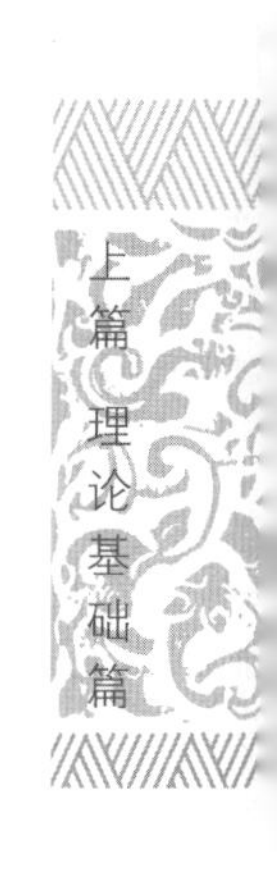

（4）肺康复改善慢性阻塞性肺疾病患者健康相关生活质量（health-related quality of life，HRQOL）（推荐等级：1A）。

（5）肺康复减少慢性阻塞性肺疾病患者的住院次数和住院天数（推荐等级：2B）。

（6）肺康复可能提高慢性阻塞性肺疾病患者的生存率（推荐等级：2C）。

（7）慢性阻塞性肺疾病患者应用综合性肺康复方案可获得心理社会方面的益处（推荐等级：2B）。

（8）上肢力量和耐力训练可以改善慢性阻塞性肺疾病患者的手臂功能，并且手臂运动是安全的，应该将其纳入慢性阻塞性肺疾病患者的康复计划（推荐等级：2B）。

（9）尽管缺乏科学证据，但专家意见支持将教育和心理社会干预纳入慢性阻塞性肺疾病患者的综合肺部康复计划（推荐等级：2C）。

（10）迄今为止的证据并不支持短期心理社会干预作为单一治疗方式的好处，但长期干预可能是有益的，而且专家意见支持将教育和心理社会干预纳入慢性阻塞性肺疾病患者的综合肺康复计划。

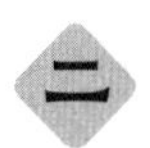 二 2007年ATS/ERS在1997年ACCP/AACVPR文件中的相关建议基础上进行的更新

（1）建议对慢性阻塞性肺疾病患者进行步行肌肉运动训练，并将其作为肺康复的强制性组成部分（推荐等级：1A）。

（2）肺康复能改善慢性阻塞性肺疾病患者的呼吸困难症状（推荐等级：1A）。

（3）肺康复可改善慢性阻塞性肺疾病患者的HRQOL（推荐等级：1A）。

（4）肺康复可减少慢性阻塞性肺疾病患者的住院天数和其他医疗服务措施（推荐等级：2B）。

（5）肺康复对慢性阻塞性肺疾病患者是划算的（推荐等级：2C）。

（6）没有足够的证据可以确定肺康复能提高慢性阻塞性肺疾病患者的生存率（没有提供建议）。

（7）综合肺康复计划对慢性阻塞性肺疾病患者有社会心理方面的好处（推荐

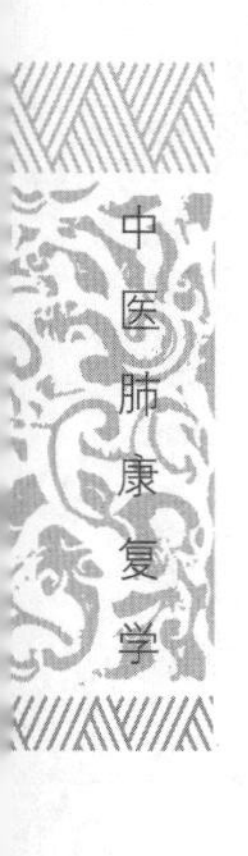

等级：2B）。

（8）6～12周的肺康复在一些方面产生了好处，在12～18个月后逐渐减少（推荐等级：1A）；一些好处，如HRQOL，在12～18个月时仍高于控制水平（推荐等级：1C）。

（9）较长的肺康复计划（超过12周）较较短的肺康复计划产生更持续的效益（推荐等级：2C）。

（10）肺康复后的维持策略对长期结果有一定的影响（推荐等级：2C）。

（11）对慢性阻塞性肺疾病患者而言，高强度的下肢运动训练较低强度的下肢运动训练产生更大的生理益处（推荐等级：1B）。

（12）低强度和高强度运动训练都对慢性阻塞性肺疾病患者产生临床效益（推荐等级：1A）。

（13）在肺康复计划中加入力量训练可以部分增加肌肉力量、提高肌肉质量（推荐等级：1A）。

（14）目前的科学证据并不支持在慢性阻塞性肺疾病患者的肺康复中常规使用合成代谢药物（推荐等级：2C）。

（15）非支持性的上肢耐力训练对慢性阻塞性肺疾病患者有益，应将其纳入肺康复计划（推荐等级：1A）。

（16）科学证据不支持常规进行吸气肌训练（IMT）作为肺康复的基本组成部分（推荐等级：1B）。

（17）教育应是肺康复的一个组成部分，其应包括关于协作自我管理以及预防和治疗病情恶化的信息（推荐等级：1B）。

（18）很少有证据支持将社会心理干预作为一种单一的治疗方式（推荐等级：2C）。

（19）尽管没有提供建议，但由于缺乏科学证据，目前的实践和专家意见支持将心理社会干预作为慢性阻塞性肺疾病患者肺部综合康复计划的组成部分。

（20）在康复性运动训练中应给予严重的活动性低氧血症患者氧疗（推荐等级：1C）。

（21）无活动性低氧血症的患者进行高强度运动时给予氧疗可以提高运动耐力（推荐等级：2C）。

（22）作为选定的重度慢性阻塞性肺疾病患者运动训练的辅助手段，无创通气对运动表现有一定的额外改善（推荐等级：2B）。

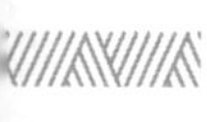

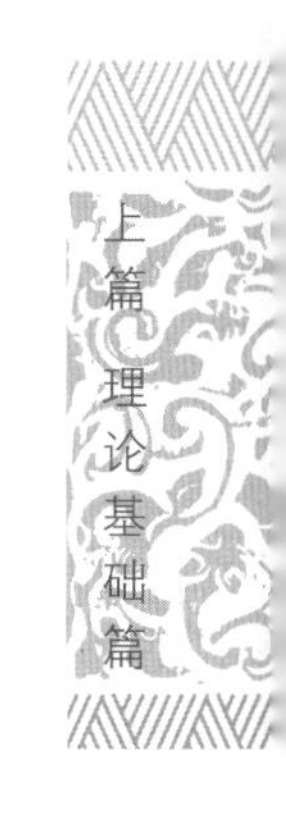

（23）没有足够的证据支持在慢性阻塞性肺疾病患者的肺康复中常规使用营养补充（没有提供建议）。

（24）肺康复对除慢性阻塞性肺疾病外的一些慢性肺系疾病的患者是有益的（推荐等级：1B）。

（25）虽然由于缺乏科学证据而无法提供建议，但目前的实践和专家意见支持除慢性阻塞性肺疾病和非慢性阻塞性肺疾病患者共同治疗策略外，应对慢性阻塞性肺疾病以外的慢性肺系疾病患者的肺康复计划进行调整，并将调整结果纳入针对个别疾病和患者的治疗策略。

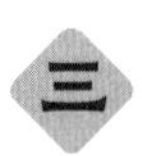

三 2013年《英国胸科学会（BTS）成人肺康复指南》指南

小组建议

（1）应对慢性阻塞性肺疾病患者进行肺康复治疗，以提高其运动能力，这在临床上具有重要意义（A级）。

（2）对慢性阻塞性肺疾病患者进行肺康复治疗，对改善呼吸困难和健康状况具有重要的临床意义（A级）。

（3）应对慢性阻塞性肺疾病患者进行肺康复治疗，以期改善患者的心理健康（A级）。

（4）至少需要定期评估肺康复方案的效果，临床证明，接受肺康复治疗的患者在运动能力、呼吸困难和健康状况方面有重要改善（B级）。

（5）慢性阻塞性肺疾病患者无论是否吸烟，都应接受肺康复治疗（D级）。

（6）慢性阻塞性肺疾病患者无论是否有慢性呼吸衰竭，都可以转诊接受肺康复治疗（D级）。

（7）慢性肺系疾病患者无论是否同时存在稳定的心血管疾病，都应接受肺康复治疗（D级）。

（8）如果血压得到控制，同时存在腹主动脉瘤（AAA）直径<5.5厘米，不应妨碍转介到肺康复和纳入中等强度的有氧运动训练（D级）。

（9）慢性阻塞性肺疾病患者同时存在焦虑和/或抑郁症状，不应妨碍患者接受肺康复治疗（D级）。

（10）医学研究委员会（MRC）评分3~5分的呼吸困难患者因呼吸功能受限

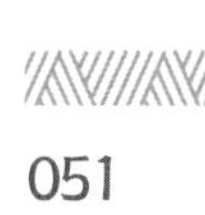

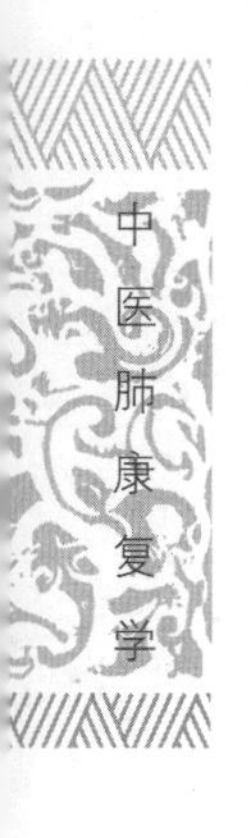

应转介到门诊接受肺康复治疗（A级）。

（11）MRC呼吸困难评分为2分的患者因呼吸功能受限，应接受肺康复治疗（D级）。

（12）MRC呼吸困难评分为5分的患者不能经常在家接受监督行肺康复治疗（B级）。

（13）慢性阻塞性肺疾病患者在接受肺康复治疗前，应根据英国国家健康与临床优化研究所（NICE）的慢性阻塞性肺疾病指南接受支气管扩张剂治疗（D级）。

（14）应至少每周有两次针对肺康复方案的监督会议（D级）。

（15）建议实施6～12周的肺康复计划（A级）。

（16）虽然个别患者可以从较少的疗程中获得一些好处，但建议至少参加12个监督疗程的肺康复计划（A级）。

（17）为了确保慢性阻塞性肺疾病患者的力量和耐力获益，在肺康复计划中应结合进行性抗阻训练和有氧训练（B级）。

（18）间歇训练和连续训练可以安全有效地应用于慢性阻塞性肺疾病患者的肺康复（A级）。

（19）对于肺康复，建议进行一般的运动训练，而不是个别有针对性的运动训练（D级）。

（20）建议对慢性阻塞性肺疾病患者实施监督下的肺康复计划（A级）。

（21）如果考虑对慢性阻塞性肺疾病患者实施结构化的家庭康复计划，则需要仔细考虑以下重要因素：提供远程支持和/或监督的机制、提供家庭锻炼设备和患者选择（B级）。

（22）慢性阻塞性肺疾病急性加重住院患者应在出院时进行肺康复，并在出院后1个月内开始（A级）。

（23）在出院后1个月内提供急性加重后肺康复的临床服务，应仔细记录吸入率、依从性和完成率（D级）。

（24）出院后1个月内开始肺康复的患者应接受选择性的肺康复治疗（D级）。

（25）IMT不推荐作为肺康复的常规辅助方法（B级）。

（26）目前没有特定的激素或营养补充剂可以推荐作为肺康复的常规辅助治疗（B级）。

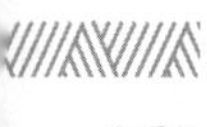

（27）长期居家无创通气（NIV）不应只是为了改善肺康复的结果而实施（D级）。

（28）对于已经因慢性呼吸衰竭而接受长期居家NIV的患者，应在患者可接受和可耐受的情况下，为其提供在肺康复期间使用NIV锻炼的机会（D级）。

（29）对于所有接受肺康复治疗的患者，不应常规使用补充氧（B级）。

（30）在肺康复期间，应向那些符合长期或流动氧评估标准的患者提供补充氧，除非有迫不得已的临床原因需要使用替代标准（D级）。

（31）除非有并发症需要使用氦氧混合气，否则氦氧混合气不应作为肺康复的辅助药物（D级）。

（32）如果有神经肌肉电刺激（NMES）方面的专业知识，可以考虑选择那些不能或不愿意参加肺康复的患者（身体质量指数较低且有股四头肌无力的证据）进行NMES（D级）。

（33）非囊性纤维化支气管扩张的患者，如果呼吸困难影响了他们的日常生活活动，应该有机会并考虑接受肺康复治疗（D级）。

（34）不建议对常规转诊哮喘患者进行肺康复治疗（D级）。

（35）对于完成肺康复疗程超过1年的患者，应考虑重复肺康复。应该讨论再次肺康复可能带来的好处并愿意让患者转诊（B级）。

（36）对于生理衰退加速的个体，或者在较短时间内所获得的额外益处在临床上是有价值的，应考虑早期重复肺康复（D级）。

（37）应该鼓励所有完成肺康复的患者在康复计划结束后继续锻炼（A级）。

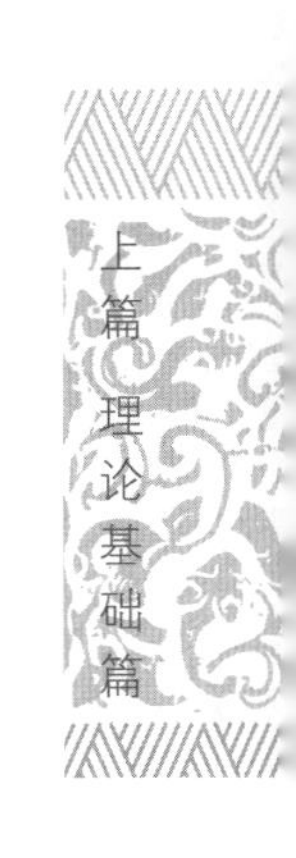

四 2017年《澳大利亚和新西兰肺康复指南》指南小组建议

（1）慢性阻塞性肺疾病患者应该接受肺康复治疗（强烈推荐，中等质量证据）；

肺康复应该在慢性阻塞性肺疾病急性加重患者好转出院后2周内开始进行（推荐力度弱，中等质量证据）。

（2）中度至重度慢性阻塞性肺疾病（稳定期或急性加重好转出院后）患者应进行肺康复以减少因病情加重而住院的次数（强烈推荐，中低等质量证据）。

（3）应该向慢性阻塞性肺疾病患者提供以家庭为基础的肺康复治疗，作为常规治疗的替代选择（推荐力度弱，中低等质量证据）；

应该向慢性阻塞性肺疾病患者提供以家庭为基础的肺康复治疗，作为以医院

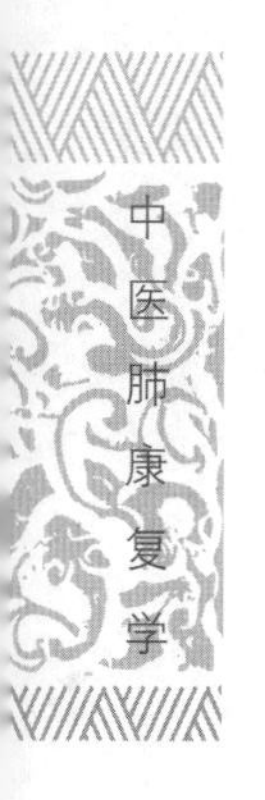

为基础的肺康复替代选择，定期与患者联系，提高康复活动的参与度、增强康复活动的连续性（推荐力度弱，中低等质量证据）；

应该向慢性阻塞性肺疾病患者提供以社区为基础的肺康复治疗作为常规治疗的替代选择，以社区为基础的肺康复应该与医院肺康复项目有相同的频率和强度（推荐力度弱，中等质量证据）。

（4）轻度慢性阻塞性肺疾病患者（根据症状判定）也应该接受肺康复治疗（推荐力度弱，中低等质量证据）。

（5）由于缺乏循证医学证据，对于与标准8周肺康复计划相比，更长时间的肺康复计划是否更有效这一问题，指南小组未能形成推荐意见。

（6）需要进行进一步的研究，以确定维持康复锻炼计划的最佳模式（“研究中”建议）；

每月或更低频率对维持康复计划的监督不足以保证肺康复的获益，也不应该提供给患者（推荐力度弱，低等质量证据）。

（7）肺康复治疗应向所有慢性阻塞性肺疾病患者提供，不论是否有结构化的多学科小组教育计划（推荐力度弱，中低等质量证据）。

（8）对于存在锻炼诱发饱和度下降的慢性阻塞性肺疾病患者，还需要进一步的研究以明确康复训练中的给氧方式，从而减少给氧效果的不确定性（“研究中”建议）。

（9）a. 支气管扩张患者需要接受肺康复治疗（推荐力度低，低等质量证据）。

b. 间质性肺疾病患者需要接受肺康复治疗（推荐力度低，低等质量证据）。

c. 肺动脉高压患者需要接受肺康复治疗（推荐力度低，低等质量证据）。

第四节　现代医学肺康复存在的问题

在过去的30年，针对慢性肺系疾病患者（如慢性阻塞性肺疾病、间质性肺疾病和肺动脉高压等）的各种研究均显示肺康复可缓解呼吸困难，提高运动耐量和生活质量，减少医疗费用支出，但向有需要的人提供肺康复服务仍然面临挑战。在美国，尽管肺康复被纳入医保报销范围，但实际上，只有不到5%的慢性阻塞性

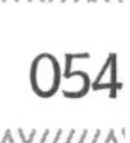

肺疾病医保患者参加了肺康复项目。在我国，相关调查表明，医护人员对肺康复的认识不足，患者及家属配合度差，缺乏场地及政策支持等问题是肺康复实践中的障碍，亟待解决。

虽然现代医学在肺康复研究方面取得了一定进展，但是大多数指南都是国外的研究数据，有些内容不太适合我国国情，尽管现阶段我国已推出部分关于慢性阻塞性肺疾病的肺康复指南，但是缺乏临床研究，肺康复的普及率偏低，制定符合我国国民身心健康的肺康复循证指南，还需要更多的实践。中医历经数千年的积累，其传统功法、中医外治法、中药内服、食疗等康复手段丰富。在中医理论的指导下，遵循中医肺系疾病特点，可以使中医康复技术、方法与现代肺康复技术相互融合和补充，使中医康复技术、方法在慢性阻塞性肺疾病的治疗中起到重要的作用。

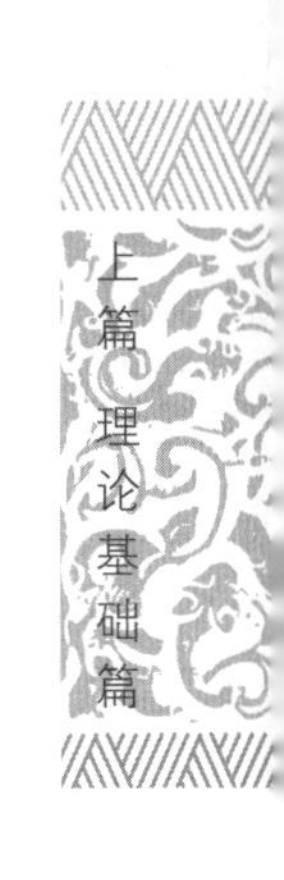

中篇

实用技术篇

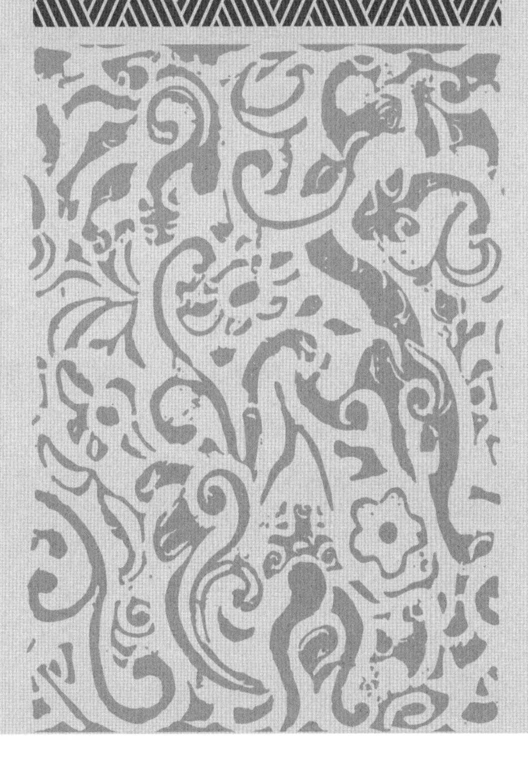

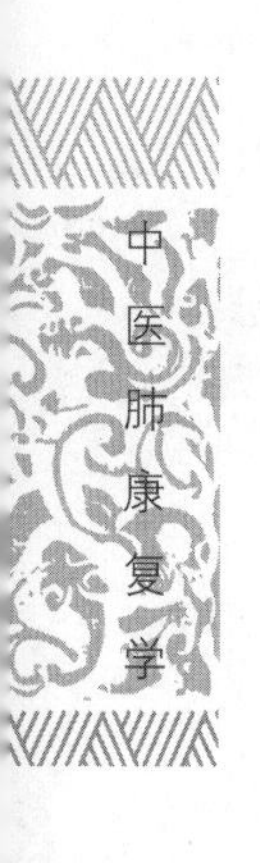

第六章
肺康复的评估

第一节　中医对肺康复患者的辨证与评估

《灵枢·本藏》曰：“视其外应，以知其内藏，则知所病矣。”中医以整体观念和辨证论治为核心思想，以望、闻、问、切为基本诊断方法和手段收集患者的基本信息，对疾病进行评估。中医对肺康复患者的评估有重要的指导作用。

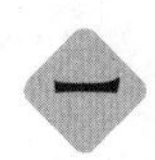

一　中医四诊评估

（一）望诊

中医肺康复评估的望诊与一般望诊有所区别，其重点是望眼神、望面色、望胸廓、望痰、望涕。

1. 望眼神

目光明亮、两眼灵活有神，是正气充沛、脏腑功能逐渐恢复正常的表现；目光晦暗无神、精神不振，则提示脏腑虚弱、正气不足；反应迟钝、目光呆滞，多是精神障碍的表现。

2. 望面色

满面通红、目赤，为实热证，可见于肺腑实热；面色淡白无华，唇、舌色淡，多属气血不足；面色黄而虚浮，属兼有脾虚湿运；眼突而喘，属肺胀，多由痰浊阻肺、肺气不宣、呼吸不利所致。

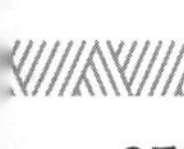

3. 望胸廓

胸廓前后径较常人增大，与左右径几乎相等，呈圆桶状，称为桶状胸。桶状胸多素有伏饮积痰，壅滞肺气，病久伤及肾气，肾不纳气，日久导致胸廓变形，见于久病咳喘者。

4. 望痰

痰白质清稀者，多属寒痰，由寒邪阻肺，津凝不化，聚而为痰，或脾阳不足，湿聚为痰，上犯于肺所致；痰黄质黏稠，甚则结块者，多属热痰，由邪热犯肺，煎津为痰，痰聚于肺所致；痰少而质黏，难于咯出者，多属燥痰，由燥邪犯肺，耗伤肺津，或肺阴虚津亏，清肃失职所致；痰白质滑量多，易于咯出者，多属湿痰，由脾失健运，水湿内停，湿聚为痰，上犯于肺所致。

痰中带血，色鲜红者，称为咯血，常见于肺痨、肺癌等肺脏疾病，多由肺阴亏虚、肝火犯肺，火热灼伤肺络所致；或痰热、邪毒壅阻，肺络受损所致。咯吐脓血痰，味腥臭者，为肺痈，多由热毒蕴肺，肉腐成脓所致。

5. 望涕

反复阵发性清涕，量多如注，伴鼻痒、喷嚏频作者，多属鼻鼽，为肺气虚，卫表不固，风寒乘虚而入所致；久流浊涕，质稠、量多、气腥臭者，多为鼻渊，多为外感风热或湿热蕴阻所致。

（二）闻诊

闻诊包括听声音和嗅气味。听声音主要关注语声强弱及呼吸、咳嗽之声；嗅气味主要关注痰涕之气。

1. 语声强弱

凡语声高亢洪亮有力，声音连续者，多属阳证、实证、热证，是阳盛气实、功能亢奋的表现；语声低微细弱，声音断续而懒言者，多属阴证、虚证、寒证，多由禀赋不足，气血虚损所致。

2. 呼吸

（1）喘：即气喘。指呼吸困难、短促急迫，甚至张口抬肩，鼻翼翕动，难以平卧。其发病多与肺肾等脏腑有关，临床有虚实之分。发作急骤，呼吸深长，声高息粗，唯以呼出为快、形体强壮、脉实有力者，为实喘，多由风寒袭肺或痰热壅肺、痰饮停肺、肺失清肃、肺气上逆或水气凌心射肺所致；发病缓慢，声低气

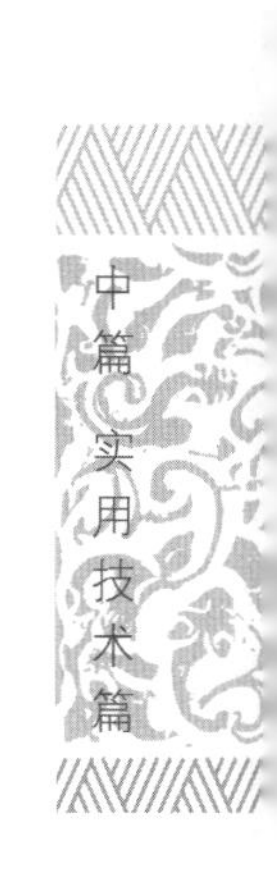

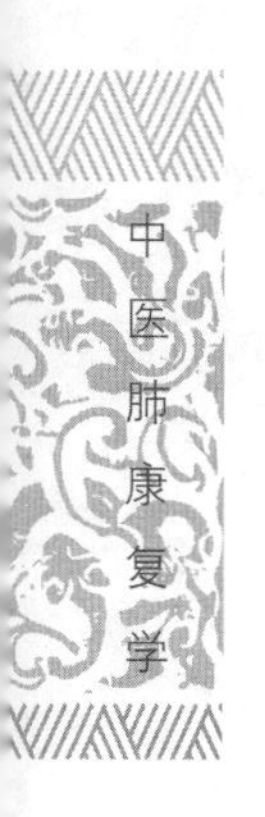

怯，息短不续，动则喘甚，唯以深吸为快、形体羸弱、脉虚无力者，为虚喘，多由肺气不足、肺肾亏虚、气失摄纳所致。

（2）哮：指呼吸急促似喘，喉间有哮鸣音，常反复发作，缠绵难愈。多由痰饮内伏、复感外邪诱发；也可由久居寒湿之地，或过食酸咸生冷诱发。喘不兼哮，但哮必兼喘。明虞抟《医学正传》说："夫喘促喉中如水鸡声者，谓之哮；气促而连属不能以息者，谓之喘。"哮以喉间哮鸣声为特征；喘以气息急迫、呼吸困难为主要表现。临床上哮与喘常同时出现，所以常并称为哮喘。

（3）短气：指呼吸气急短促，气短不足以息，数而不相接续，似喘而不抬肩，喉中无痰鸣音。短气有虚实之别，虚证短气，兼有形瘦神疲、声低息微等，多由体质虚弱或元气亏损所致；实证短气，兼有呼吸声粗、胸部窒闷、胸腹胀满等，多由痰饮、气滞或胃肠积滞所致。

（4）少气：又称气微。指呼吸微弱而声低、气少不足以息、言语无力的症状。主诸虚劳损，多由久病体虚或肺肾气虚所致。

3. 咳嗽

咳声重浊沉闷，多属实证，是寒痰湿浊停聚于肺、肺失肃降所致；咳声轻清低微，多属虚证，多由久病耗伤肺气、失于宣降所致；咳声重浊，痰白清稀，鼻塞不通，多由风寒袭肺、肺失宣降所致。咳嗽痰多，易于咯出，多由痰浊阻肺所致；咳嗽声高响亮，痰稠色黄，不易咯出，属热证，多由热邪犯肺、灼伤肺津所致；干咳无痰或痰少而黏，不易咯出，多由燥邪犯肺或阴虚肺燥所致。

4. 痰涕之气

咳吐痰涎清稀量多，无特异气味者，属寒证；咳痰黄稠味腥者，为肺热壅盛所致；咳吐浊痰脓血，腥臭异常者，多属肺痈，为热毒炽盛所致。鼻流浊涕腥秽如鱼脑者，为鼻渊；鼻流清涕无气味者，为外感风寒。

（三）问诊

问诊是围绕患者主诉开展的有目的、有步骤的深入、细致的询问。

1. 问寒热

平素畏寒，四肢凉，得温可缓，主要见于里虚寒证，多由阳气虚衰，形体失于温煦所致。潮热，即午后或夜间低热，兼见颧红、盗汗、五心烦热等症，多由阴液亏虚，不能制阳，机体阳气偏亢所致。

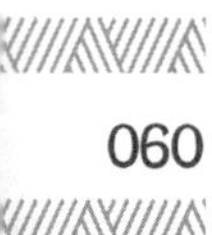

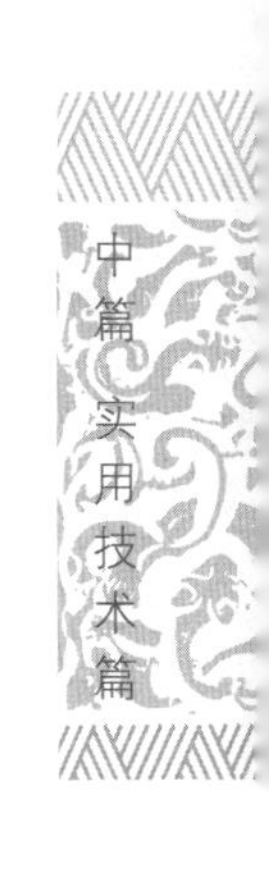

2. 问汗

自汗，即醒时常汗出，活动后尤甚，常兼神疲乏力，少气懒言或畏寒肢冷，多见于气虚证和阳虚证。盗汗，即睡时汗出，醒则汗止，常兼潮热，舌红少苔，脉细数，多见于阴虚证。

3. 问疼痛

胸痛、喘促鼻煽、壮热面赤者，多由热邪壅肺所致，可见于肺热病；胸痛、壮热、咳吐脓血腥臭痰者，多由痰热壅肺、腐肉成脓所致，可见于肺痈；胸部胀痛或窜痛、太息易怒者，多由情志不舒、胸中气机不利所致；胸部冷痛、固定不移者，多由寒凝胸肺所致；颧赤盗汗、午后潮热、咳痰带血者，多由肺阴亏虚、虚火灼伤肺络所致，可见于肺痨等病。

4. 问全身不适

胸闷、咳喘痰多者，多由痰饮停肺所致；胸闷、壮热、鼻翼煽动者，多由热邪或痰热壅肺所致；胸闷气喘、畏寒肢冷者，多因寒邪客肺；胸闷气喘、少气不足以息者，多因肺气虚或肺肾气虚。

（四）切诊

中医肺康复常见脉象有浮紧脉、沉弦脉、沉涩脉、弦数脉、滑数脉、结代脉。

（1）浮紧脉：多见于外感寒邪之表证或风寒痹证疼痛。

（2）沉弦脉：多见于肝郁气滞或水饮内停。

（3）沉涩脉：多见于血瘀，尤其是阳虚而寒凝血瘀者。

（4）弦数脉：多见于肝郁化火或肝胆湿热、肝阳上亢。

（5）滑数脉：多见于痰热、湿热或食积内热。

（6）结代脉：多见于脏器衰弱。

二 中医体质评估

中医体质辨识是通过“中医体质量表”来判断个体的主要中医体质类型。根据“辨体施养”的原则，采取与体质相对应的干预措施，调整偏颇体质为健康体质，在饮食、起居、运动等肺康复方面，提供另一种评估方法。

中医体质可分为九型。

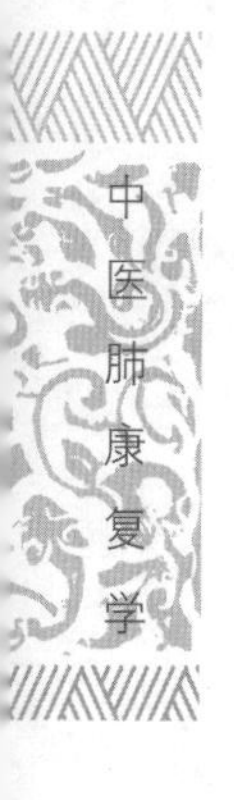

（一）平和质（A型）

（1）总体特征：阴阳气血调和，以形态适中、面色红润、精力充沛为主要特征。

（2）形体特征：形体匀称健壮。

（3）常见表现：面色、肤色润泽，头发稠密有光泽，目光有神，鼻色明润，嗅觉通利，唇色红润，不易疲劳，精力充沛，耐受寒热，睡眠良好，胃纳佳，二便正常，舌色淡红，苔薄白，脉和缓有力。

（4）心理特征：性格随和开朗。

（5）发病倾向：平素患病较少。

（6）对外界环境适应能力：对自然环境和社会环境的适应能力较强。

（二）气虚质（B型）

（1）总体特征：元气不足，以疲乏、气短、自汗等气虚表现为主要特征。

（2）形体特征：肌肉松软不实。

（3）常见表现：平素语音低弱，气短懒言，容易疲乏，精神不振，易出汗，舌淡红，舌边有齿痕，脉弱。

（4）心理特征：性格内向，不喜冒险。

（5）发病倾向：易患感冒、内脏下垂等病；病后康复缓慢。

（6）对外界环境适应能力：不耐受风、寒、暑、湿邪。

（三）阳虚质（C型）

（1）总体特征：阳气不足，以畏寒怕冷、手足不温等虚寒表现为主要特征。

（2）形体特征：肌肉松软不实。

（3）常见表现：平素畏冷，手足不温，喜热饮食，精神不振，舌淡胖嫩，脉沉迟。

（4）心理特征：性格多沉静、内向。

（5）发病倾向：易患痰饮、肿胀、泄泻等病；感邪易从寒化。

（6）对外界环境适应能力：耐夏不耐冬；易感风、寒、湿邪。

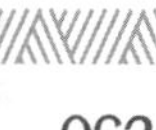

（四）阴虚质（D型）

（1）总体特征：阴液亏少，以口燥咽干、手足心热等虚热表现为主要特征。

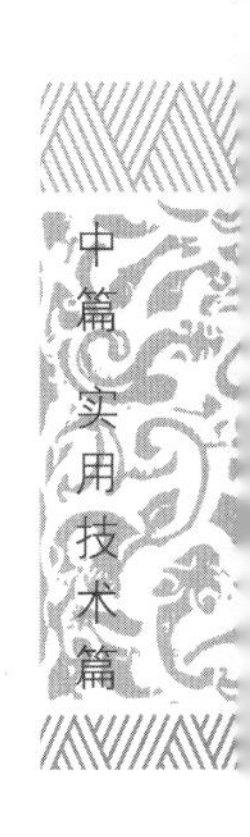

（2）形体特征：形体偏瘦。

（3）常见表现：手足心热，口燥咽干，鼻微干，喜冷饮，大便干燥，舌红少津，脉细数。

（4）心理特征：性情急躁，外向好动，活泼。

（5）发病倾向：易患虚劳、失精、不寐等病；感邪易从热化。

（6）对外界环境适应能力：耐冬不耐夏；不耐受暑、热、燥邪。

（五）痰湿质（E型）

（1）总体特征：痰湿凝聚，以形体肥胖、腹部肥满、口黏苔腻等痰湿表现为主要特征。

（2）形体特征：形体肥胖，腹部肥满松软。

（3）常见表现：面部皮肤油脂较多，汗多且黏，胸闷、痰多，口黏腻或甜，喜食肥甘甜腻，苔腻，脉滑。

（4）心理特征：性格偏温和、稳重，多善于忍耐。

（5）发病倾向：易患消渴、中风、胸痹等病。

（6）对外界环境适应能力：对梅雨季节及湿重环境适应能力差。

（六）湿热质（F型）

（1）总体特征：湿热内蕴，以面垢油光、口苦、苔黄腻等湿热表现为主要特征。

（2）形体特征：形体中等或偏瘦。

（3）常见表现：面垢油光，易生痤疮，口苦口干，身体困倦，大便黏滞不畅或燥结，小便短黄，男性易阴囊潮湿，女性易带下增多，舌质偏红，苔黄腻，脉滑数。

（4）心理特征：容易心烦气躁。

（5）发病倾向：易患疮疖、黄疸、热淋等病。

（6）对外界环境适应能力：对夏末秋初湿热气候、湿重或气温偏高环境难以适应。

（七）血瘀质（G型）

（1）总体特征：血行不畅，以肤色晦暗、舌质紫暗等血瘀表现为主要特征。

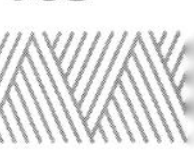

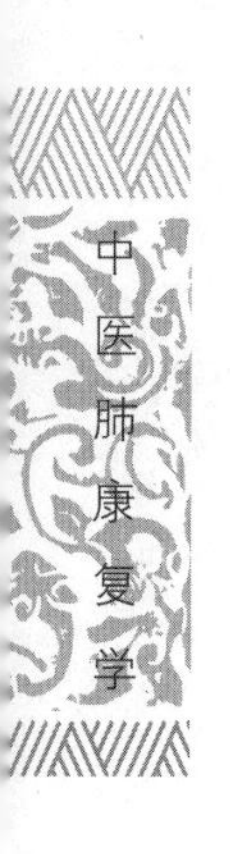

（2）形体特征：胖瘦均见。

（3）常见表现：肤色晦暗，色素沉着，容易出现瘀斑，口唇暗淡，舌暗或有瘀点，舌下络脉紫暗或增粗，脉涩。

（4）心理特征：易烦，健忘。

（5）发病倾向：易患癥瘕及痛证、血证等。

（6）对外界环境适应能力：不耐受寒邪。

（八）气郁质（H型）

（1）总体特征：气机郁滞，以神情抑郁、忧虑脆弱等气郁表现为主要特征。

（2）形体特征：形体瘦者为多。

（3）常见表现：神情抑郁，情感脆弱，烦闷不乐，舌淡红，苔薄白，脉弦。

（4）心理特征：性格内向不稳定、敏感多虑。

（5）发病倾向：易患脏躁、梅核气、百合病及郁证等。

（6）对外界环境适应能力：对精神刺激适应能力较差；不适应阴雨天气。

（九）特禀质（I型）

（1）总体特征：先天失常，以生理缺陷、过敏反应等为主要特征。

（2）形体特征：过敏体质者一般无特殊形体特征；先天禀赋异常或有畸形或有生理缺陷。

（3）常见表现：过敏体质者常见哮喘、风团、咽痒、鼻塞、喷嚏等；患遗传性疾病者有垂直遗传、先天性、家族性特征；患胎传性疾病者具有母体影响胎儿个体生长发育及相关疾病特征。

（4）心理特征：随禀赋不同情况各异。

（5）发病倾向：过敏体质者易患哮喘、荨麻疹、花粉症及药物过敏等；遗传性疾病如血友病、先天愚型等；胎传性疾病如五迟（立迟、行迟、发迟、齿迟、语迟）、五软（头软、项软、手足软、肌肉软、口软）、解颅、胎惊、胎痫等。

（6）对外界环境适应能力：适应能力差，如过敏体质者对易致敏的季节适应能力差，易患宿疾。

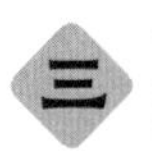

三 中医证候评估

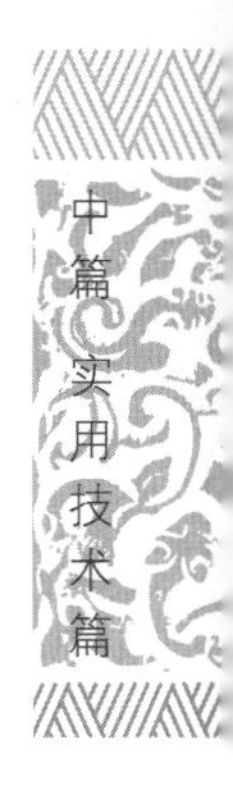

对于慢性肺系疾病，辨别中医证候不但可以根据证候确定中药汤剂，而且在中医康复手段如食疗、针刺、灸法、敷贴疗法等的运用方面也有重要的指导作用。

（一）脏腑辨证

1. 肺气虚证

肺气虚证，是指肺气不足和卫表不固所表现的证候。多由久病咳喘，或者气的生化不足所致。

临床表现：咳喘无力，气少不足以息，动则益甚，体倦懒言，声音低怯，痰多清稀，面色晄白，或者自汗畏风，易于感冒，舌淡、苔白，脉虚弱。

2. 肺阴虚证

肺阴虚证，是指肺阴不足，虚热内生所表现的证候。多由久咳伤阴，痨虫袭肺，或者热病后期阴津损伤所致。

临床表现：干咳无痰，或者痰少而黏且不易咳出，口燥咽干，形体消瘦，午后潮热，五心烦热，盗汗，颧红，甚则痰中带血，声音嘶哑，舌红少津，脉细数。

3. 风寒犯肺证

风寒犯肺证，是指风寒外袭，肺卫失宣所表现的证候。

临床表现：咳嗽痰稀薄色白，鼻塞流清涕，微恶风寒，轻度发热，或身痛无汗，苔白，脉浮紧。

4. 风热犯肺证

风热犯肺证，是指风热侵犯肺系，肺卫气受损所表现的证候。

临床表现：咳嗽痰稠色黄，鼻塞流黄浊涕，身热，微恶风寒，口干咽痛，舌尖红、苔薄黄，脉浮数。

5. 燥邪犯肺证

燥邪犯肺证，是指秋令燥邪耗伤津液，侵犯肺卫所表现的证候。

临床表现：干咳无痰，或者痰少而黏且不易咳出。唇、舌、咽、鼻干燥欠润，或者身热恶寒，或者胸痛咯血。舌红、苔白或黄，脉浮数或浮紧。

6. 痰湿阻肺证

痰湿阻肺证，是指痰湿积聚于肺系所表现的证候。多由脾气亏虚，或者久咳伤肺，或者感受寒湿等病邪引起。

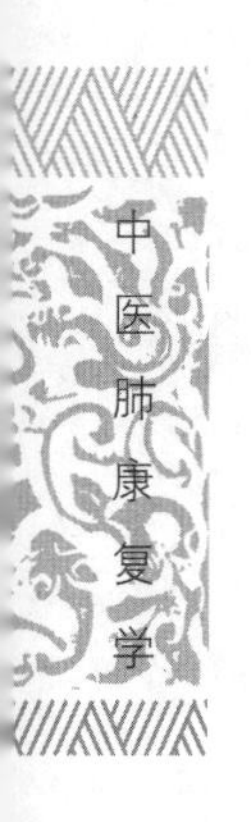

临床表现：咳嗽痰多，质黏色白易咯，胸闷，甚则气喘痰鸣，舌淡、苔白腻，脉滑。

（二）经络辨证

经络辨证主要针对手太阴肺经病证。

手太阴肺经病证是指手太阴肺经经脉循行部位及肺脏功能失调所表现的临床证候。肺主气，司呼吸，连喉系，属于太阴经，多气多血，每日寅时周身气血仅注于肺。

临床表现：肺胀、咳喘、胸部满闷；缺盆中痛；肩背痛，或肩背寒，少气，洒淅寒热，自汗出，臑或臂前侧廉痛，常中热，小便频数或色变等。

（三）卫气营血辨证

卫、气、营、血，即卫分证、气分证、营分证、血分证这四类不同的证候。当温热病邪侵入人体，一般先起于卫分，邪在卫分郁而不解则传变而入气分，气分病邪不解，以致正气虚弱，津液亏耗，病邪乘虚而入营、血，营分有热，动血耗阴势必累及血分。

1. 卫分证

卫分证是指温热病邪侵犯人体肌表，致使肺卫功能失常所表现的证候。其病变主要累及肺卫。

临床表现：发热与恶寒并见，发热较重，恶风（寒）较轻。风温之邪犯表，卫气被郁，奋而抗邪，故发热，微恶风寒。风温伤肺，故咳嗽，咽喉肿痛。风热上扰，则舌边尖红。风邪在表，故脉浮，苔薄，兼热邪则脉数。

2. 气分证

气分证是指温热病邪内入脏腑，正盛邪实，正邪剧争，阳热亢盛的里实热证候。此为温热邪气由表入里，由浅入深的极盛时期。由于邪入气分及所在脏腑、部位的不同，所反映的证候有多种类型，常见的有热壅于肺、热在肺胃等。

临床表现：发热，不恶寒反恶热，舌红、苔黄，脉数；常伴有心烦、口渴、面赤等症。若兼咳喘、胸痛、咯吐黄稠痰，则为热壅于肺；若兼自汗、喘急、烦闷、渴甚、脉数而苔黄燥，则为热在肺胃。

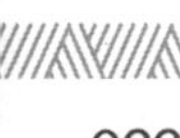

3. 营分证

营分证是指温热病邪内陷在深重阶段时所表现的证候。多由气分热炽未解，传变入里，深入肺营所致，或者营阴素亏，起病即见营分证，致热灼营阴，瘀血内阻，瘀热交结于胸中。

临床表现：多见营分主症，持续高热，身热夜甚，心烦不寐，口不甚渴或不渴；皮肤点状出血，舌红绛，脉细数；兼见咳嗽、痰中带血等肺部症状。

4. 血分证

血分证是指温病邪热深入阴血，导致动血、动风、耗阴的一类证候。其多在热伤肺营的基础上，营热羁留，深入血分，瘀热交结于胸，迫血妄行，损伤肺络致动血、出血等病变。

临床表现：身热，躁扰不安；咳血，口腔黏膜或皮肤斑片状出血，甚则器官出血；舌质深绛或紫，脉细数。

（四）三焦辨证

1. 上焦病证

上焦病证是指温热病邪侵袭人体，从口鼻而入，自上而下，一开始就出现的肺卫受邪的证候。温邪犯肺后，它的传变有两种趋势：一种是“顺传”，指病邪由上焦传入中焦而出现中焦足阳明胃经的证候；另一种为“逆传”，即病邪从肺经传入手厥阴心包经，出现“逆传心包”的证候。

临床表现：微恶风寒，身热自汗，口渴或不渴而咳，午后热甚；脉浮数或两寸独大；邪入心包，则舌蹇肢厥，神昏谵语。

2. 中焦病证

中焦病证是指温热之邪侵犯中焦脾胃，从燥化或从湿化所表现的证候。六淫之邪首犯上焦肺系，传至中焦脾胃，邪入阳明则易化燥伤津，出现阳明胃经的燥热证。邪入太阴易湿化，出现太阴脾经的湿热证。

临床表现：身热气粗，面红目赤，腹满便秘；小便短赤，大便干结；舌苔黄腻，脉细而濡数。

3. 下焦病证

下焦病证是指温热之邪犯及下焦，以劫夺肝肾之阴为主所表现的证候。病邪首犯上焦肺系，久居中焦，燥热消灼下焦阴液，致肝肾受累。

临床表现：身热，手足心热甚于手足背；神倦，耳聋，舌红少苔，脉虚大；或者手足蠕动。

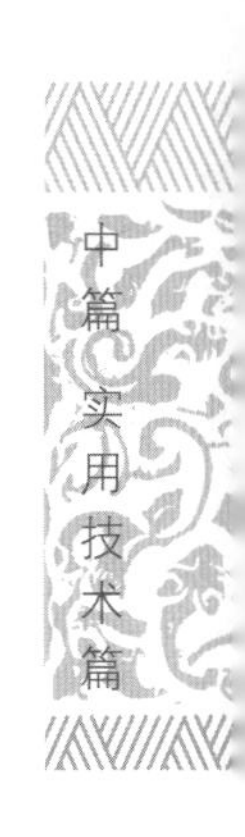

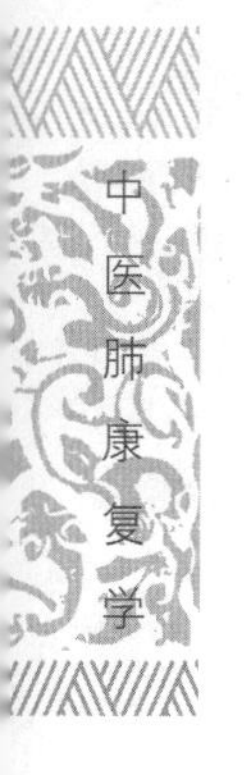

第二节　现代医学对肺康复的评估

评估在肺康复中至关重要。全面评估是肺康复项目的首要组成部分，没有经过初次全面且持续的个体化评估，就无法为每位患者量身定制合适的肺康复内容（如评估、运动训练、自我管理教育、社会心理干预以及长期依从性）。评估既是肺康复的核心要素，也是安全康复的有力保障。

一　病史

首次评估应从与患者的会谈开始，通过会谈不仅可以获得重要数据，还可以让患者建立信任。首次评估至关重要的一点是对患者的病史（包括医疗史）进行全面回顾。大部分信息可以从转诊医师门诊或所在医院的医疗记录中获取。病史提供有关肺系疾病严重程度的信息，如症状负担、病情加重状况、药物需求、辅助供氧、并发症、功能受限及医疗资源使用情况。应当重视直接影响患者健康、安全及对肺康复的反应的并发症病史。例如，对于合并骨科或神经系统疾病的患者有必要调整运动的频率、强度、持续时间和方式。

二　体格评估

除了需要询问患者的既往史、查阅医疗记录、进行实验室检查外，还应进行体格评估。首次评估应包括完整的体格检查，其至少应包括以下内容。

（1）生命体征：血压、脉搏、呼吸频率、血氧饱和度、体温。

（2）身高、体重、身体质量指数（BMI）。

（3）呼吸模式。

（4）辅助呼吸肌的使用。

（5）胸部检查：视诊、触诊、叩诊、对称性、膈肌位置、呼吸音、异常呼吸音（湿啰音、喘鸣音、干啰音）、呼气时间等。

（6）心脏检查：心率、心律、心脏杂音、颈静脉怒张等。

（7）杵状指。

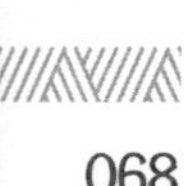

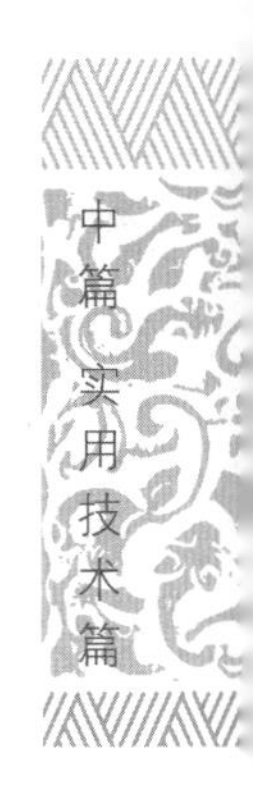

（8）上下肢评估：关节疾病、肌骨系统功能障碍、关节活动范围、肌肉萎缩、水肿等。

三 诊断性检查

诊断性检查提供的必要信息有助于对康复对象进行评估，方便制订个体化的治疗计划。这些检查结果大部分能从患者的医疗记录中获得，因此无须重复检查。可根据首次及之后的持续评估决定是否需要对患者进行其他实验室检查。首次肺康复评估所需的基本数据包括转诊医师提供的该患者既往史及体格检查资料，包括近期的就诊记录以及反映患者肺功能状况的检查结果，如使用支气管扩张剂后的一秒用力呼气容积（FEV_1）、用力肺活量（FVC）和FEV_1/FVC。

四 症状及生活质量评估

呼吸困难常作为呼吸系统疾病的首要症状，在整个肺康复目标制订和治疗过程中都应对呼吸困难进行评估、客观测量。此外，生活质量评估与日常生活活动能力评估还作为功能性评估的一部分。

（一）呼吸困难评估

在患者的首次评估中应记录其发作程度、次数（强度）、频率和持续时间。同样需要识别的还有使症状好转或恶化的因素。临床上常用慢性阻塞性肺疾病患者自我评估测试问卷（COPD assessment test，CAT）、生活质量视觉模拟评分表（visual analog scale，VAS量表）、医学研究委员会（MRC）呼吸困难评分、改良的Borg呼吸困难或乏力量表、基线呼吸困难指数（baseline dyspnea index，BDI）、短暂呼吸困难指数（transition dyspnea index，TDI）、慢性呼吸系统疾病呼吸困难因素问卷（chronic respiratory questionnaire，CRQ）等 。

（二）健康相关质量评估

在社会学领域，目前广泛应用的生存质量测量工具主要有两类：一类是普适

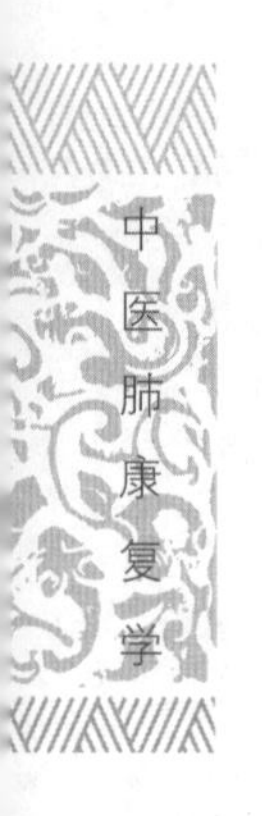

性量表，如健康调查量表（SF-36）、生活质量指数（quality of life index，QLI）等；另一类是特异性量表，如CRQ、CAT、圣乔治呼吸问卷（SGRQ）等。普适性量表适用于测定各种人群（包括疾病患者）的总体生存质量。其测评的目的在于了解一般人群的综合健康状况，甚至作为一种综合的社会经济和医疗卫生指标，用于比较不同国家、地区、民族人民的生存质量和发展水平，以及对其影响因素的研究。特异性量表是专门针对特定群体或疾病而开发的与之有关的评估患者生存质量的专门性量表。

五 日常生活活动能力评估

日常生活活动能力（activities of daily living，ADL）是人在独立生活中反复进行最必要的基本活动的能力。日常生活活动通常分为基础性日常生活活动（PADL）和工具性日常生活活动（IADL）。基础性日常生活活动主要是指进餐、穿衣、洗漱、行走、上下楼梯等维持基本生存和生活所必需的每日反复进行的活动。工具性日常生活活动是指购物、做饭、使用交通工具、参加娱乐活动等需要借助工具才能完成的活动。前者是实现回归家庭的必要条件，后者是实现回归社会的必要条件。

ADL的评估方法有多种，如运用功能独立性量表（function independent measure，FIM）、Barthel指数等，但多数针对的是肢体能力障碍者。对于呼吸困难影响活动的慢性阻塞性肺疾病患者，可用曼彻斯特呼吸日常生活能力问卷（MRADL）、伦敦胸科日常生活活动能力量表（LCADL）及ADL、呼吸困难感觉评价表。前两者设计简单，易于回答，后者能全面评估慢性阻塞性肺疾病患者的生活能力及肺康复疗效，但费时较长。

六 运动评估

运动训练能改善慢性肺系疾病患者的运动耐量，因此已经被确立为肺康复的基石。在肺康复患者参加运动训练之前，应对其身体功能进行充分的评估，评估无法解释的呼吸困难和运动耐量减少，以了解其活动受限程度及部位，帮助患者制订个体化目标。运动评估通常包括功能能力评估及功能表现评估。

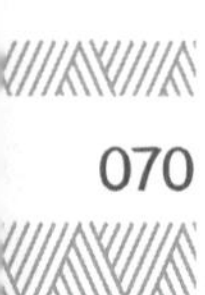

（一）场地测试

场地测试，又称步行测试，在肺康复中通常用于评估运动能力。其优点在于操作安全、简单、经济，不需要大量或昂贵的设备，并且包括衰弱症患者在内的大多数肺康复患者都能够较容易地完成。缺点就是该测试无法进行全面的生理监测。六分钟步行试验和往返步行测试是临床上用于肺康复患者运动耐力评估以及进行干预治疗后运动耐力改善及疗效评价的重要方法。

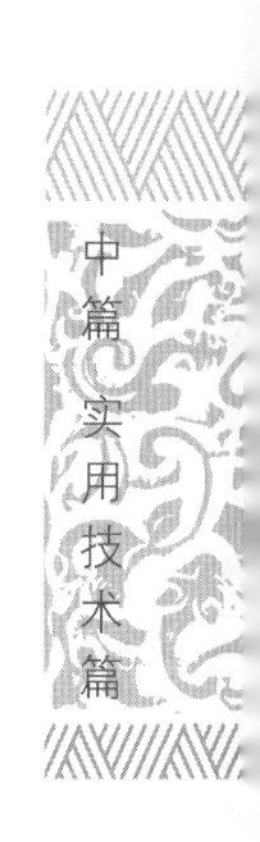

1. 六分钟步行试验（6 minute walking test，6MWT）

6MWT测量患者在6分钟内行走的最大距离，是最常见的亚极量运动试验之一，能较好地复制患者的日常生理状态、评价患者的整体活动能力和功能储备，是一种无创安全、简单易行、耐受性好、可靠有效、可反映日常生活活动的临床试验。为保证结果的有效性和可靠性，必须严格执行标准化测试程序，如对测试人员的要求，测试的轨迹和配置，对患者的解释说明和测试过程中的言语提示，辅助供氧类型、使用和流量，以及助行器的使用均需标准化。6MWT心肺功能或运动耐力评价，建议6分钟步行距离＜150米为重度异常，150～300米为中度异常，301～450米为轻度异常，＞450米为正常。

2. 往返步行测试

（1）递增往返步行测试（incremental shuttle walk tests，ISWT）：ISWT的目的是使用步行测试来模拟平板运动试验与心肺运动测试，主要适用于因体力稍差而难以参与平板运动试验与心肺运动测试的患者。ISWT利用听力步行节拍器来逐渐增加步频，测试对象按照步行节拍器的频率行走，在两个标定距离的障碍物之间往返步行，直到他们因呼吸困难而无法继续或跟上外部步行节拍信号为止。刚开始时，步行速度是很慢的，但随着时间推移，步行的速度（指令或音乐的速度）将会逐渐加快，患者继续步行直到觉得过于气短或不能继续按指令或音乐的速度完成步行。在这个过程中记录往返步行的次数，记录步行的距离。ISWT可以评估患者耐力步行试验强度，在部分层面反映了患者的最大运动能力。ISWT中的步行距离取决于年龄、BMI、FEV_1、股四头肌肌力、活动状态等因素，但尚未推出关于正常值的可靠预测方程。据粗略估计，健康成年男性能够达到以下ISWT步行距离标准：40～49岁，824米；50～59岁，788米；60～69岁，699米；≥70岁，633米。往返步行测试的距离设置和步速算法如表6-2-1所示。

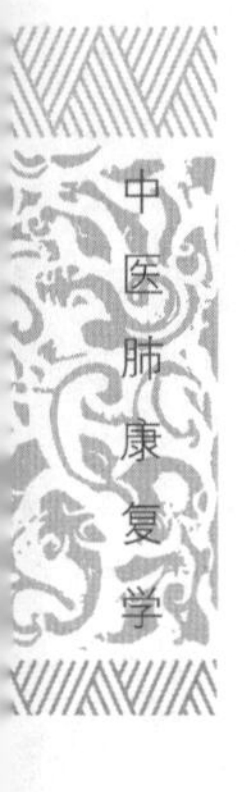

表6-2-1　往返步行测试的距离设置和步速算法示例

等级	速度（米/秒）	每个等级往/返的次数	每个等级末的移动距离（米）
1	0.50	3	30
2	0.67	4	70
3	0.84	5	120
4	1.01	6	180
5	1.18	7	250
6	1.35	8	330
7	1.52	9	420
8	1.69	10	520
9	1.86	11	630
10	2.03	12	750
11	2.20	13	880
12	2.37	14	1020

（2）耐力往返步行测试（endurance shuttle walk tests，ESWT）：ESWT是一种用于评估耐力的标准化、外部可控的、恒定步速的步行测试。该测试选择ISWT测得最大运动能力的约85%作为步行速度，因此需要在首次进行ESWT之前进行ISWT。患者一直步行到呼吸太过急促、太累或不再能够保持要求速度为止。一般而言，即使患者可以坚持，该测试也最多持续20分钟。

（二）心肺运动试验

心肺运动试验（cardiopulmonary exercise testing，CPET）是通过监测机体在运动状态下的摄氧量（VO_2）、二氧化碳排出量（VCO_2）、心率、分钟通气量（VE）等来评价心肺等脏器对运动的反应。运动时，机体的能量需求增加，需要吸入和输送更多的O_2并排出过多的CO_2，这不仅需要肺和心脏的活动加强，还需要肺、心脏和肌肉等的密切协调才能完成，因此CPET是唯一将心与肺偶联，在运动中同时对它们的储备功能进行评价的科学工具。它具有无创、定量和敏感的特点。此外，运动中还同时监测经皮血氧饱和度、血压、心电图等，以便综合评价机体储备功能和运动风险。因此，国际上普遍使用CPET作为评定人体呼吸和循环功能的无创性检查手段，并认为它是评估心肺功能的“金标准”。

运动临床测试，常被认为是递增运动负荷测试（graded exercise test，GXT），

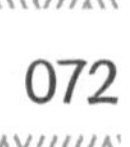

若增加呼出气体和代谢分析，则通常称其为CPET，可为肺康复专业人员提供重要临床信息。CPET采用递增和症状自限性的运动方式（即每分钟递增功率，直至受试者不能保持自行车转数为每分钟50转），让患者运动到个人能耐受的最大运动量，因此，它实测个体的最大运动能力，并且观测整个运动过程中患者的经皮血氧饱和度、血压、心电图等，以判断运动中出现的心肺风险。最大运动量下的VO_2为最大摄氧量（peak VO_2），peak VO_2反映了肺、心脏和肌肉的最大储备功能。临床上，peak VO_2可用来对运动能力、心功能进行定量分级，也可预测慢性心肺疾病的预后。GXT期间，需对递增负荷运动的生理反应进行评估，包括心率、血压、经皮血氧饱和度，还需查看心电图，对于特定的呼吸系统疾病患者还需进行动脉血气分析，以及对疲劳和呼吸困难程度进行分级。呼吸困难症状可采用Borg CR10（Borg Category-ratio 10）或VAS量表进行评估。

在目前的临床测试中，最常见的两种测试方式是跑台和固定式功率自行车。根据不同的测试目的可选择不同的测试方式，如对于那些不能进行下肢运动的患者，可用上肢功率自行车代替。

值得注意的是，对于肺系疾病患者，在进行GXT时还需考虑进行另外两种评估：首先，随着通气量的增加，可能会发生动态过度通气，这可以通过最大流速容量环和深吸气量的测量定期进行评估；其次，运动诱发性支气管痉挛可以在运动后30分钟内通过肺量计进行评估。

七 肺功能相关评估

肺功能是判断呼吸系统疾病气流受限的客观指标，且重复性较好，对慢性肺系疾病的诊断、严重程度评估、疾病进展评估、预后及治疗反应评估等均具有重要意义。肺功能相关评估包括肺功能评估及呼吸肌功能评估。

（一）肺功能评估

肺功能评估检查包括肺容积测定、肺通气功能测定和肺换气功能检查。

1. 肺容积测定

肺容积测定指安静时测定一次呼吸所出现的容积变化。包括潮气量（TC）、补吸气量（IRV）、补呼气量（ERV）、残气量（RV）、深吸气量（IC）、功能

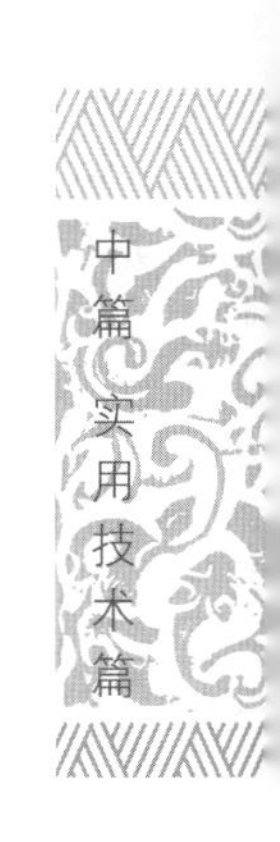

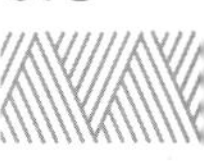

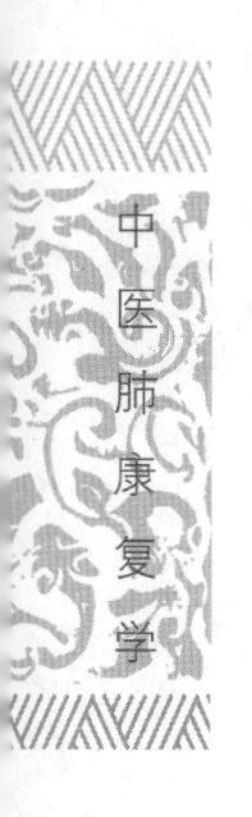

残气量（FRC）、肺活量（VC）、肺总量（TLC）这八个指标。以上除IC和TLC需先测定FRC之后再求得外，其余指标均可用肺量计直接测定。肺容积各指标的变化可能与某些疾病有关，如IC及FRC增加见于肺气肿，减少见于弥漫性肺间质纤维化等病变；TLC增加见于支气管哮喘、肺气肿等阻塞性肺系疾病，减少见于肺不张、肺间质纤维化等限制性肺系疾病。

2. 肺通气功能测定

肺通气功能指在单位时间内随呼吸运动进出肺的气量和流速，又称动态肺容积。凡影响呼吸频率和幅度的生理、病理因素均能影响肺通气功能。肺通气功能测定包括每分钟通气量（VE）、最大通气量（MVV）、肺泡通气量（FVC）以及时间肺活量等指标的测定。

3. 肺换气功能检查

常用的评测指标有残气量、最大呼气中期流速、MVV、FVC、时间肺活量、FEV_1等，主要用于发现和评价气道阻塞，如慢性阻塞性肺疾病的诊断标准为吸入支气管舒张剂后$FEV_1/FVC<70\%$；对于接受肺部手术治疗的患者，如果预计术后$FVC>0.8L$或$FEV_1>0.6L$，则术后的病死率为0，但患者术后并发症的发生率并没有降低。

（二）呼吸肌功能评估

呼吸肌是慢性阻塞性肺疾病康复治疗的靶器官，所以呼吸肌锻炼在肺康复中起到了关键的作用。呼吸肌疲劳通常是指肌肉肌力和耐力下降。呼吸肌疲劳的机制可能有以下几点：①炎症介质对肌肉功能的直接损伤；②营养不良导致肌肉的萎缩；③低氧血症；④高碳酸血症；⑤激素类药物的影响。认识呼吸肌疲劳的机制有助于全面评估呼吸肌功能。

2019年，欧洲呼吸协会发布了在休息、运动期间呼吸肌肉测试的声明，从呼吸肌功能、呼吸肌神经生理学、呼吸肌成像及呼吸肌结构灌注、代谢四个方面讲述了呼吸肌测试的最新发展，但不是所有的方法都适用于呼吸科患者。在临床上，呼吸肌肌力可通过测量最大吸气压［（MIP或PImax），或负力吸气（NIF）］和最大呼气压（MEP或PEmax）进行评估。MIP反映横膈和其他吸气肌的肌力，而MEP反映腹肌和其他呼气肌的肌力。MIP是指在功能残气位气道阻断时，尽力吸气时所产生的最大口腔吸气压；MEP是指在肺总量位气道阻断时，尽力呼气时所产生的最大口腔呼气压。MIP、MEP的正常值范围很广，相较于男

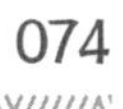

性，MIP和MEP值在女性中更低，且随年龄增长而下降。在对正常下限没有明确定义的情况下，长期以来人们普遍认为男性MIP≥80厘米水柱，女性MIP≥70厘米水柱，可以排除临床上显著的吸气肌无力。最大鼻吸气压（SNIP）测试可作为吸气肌肌力的备选测试或附加测试。

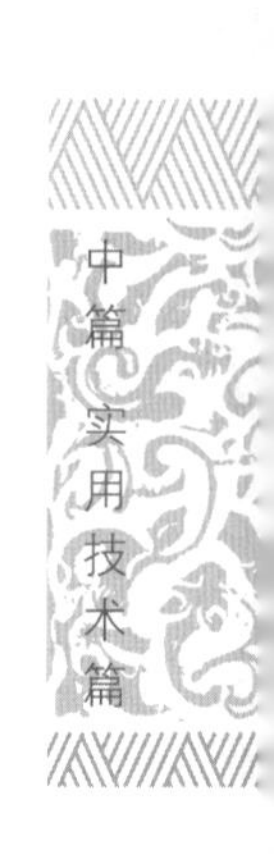

八 社会心理评估

慢性肺系疾病患者在疾病管理中经常出现多种社会心理问题，表现为心理上的痛苦、治疗依从性差、生活方式不健康及认知功能障碍，这些问题经常同时出现并相互作用。社会心理问题可能会对生活质量和肺康复结局产生不利影响。作为患者整体评估的组成部分，社会心理评估为每位患者的社会心理功能、认知能力以及可能影响肺康复依从性和治疗结果的社会因素提供了个体化评估。

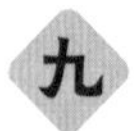

九 营养评估

肺系疾病患者出现营养不良多是由慢性肺系疾病长期消耗或急性严重肺部感染导致的高代谢状态造成的。营养不良是慢性阻塞性肺疾病患者的常见并发症之一，我国慢性阻塞性肺疾病患者营养不良发生率约为60%。营养不良会降低肺系疾病患者的呼吸肌功能，增加再入院率和死亡率，是预后不良的独立危险因素。因此，应尽早发现患者营养不良的相关风险，评定患者的营养状况。营养评估分为营养筛查和营养评定两步骤，欧洲肠外肠内营养学会（European Society for Parenteral and Enteral Nutrition，ESPEN）和美国肠外肠内营养学会（American Society for Parenteral and Enteral Nutrition，ASPEN）均建议首先对患者进行营养筛查，然后对存在营养不良或营养不良风险的患者进行详细的营养评定。

（一）营养筛查与评定定义

ASPEN于2018年更新了成人营养管理路径，认为营养管理步骤包含营养筛查、营养评定、营养护理计划等，其中营养筛查和评定是营养管理的关键组成部分。ASPEN将营养筛查定义为：“识别个体是否存在营养不良或营养不良的风险，以确定个体是否需要进行详细的营养评定。”将营养评定定义为：“综合运

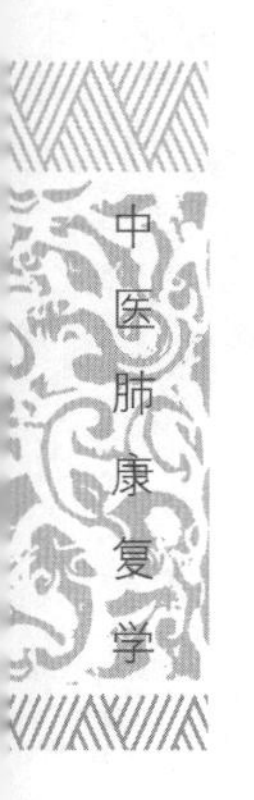

用医学、营养、药物、体格检查、人体学测量以及实验室数据来诊断营养问题的方法。”由此可见，营养筛查主要是初步发现营养不良和营养不良风险，营养评定则是营养筛查的补充，确定营养不良的程度。

（二）营养筛查工具

1. 营养不良通用筛查工具（malnutrition universal screening tool，MUST）

MUST是2003年由英国肠外和肠内营养协会（British Association for Parenteral and Enteral Nutrition，BAPEN）多学科营养不良咨询小组（malnutrition action group，MAG）开发的工具，可供医护人员及其他健康专业人士使用进行营养筛查，是一种快速、简单的营养筛查工具。其内容包含四个方面：①BMI；②身体质量减轻；③急性疾病所致营养摄入减少；④总分。最后根据总分给予相应的营养管理计划（0分为低风险，1分为中等风险，大于或等于2分为高风险）。

2. 营养风险筛查2002（nutrition risk screening 2002，NRS 2002）

NRS 2002是由丹麦肠外肠内营养学会开发，ESPEN推荐的营养筛查工具。它从疾病状态（疾病严重程度）、营养状态（BMI或血清清蛋白浓度、身体质量减轻、摄食量）和年龄三个维度对患者进行营养筛查，评分≥3分则表明存在营养不良风险。NRS 2002有较高的敏感度和特异度，适合对慢性阻塞性肺疾病患者进行营养筛查，其不足之处在于，若患者卧床无法测量身高体重，或者存在腹水、水肿等情况，则其的使用会受限。

3. 营养不良筛查工具（malnutrition screening tool，MST）

MST是由Ferguson等人于1999年开发的快速、简单、有效的营养筛查工具，用来识别患者的营养不良风险。MST共包含两方面的评定内容：①近期身体质量减轻；②饮食摄入情况。总分≥2分为存在营养风险。MST有较好的特异度，但敏感度在两项研究中结果相差较大，可能与纳入人群以及样本量有关，因此，未来仍需进一步研究以验证MST的敏感度。

4. 营养风险指数（nutritional risk index，NRI）

NRI是由美国退伍军人协会肠外营养研究协作组于1991年开发的营养风险筛查工具。根据血清清蛋白浓度、体重减少百分比进行营养风险评估，计算公式为：NRI=1.519%清蛋白浓度+41.7%目前体重/既往体重。NRI具有良好的敏感性和特异性，可预测患者的并发症，但因患者的水肿情况和应激反应对血清清蛋白浓度有影响，所以该指数的应用会受限。

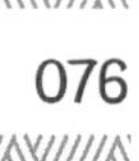

（三）营养评定指标与工具

1. 营养评定指标

（1）BMI：NICE的慢性阻塞性肺疾病指南建议对于所有慢性阻塞性肺疾病患者都应用BMI进行营养评定。BMI=身体质量/身高^2，WHO推荐BMI≤18.5千克/米^{2}为身体质量不足。

（2）去脂质量指数（fat free mass index，FFMI）：人体去脂质量（fat free mass，FFM）可以更敏感地识别营养恶化和消耗情况。FFMI=FFM/身高^2。男性FFMI＜16.7千克/米^{2}或者女性FFMI＜14.6千克/米^{2}为营养状态差。

2. 营养评定工具

（1）主观全面评定法（subject global assessment，SGA）：SGA是ASPEN推荐的营养评定工具，从详细的病史（身体质量变化、饮食改变、胃肠道症状、活动能力变化、应激反应）和体征（肌肉消耗、皮下脂肪减少、水肿）两方面进行评定，评定结果分为A、B、C三个等级，评定结果中有五项以上为B级或C级，则评为重度或中度营养不良。SGA具有较好的敏感性和特异性，但该工具在评定肌肉消耗、脂肪消耗等一些条目时，评定难度较大，不易操作。

（2）患者自评主观全面评定（patient-generated subject global assessment，PG-SGA）：从身体质量丢失、疾病年龄、代谢应激状态、体格检查、膳食摄入等方面进行评定，评定结果分为营养良好、可疑或中度营养不良、营养严重不良。PG-SGA具有较好的敏感性和特异性，但该工具在评定一些与体格检查相关的条目（如脂肪、肌肉消耗程度）时，不易操作。

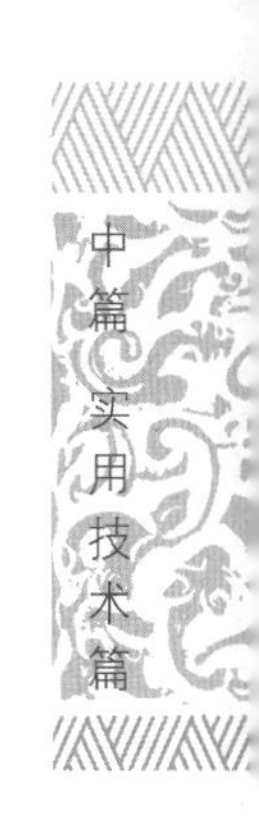

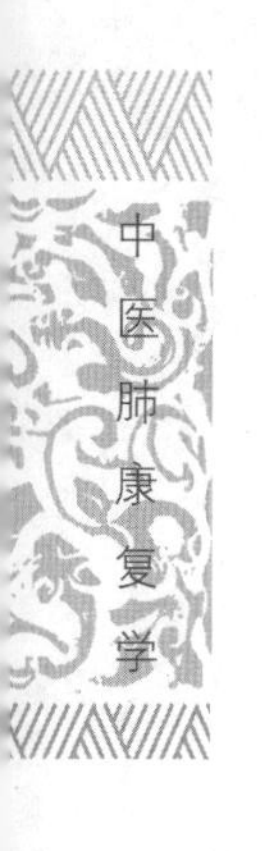

第七章 传统功法在肺康复中的应用

传统功法作为中医学的重要组成部分，是结合机体自身的呼吸吐纳、心理调节及身体活动的中医特色运动疗法。它既能锻炼外在的骨骼肌肉，又能调畅内在的情志气机，融导引、武术及医理于一体，包括健身气功、八段锦、太极拳及导引术等。不同于现代健身方式，传统功法强调动静结合、刚柔相济、内外兼修，注重平心静气、安神定志，体现形神共养的思想。

第一节　传统功法的内涵及历史

传统功法作为养生、防病与康复的方法，有十分悠久的历史，几乎与整个中医学同生共发展。《吕氏春秋》指出，人之精气血脉以通利流畅为贵，若郁不畅达，则百病由之而生，“凡人三百六十节、九窍、五脏、六腑、肌肤，欲其比也；血脉，欲其通也；筋骨，欲其固也；心志，欲其和也；精气，欲其行也。若此，则病无所居，而恶无所由生矣。病之留恶之生也，精气郁也”。经常活动形体，能使体内精气畅通，保障生命活动正常进行，恶无由生，“流水不腐，户枢不蠹，动也。形气亦然，形不动则精不流，精不流则气郁。郁处头则为肿为风，处耳则为挶为聋，处目则为瞒为盲，处鼻则为鼽为窒，处腹则为张为疛，处足则为痿为蹷”。《吕氏春秋》提出的这种动形达郁的主张不仅强调了运动的重要性，还指出了不运动引起的一系列疾病和残疾。

传统功法起于导引。导，指宣导气血；引本义是开弓，引申为伸展，即伸展

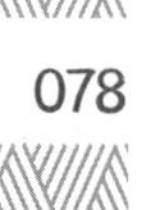

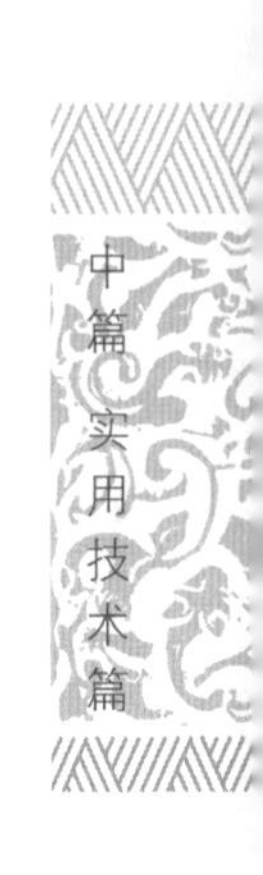

肢体之义。所以，导引就是宣导气血，伸展肢体，引治疾病。古代导引不完全等同于现代的“医疗体育”，其最大的特点是形、意、气三者结合，即运动肢体身躯以炼形，锻炼呼吸以炼气，并且以意导气行。谈《庄子》可了解其概貌和意义，它阐述了导引术来源于模仿动物的动作，“吹呴呼吸，吐故纳新，熊经鸟伸，为寿而已。此导引之士，养形之人，彭祖寿考者之所为也”。李颐注在《庄子·刻意篇》中说：“导气令和，引体令柔。”所谓“导气令和”，实则包含了以意导气的意思。《黄帝内经》发展了导引的内容，除了“导引谓摇筋骨，动肢节”以外，还把“按跷”包括进去。王冰对“按跷”注解说：“按谓按摩，跷谓跷捷者之举动手足，是谓导引。”《黄帝内经》将中华医学学术归纳为“六艺”：针、灸、砭、按跷、导引和毒药。

由此可见，古代导引的炼形，既有主动的体育运动，又有被动的按摩。到了汉、唐时期，释道兴盛，医学空前发展，促使原始导引与不同的文化体系相结合。我国第一部病因证候学专著《诸病源候论》中记载“令身囊之中满其气，引之者，引此归身内恶邪伏气，随引而出，故名导引”，将导引解释为具有引邪气外出功效的呼吸运动。“解发东向坐，握固不息一通，举左右导引，手掩两耳，治头风，令发不白。”还保持了形、意、气三者结合的导引术势。后来，从导引术中逐渐分化出注重意识与呼吸锻炼的气功，按摩也成为独立专科。

宋、元、明、清时期，导引已经从最初的“熊经”“鸟伸”等单式的导引调理开始演变为道、释、武文化体系下的“内丹”“坐禅”“气功”等各具特色的生命修炼术，如八段锦、易筋经、太极拳等。它们从道、释、武等层面对导引进行创新和变革，最终形成了颇具影响力的“气功”概念。在20世纪80年代“气功”热之后，导引养生功、健身气功和传统体育养生等相关概念产生。

许多人把导引解释为一般运动，从广义上来说也是可以的，但实际上导引应是一种医疗、康复性质的体育运动。后世医家在导引术的启发下，发展出形式多样的健身、康复体育运动，如体操、球类、器械运动、跑步等，武术也是健身的运动项目。其中许多项目还保持形、意、气三者结合的特点。东汉时期名医华佗编制的五禽戏，以及宋、元时期才形成完整体系的八段锦、太极拳等，就是具有导引特点的康复体操。

总之，气功、健身气功、导引养生功以及传统体育养生等当代概念均源自古代导引，但又不同于古代导引，其概念属性与演变期的生命修炼术更为接近，它们共同发挥着强身健体、预防疾病的时代价值。

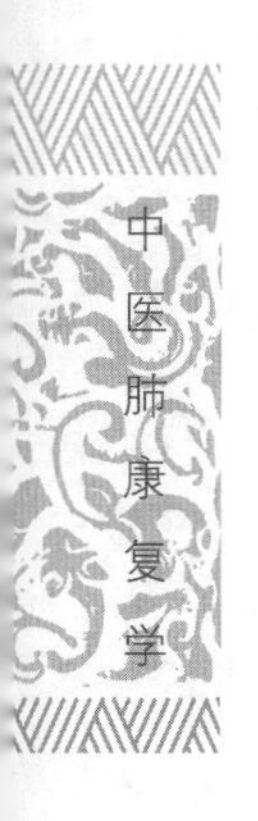

第二节 传统功法的作用机制

一 传统功法的中医机制

传统功法无论对慢性肺系疾病患者，还是对健康人群，均有一定的积极作用。现从以下方面谈谈传统功法的养生治病机制。

（一）整体观

整体观是中医理论的指导思想，同样适用于传统功法。“天人相应”“天地一体”“五脏一体”等理论认为，宇宙是一个整体，人体五脏也是一个整体。人生活在宇宙之中，与天地相应；在人的生命活动中，人的生理变化与大自然的整个运动都联系在一起。自然界的运动变化常常直接影响着人体，而人体受自然界的影响，也必然相应地产生生理或病理上的反应，因此人必须善于把握自然界的变化，顺从天地之和。历代养生家在注重修炼自身精、气、神的同时，强调“法于阴阳”“顺应四时”“起居有节”，告诫人们“虚邪贼风，避之有时”。只有这样，才能较好地进行守神、调息、形体锻炼，达到强身治病、延年益寿的目的。

就人体生命的大系统而言，形、气、神三者相辅相成，缺一不可。而传统功法集调身（形）、调息（气）、调心（神）于一体，通过调身、调息、调心来达到“三调合一”的最佳练习境界。调身，就是通过四肢、躯干的运动，疏通经络，和畅气血，增强脏腑功能，使机体重新恢复新的平衡，达到健康状态。调息，就是调节呼吸以练气，以气行推动血运，周流全身，对呼吸进行有意识的控制。以气导形，即通过形体、筋骨关节的运动，使周身经脉畅通，营养整个机体。中医认为，肺主气，司呼吸。健身气功在练习过程中将呼吸与动作配合，能够有效地锻炼肺部，增强肺的功能。调心，也称调神，通过存想、意守等方法，帮助练习者在运动时进入心静、平、松状态。对神进行修炼，可能影响乃至改变整个机体的生理反应。如是，则形神兼备，百脉流畅，内外相和，脏腑协调，机体达到“阴平阳秘”的状态，从而增进机体健康，保持旺盛的生命力。

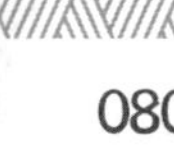
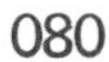

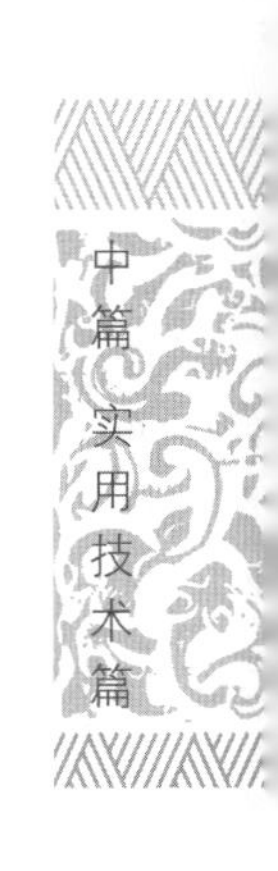

传统功法的作用并不在于发展身体某部分机能或治疗某疾病，而是通过调身、调息、调心的综合锻炼，增强整个机体抵抗和适应的能力，从而改善整个机体的功能。以气功和静功中的松、静、守、息四项主要锻炼内容来说，松弛机体、宁静思想、意守丹田、调整气息都是整体锻炼的方法。通过这些锻炼，人的睡眠得到改善，食欲增加，精力充沛，身体内部的正气逐渐旺盛。不少体弱或有病的人，就是在身体内部力量逐渐充实的基础上摆脱了病理状态，增强了体质，有了健康的体魄。有些慢性肺系疾病患者习练传统功法，与此同时，其他疾病也随之减轻或治愈，这无疑与传统功法的整体作用分不开。

（二）治未病

传统功法是将治未病思想贯穿其始终，并融合独特的东方健康文化和科学健康的生活方式于一体的体育项目，是治未病健康工程首选的一种模式。《黄帝内经》中强调："圣人不治已病治未病，不治已乱治未乱。"这强调人们要珍惜生命，注重养生，预防疾病胜于治疗疾病。汉代医学家华佗提出生命在于运动的养生理念，"动摇则谷气得消，血脉流通，病不得生，譬犹户枢不朽是也"。中医学将传统功法引入养生保健中，认为锻炼形体可以促进气血流畅，使人体肌肉筋骨强健，脏腑机能旺盛，并可借形动以济神静，从而使身体健康，益寿延年，同时也可以预防疾病。治未病包括未病先防、既病防变、愈后防复。对于慢性肺系疾病来说，我们既可以通过习练传统功法降低患病的风险，达到未病先防的目的，也可以通过传统功法联合常规治疗，防止疾病进一步发展，还可以通过传统功法提高患者的免疫力，为愈后防复奠定基础。

中医脏象学说将人体器官分成五脏和六腑两大类：心、肝、脾、肺、肾合称为五脏；胆、胃、三焦、小肠、大肠、膀胱称为六腑。脏腑功能状态正常与否，决定着人体的健康和疾病，脏腑失调是人体失去健康的病理基础。中医认为，人体的生长、发育、衰老都与肾脏休戚相关。肾乃水火之长，阴阳之根，元气之本。所以，传统功法中的动作都是以腰为主宰的，腰部命门是其主要锻炼之处，把命门作为意守的重要部位，可使命门相火旺盛，肾气充益。命门元阳之火充足，则脾阳得资，脾气充足健运，后天水谷得以消化，精微物质得以运化，从而为人体脏腑、经络乃至四肢百骸的正常活动提供物质基础，这就是传统功法能够全面增强体质的根本所在。

另外，人体健康与否，取决于元气的盛衰。元气充沛，则后天诸气得以资

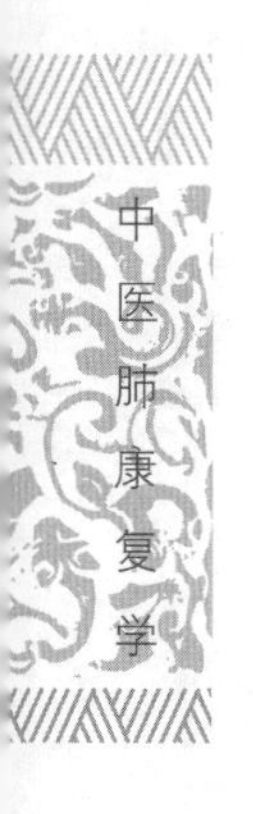

助，从而脏腑协调，身心健康；当先天禀赋不足或因后天因素而元气耗伤时，则后天诸气失助而衰败，导致一系列疾病的发生。传统功法的锻炼，非常重视培补人体元气。如意守丹田、命门之法，是由先天之精藏于肾，肾位于腰部，因此通过意守和吸、抵、撮、闭的呼吸锻炼，使肾中元精益固，即“精化为气”，元气自充。元气充益后，则可更好地激发与推动脏腑进行正常有效的生理活动，这对维持机体健康、预防疾病具有重要意义。

（三）内外合一，阴阳平衡

古代养生家认为养生应以保持人体的阴阳平衡为总则，一旦人体的阴阳平衡被打破，人体抵御外邪的能力便随之下降，疾病自生。传统功法主张“阴阳平衡、形与神俱、动静结合”的养生观。在传统功法的习练过程中，强调动静结合、形神兼备、以意导气，注重用意念统领全身，通过入静放松、以意导气、以气催形的反复练习，达到“形、神、意、气”的内外统一。

所谓“内”，指的是心、神、意、气等内在的心志活动和气息的运行；所谓“外”，指的是手、眼、身、步等外在的形体活动。练静功时一般采用坐、卧、站等安静的姿势，结合意念的集中与各种呼吸方法进行锻炼。姿势、呼吸、意念三者不可分割，它们互相影响，互相促进。动功由肢体运动、呼吸锻炼、意念运用三个部分组成。肢体运动表现于外，但要求达到“动中有静”，即注意力集中，情绪安定，并根据动作变化，配以适当的呼吸方法，达到形、意、气的统一。这种练功方法，对外能利关节、强筋骨、壮体魄，对内能理脏腑、通经络、调精神，使身心得到全面发展。

阴阳的动态平衡是维持人体正常生理活动的基础，阴阳平衡关系被破坏，就意味着疾病的发生。中医认为，疾病的发生、发展、诊断、治疗、转归等，都以阴阳学说为理论依据，如《黄帝内经》指出：“阴胜则阳病，阳胜则阴病。”所以，传统功法能养生祛病的机理，必然也寓于阴阳变化之中。如阴盛阳虚的患者，就应选择以动态为主的练习，以求助阳胜阴；而阴虚阳亢的患者，则应选择练习以静态为主的功法，以养阴制阳。夏季以静态为主，以防阳耗；而冬季则以动态为主，以防阴盛。病势向上（如肝阳上亢），则意念向下；若病势向下（如气虚下陷），则意念向上。所有这些，皆为阴阳平衡。

二 传统功法的现代医学机制

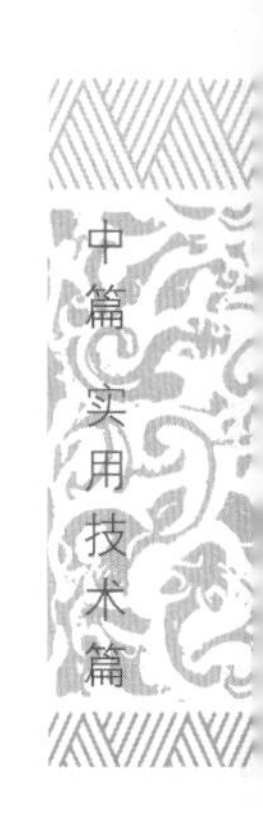

传统功法是身心共调的运动之一，它注重调身、调息、调心。从现代医学来讲，调身即运动训练，调息即呼吸训练，调心即心理支持或冥想。研究与实践证明，传统功法对人体的生理或心理皆有一定的积极作用。

（一）运动训练

八段锦、健身气功、太极拳等传统功法是一种有氧运动，运动生理学明确提出，有氧运动对多个系统和健康结局有积极的影响。它可以促进血液循环，改善大脑的营养状况，促进脑细胞的代谢，使大脑的功能得以充分发挥，有益于神经系统的健康，有助于保持旺盛的精力和稳定的情绪；使心肌发达，收缩有力，增强心脏的活力及肺脏的呼吸功能，改善末梢循环；增加膈肌和腹肌的力量，促进胃肠蠕动，防止食物在消化道中滞留，有利于消化吸收；可提高机体的免疫机能及内分泌功能；还能增强肌肉关节的活力，使人的动作灵活轻巧，反应敏捷、迅速。

所以，积极适度的运动不仅能降低心脑血管疾病、糖尿病、慢性阻塞性肺疾病、癌症等慢性疾病的发生率和死亡率，还能增强免疫功能，改善疾病的预后。许多研究发现，传统功法如八段锦、太极拳、易筋经、少林内功等在肺康复的过程中具有提高运动耐力和生活质量、改善平衡性、减少跌倒风险、缓解气促症状等作用。

缺乏运动与各种不良健康结局相关：①长期不运动，机体对心脏的工作要求降低，逐渐导致心肌无力，心率增快；②血管弹性降低，易患高血压、冠心病；③胃肠蠕动减慢，影响消化吸收功能；④筋骨得不到很好的锻炼，不仅容易得骨质疏松症，还会影响青少年的生长发育；⑤人体吸收的能量不变但消耗少，可转化成脂肪引起肥胖；⑥免疫力低，易患病，死亡率增加等。长期缺乏锻炼，会使组织器官机能下降30%。一项针对澳大利亚成人的研究报告显示，每坐1小时，预期寿命会缩短22分钟。

（二）呼吸训练

慢性肺系疾病患者常存在肺部炎症，甚至呼吸衰竭，这在一定程度上影响肺功能，部分患者会有呼吸困难的症状。在进行健身气功训练时有意识地调整呼吸，可锻炼呼吸功能。部分研究发现，八段锦、易筋经、太极拳等可缓解呼吸困

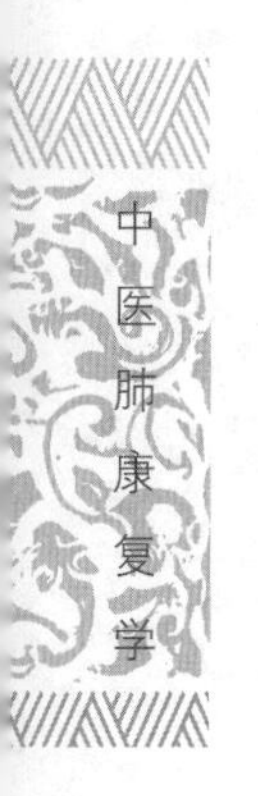

难，改善肺功能。但呼吸训练、呼吸肌训练或健身气功训练在改善肺功能方面的作用则需要更多的研究去发现和证实。

经常进行运动锻炼的人，呼吸器官的构造和机能都会发生良好的变化，主要是骨性胸廓发达，胸围增大，既增加了肺从内向外排气的量，又为肺内储存较多的气体提供了空间条件。运动可以使呼吸肌逐渐发达且力量增强，由于膈肌的收缩和放松能力的提高，肺活量也相应增大。随着运动水平的提高，肺通气量也相应增大。运动锻炼促进了肺的良好发育，使肺泡的弹性和通透性增加，更有利于进行气体交换。组织对氧的利用率也可能提高，表现为呼吸差加大，安静时呼吸频率缓慢。同时，呼吸与运动的协调配合使患者能够适应和满足较强烈运动对呼吸系统的要求。

（三）心理支持或冥想

慢性肺系疾病常伴随气促或乏力等症状，严重影响患者的正常生活，患者常伴有焦虑、抑郁等心理障碍。适当的心理支持是非常有必要的，其中最常用的是心身疗法。传统功法是一种起源于中国的心身运动形式，它注重身心之间的联系，将调身、调息和调心融合成一体。传统功法中的调心与现代医学所说的冥想有些类似，冥想即自我调节注意力和不加评判地看待当下现象。目前部分研究发现，冥想可以促进心理健康，对于存在轻中度心理障碍的慢性肺系疾病患者，可以将冥想作为辅助治疗或初始治疗。但需要注意，冥想甚至传统功法并不能代替精神科的治疗。

第三节　传统功法在肺康复中的作用及实践

在肺康复中使用比较多的传统功法是国家体育总局编创的健身气功（五禽戏、八段锦、六字诀、易筋经）、太极拳等，目前已有一定的临床实践和研究成果。此外，近现代亦有诸多根据古代导引术及健身气功编制的功法，本节仅将内养操、形神桩、放松功作为近现代气功功法的代表进行简单的论述。

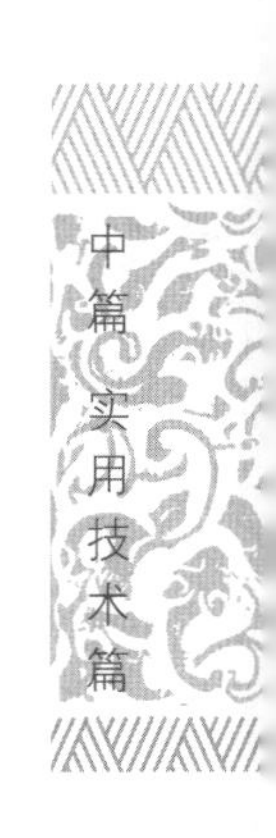

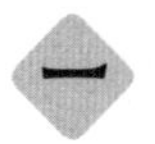

一 五禽戏

五禽戏按照《三国志·华佗传》的记载，为东汉末年著名医学家华佗首创，即根据中医原理，以模仿虎、鹿、熊、猿、鸟五种动物的动作和神态编创的一套导引术，成为我国中医养生运动保健的先驱。华佗在《庄子》“二禽戏”（“熊经鸟伸”）的基础上创编了“五禽戏”，其名称及功效据《后汉书·方术列传·华佗传》记载为“吾有一术，名五禽之戏：一曰虎，二曰鹿，三曰熊，四曰猿，五曰鸟。亦以除疾，兼利蹄足，以当导引。体有不快，起作一禽之戏，怡而汗出，因以著粉，身体轻便而欲食。普施行之，年九十余，耳目聪明，齿牙完坚”。

（一）功法特点

意守、调息和动形协调配合。意守可以使精神宁静，神静则可以培育真气；调息可以行气，通调经脉；动形可以强筋骨，利关节。由于五禽戏是模仿五种禽兽的动作，因此，意守的部位有所不同，动作不同，所起的作用也有所区别。虎戏即模仿虎的形象，取其神气、善用爪力和摇首摆尾、鼓荡周身的动作，要求意守命门，命门乃元阳之所居，精血之海，元气之根、水火之宅，意守此处，有益肾强腰、壮骨生髓的作用，可以通督脉、去风邪；鹿戏即模仿鹿的形象，取其长寿而性灵，善运尾闾，尾闾是任、督二脉通会之处，鹿戏意守尾闾，可以引气周营于身，通经络、行血脉、舒展筋骨；熊戏即模仿熊的形象，熊体笨力大，外静而内动，要求意守中宫（脐内）以调和气血，练功时注重内动而外静，可以使头脑虚静，意气相合，真气贯通，且有健脾益胃之功效；猿戏即模仿猿的形象，猿灵活好动，此戏就是要外练肢体的灵活性，内练抑制思想活动，达到思想清静、体轻身健的目的，要求意守脐中，以求形动而神静；鸟戏又称鹤戏，即模仿鹤的形象，动作轻翔舒展，要求意守气海，气海乃任脉之要穴，为生气之海，鹤戏可以调达气血，疏通经络，活动筋骨关节。五禽戏的五种功法各有侧重，但又是一套整体、系统的功法，如果经常练习而不间断，则具有养精神、调气血、益脏腑、通经络、活筋骨、利关节的作用。神静而气足，气足而生精，精足而化气动形，达到三元（精、气、神）合一的目的，可以达到祛病、健身的效果。恰如华佗所说：“亦以除疾，兼利蹄足。”

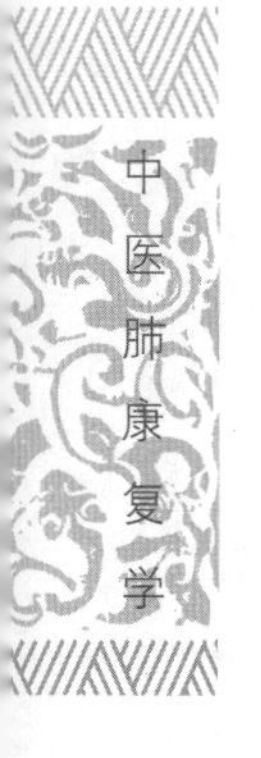

（二）练功要领

五禽戏的动作数量主要基于陶弘景《养性延命录》的描述，为10个动作，每戏两动，并在功法的开始和结束增加了起势调息和引气归元，体现了形、意、气的合一，符合习练者特别是中老年人运动的规律；动作素材来源于传统，在古代文献的基础上，汲取精华，加以提炼、改进；动作设计考虑与形体美学、现代人体运动学进行有机结合，体现时代特征和科学健身理念；功法符合中医理论、五禽的秉性特点，配合中医脏腑、经络学说，既有整体的健身作用，又有每一戏的特定功效；动作仿效虎之威猛、鹿之安舒、熊之沉稳、猿之灵巧、鸟之轻捷，力求蕴含“五禽”的神韵，形神兼备，意气相随，内外合一。

（三）临床应用

五禽戏主要通过调身、调息、调心，达到强身健体、安神养心、康复治疗、祛病延年的功效。五禽戏在呼吸中体现了动与息的胸腹肌力互助和以形导气、以气催形的原则。不同学习阶段采用不同的呼吸方法和运用不同的呼吸技巧，使呼吸向“深，长，细，匀，缓，静”的方向发展，达到呼吸吐纳、形体活动和心理调节相协调、相促进的目的，以获得最好的锻炼效果。五禽戏在肺康复中的作用分析如下。

1. 对肺功能的影响

五禽戏是一种以调息配合肢体动作共同实施的锻炼模式，腹式呼吸为其最常见的调息形式，反复的腹式呼吸运动锻炼能够增强腹肌及膈肌的力量，增强对胸腹腔各脏器的按摩作用，从而促进肺部的血液循环，增加含氧量。同时五禽戏还在不同的动作状态下结合特定的呼吸模式进行综合锻炼，其中，在配合鸟戏锻炼时，患者的呼吸更加深长和细匀，能更进一步增强吸气肌、呼气肌和辅助呼气肌的力量，提高植物神经系统的协调能力；在虎戏方面，以慢呼快吸为主，这种“气自丹田吐”的方式有利于张开肺气和增强肺活量。五禽戏的各戏与各脏腑一一对应，全面实施虎戏、鹿戏、熊戏、猿戏及鸟戏，能进一步改善各脏腑的内在功能及增强对外感六淫的抵抗能力，从而在整体上改善患者肺功能的状态。有部分研究显示，五禽戏可改善肺功能，特别是鸟戏。但是，目前医界有关五禽戏的研究较少，仍需进一步证实。

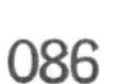

2. 对运动耐力及生活质量的影响

五禽戏是一项有氧运动，具有动作锻炼幅度较小、安全性较高及患者易于接受的特点。五禽戏是一种基于人体生理状态的养生保健措施，其锻炼动作类型包括肢体的伸展、舒张和开合等，重复锻炼能有效提升肌肉及关节的功能，患者的运动耐量亦可得到增强。当运动耐力及肺功能改善后，生活质量自然会上升，部分研究已证实了这一观点。

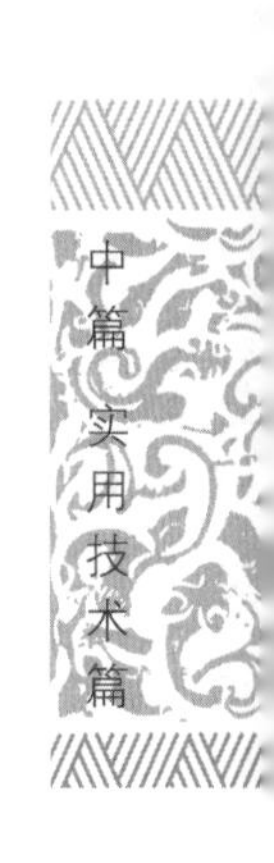

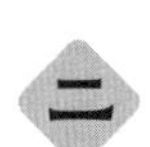 二 八段锦

八段锦以中医理论为指导，以“调”为手段，以“衡”为目的，进而起到强身健体的作用。八段锦的动作要领可概括为八句口诀：“两手托天理三焦，左右开弓似射雕；调理脾胃须单举，五劳七伤往后瞧；摇头摆尾去心火，两手攀足固肾腰；攒拳怒目增气力，背后七颠百病消。”其中第一、第八式以调节为主，平衡全身阴阳，同时作为练功的起讫动作；第二、第三式以调和为主，平衡气机之升降，有中医治未病之意；第四、第五式以调治为主，平衡标本、阴阳，用于治疗（或辅助治疗）劳伤性疾病或心火偏旺的虚实夹杂性疾病，可谓治疗性功法；第六、第七式以调摄为主，平衡任督、身心，为典型的强壮性功法，经常锻炼能起到“固肾腰”“增力气”的作用。

（一）功法内容

预备式：宁静心神，调整呼吸，内安五脏，端正身形。

1. 第一式：两手托天理三焦

方法：自然站立，双脚平开，与肩同宽，含胸收腹，腰脊放松。正头平视，口齿轻闭，宁神调息，气沉丹田。双手交叉至胸前翻掌缓缓举至头顶，用力向上托举，眼睛看手背两秒后头摆正。脚跟亦随双手的托举而起落。共托举六次。

作用：主治三焦、肺脾诸疾，以调理三焦、宣肺和脾为主，对胸闷、腹胀、纳差等慢性疾病治疗或病后调理尤为有效。

2. 第二式：左右开弓似射雕

方法：自然站立，左脚向左侧横开一步，身体下蹲成马步，双手虚握于两髋之外侧，随后自胸前向上划弧提于胸前。右手向右拉至与肩平高，意如拉紧弓弦，开弓如满月；左手捏剑诀，向左侧伸出，转头向左，视线通过左手示指凝视远方，意如弓箭在手，等机而射。稍做停顿后，随即将身体向上挺起，顺势将两

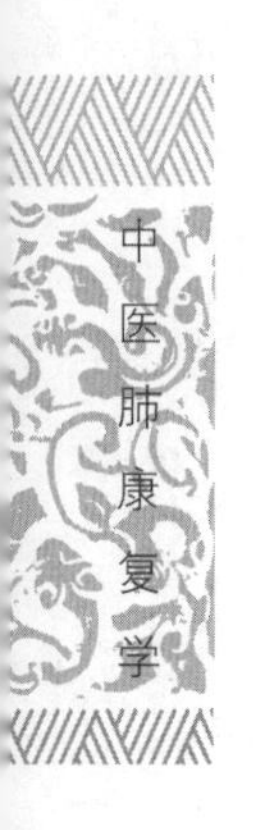

手向下划弧收回胸前，并同时收回左腿，还原成自然站立。此为左式，右式反之。左右调换练习六次。

作用：拉弓及扩胸的动作，可以活络肩背的气血，这些动作是理肺、开胸的最佳动作，对于肺虚、肺气功能不佳者有极好的改善效果。展肩扩胸，可刺激督脉和背部俞穴，同时调节手太阴肺经的经脉之气，能有效增强下肢肌肉力量，提高平衡和协调能力。

3. 第三式：调理脾胃须单举

方法：自然站立，左手缓缓自体侧上举至头顶翻转掌心向上，并向左外方用力举托，同时右手下按附应。而后左手沿体前缓缓下落，还原至体侧。右手举按动作同左手，惟方向相反。左右调换练习六次。

作用：胃在身体的中间，胆与脾、胰分别在身体的右侧及左侧，单举的动作，不但可使身体两侧的肋间肌获得延展，同时，当右侧上举的时候，还可刺激右侧胆汁的分泌，左侧向上单举的时候，可以刺激胰岛素的分泌，左右轮流单举，使左右脑变得活跃，总体来说，单举动作有开脾胃、活经络、促进消化腺分泌及改善吸收功能的作用，对于食欲不佳、消化不良、面黄肌瘦、发育不良的人有非常好的改善效果。

4. 第四式：五劳七伤往后瞧

方法：自然站立，双脚与肩同宽，双手自然下垂，宁神调息，气沉丹田。头部微微向左转动，两眼目视左后方，稍停顿后，缓缓转正，再缓缓转向右侧，目视右后方稍停顿，转正。反复六次。

作用：通过上肢伸直、外旋、扭转的劲力牵张作用，可以扩张牵拉胸腔、腹腔内诸脏腑；往后瞧的起头动作可以刺激颈部大椎穴及背部各俞穴，达到防治五劳七伤的目的；能够增加颈部及肩关节周围参与运动肌群的收缩力，增加颈部运动幅度，活动眼肌，预防眼肌疲劳及肩背部疾病，改善颈部及脑部血液循环，有助于解除中枢系统的疲劳。

5. 第五式：摇头摆尾去心火

方法：双脚横开，双膝下蹲，成“骑马步”。上体正下，稍向前探，两目平视，双手反按在膝盖上，双肘外撑。以腰为轴，头脊要正，将躯干划弧摇转至左前方，左臂弯曲，右臂绷直，肘臂外撑，头与左膝呈一垂线，臀部向右下方撑劲，目视右脚尖；稍停顿后，随即向相反方向划弧摇至右前方。反复六次。

作用：双腿下蹲、摆动尾缕可刺激脊柱、督脉，摇头可刺激大椎穴，从而达

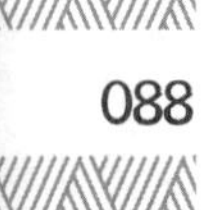

到疏经泄热的目的，有助于除心火，并可改善心悸、胸闷、失眠、多梦、便秘等症状。

6. 第六式：两手攀足固肾腰

方法：松静站立，双脚平开，与肩同宽。双臂平举自体侧缓缓抬起至头顶上方转掌心朝上，向上作托举状。稍停顿，双腿绷直，以腰为轴，身体前俯，双手顺势攀足，稍做停顿，将身体缓缓直起，双手顺势起于头顶之上，双臂伸直，掌心向前，再从身体两侧缓缓下落于体侧。反复六次。

作用：做大幅度前屈后伸的动作，可刺激脊柱督脉及阳关、委中等，有助于防治生殖泌尿系统的慢性病，达到固肾壮腰的目的；可有效增强躯干前后伸屈背柱肌群的力量与伸展性；同时对于腰部的肾、肾上腺有良好的牵拉、按摩作用，可改善其功能，刺激其活动。腰为肾之府，练功时双手抚肾、攀足屈伸腰脊，有助于刺激脊椎的血液循环，对于骨质疏松的防治、腰脊的强化，有很大帮助。

7. 第七式：攒拳怒目增气力

方法：双脚横开，双膝下蹲，呈“骑马步”。双手握拳，拳眼向下。左拳向前方击出，顺势将头稍向左转，两眼通过左拳凝视远方，右拳同时后拉，与左拳出击形成一种“争力”。随后，收回左拳，击出右拳，要领同前。反复六次。

作用：肝主筋，开窍于目，与怒气相关。练功时要睁大眼睛、气灌两目和两拳，使气血自肝外达于两目、两拳的韧带。“怒目瞪眼”可刺激肝经，使肝血充盈，肝气疏泄；两腿下蹲，脚趾抓地，双手攥拳，旋腕手指强力抓握等动作，可刺激手、足三阴、三阳经脉和督脉，同时可使全身肌肉、筋脉受到劲力牵张刺激，长期锻炼可使全身肌肉结实有力，气力增加。

8. 第八式：背后七颠百病消

方法：双脚并拢，双腿直立、身体放松，两手臂自然下垂，手指并拢，掌指向前。随后双手平掌下按，顺势将两脚跟向上提起，稍做停顿，将两脚跟下落着地。反复六次。

作用：脚趾抓地，可刺激足部有关经脉，调节相应脏腑功能，同时踮脚可刺激脊椎和督脉，使全身脏腑经络气血通畅，阴阳平衡。

收式：使气息归元，整理肢体，放松肌肉，愉悦心情，进一步巩固练功的效果，随后逐渐恢复到练功前安静的状态。

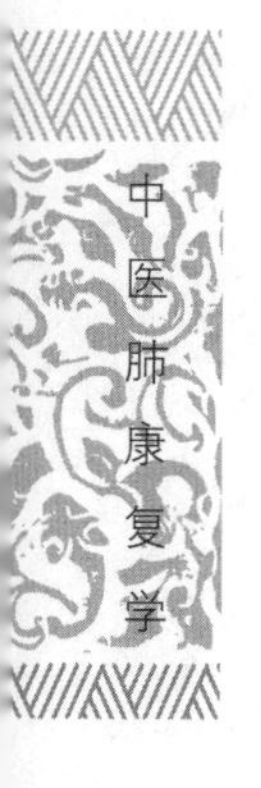

（二）功法特点

1. 脏腑分纲，经络协调

八段锦依据中医脏象理论及经络理论，以脏腑经络的生理、病理特点来安排导引动作。在八式动作中，每一式既有其明确的侧重点，又注重各式间功能效应的呼应协调，从而全面调整脏腑机能及人体的整体生命活动状态。

2. 神为主宰，形气神合

八段锦通过动作导引，注重意识对形体的调控，将意识贯注到形体动作之中，使神与形相合；意识的调控和形体的导引，促使真气在体内运行，达到神注形中、气随形动的境界。

3. 对称和谐，动静相兼

八段锦每式动作及动作之间都表现出对称和谐的特点，形体动作在意识的导引下轻灵活泼，节节相贯，舒适自然，体现出内实精神、外示安逸、虚实相生、刚柔相济的神韵。

（三）练功要领

1. 松静自然，形息相随

八段锦的锻炼，要求精神形体放松，心平方能气和，形松意充则气畅达。此外，其还要求形体、呼吸、意念要自然协调，形体自然，动作和于法度；呼吸自然，形息相随，要勿忘勿助，不强吸硬呼；意念自然，要似守非守，绵绵若存，形、气、神和谐一体。

2. 动作准确，圆活连贯

八段锦动作安排和谐有序，在锻炼过程中首先要对动作的线路姿势、虚实、松紧等分辨清楚，做到姿势端正、方法准确。经过一段时间的习练，力求动作准确、熟练、连贯，动作的虚实变化和姿势的转换衔接无停顿断续，如行云流水，连绵不断。逐步做到动作、呼吸、意念的有机结合，使意息相随，达到形、气、神三位一体的境界和状态。

（四）临床应用

1. 对肺功能的影响

八段锦习练过程中的呼吸方式为腹式呼吸，要求气贯丹田，呼吸时保持

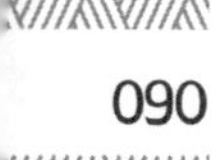

“深、长、细、缓、匀、柔”，同时配合膈肌及胸廓的运动，促进患者吸入更多新鲜空气，吐出残余浊气，增加呼吸有效腔，促进肺泡膨胀，以达到改善慢性阻塞性肺疾病患者肺功能的目的。部分研究发现八段锦训练可改善肺功能，但目前结论尚不统一。

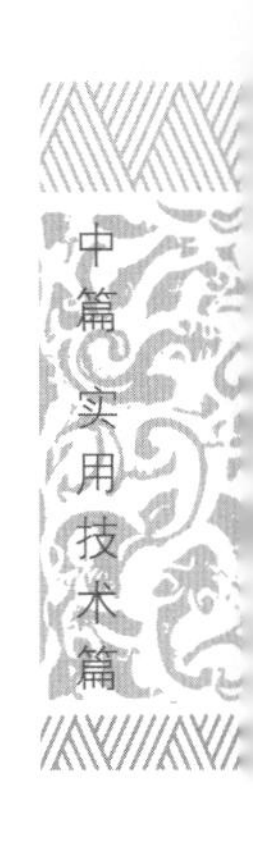

2. 对运动耐力及生活质量的影响

在八段锦整体动作习练过程中，患者通过运动上下肢关节周围的肌肉、韧带及关节软组织，可改善骨骼肌肉功能。2018年的一项纳入12项随机对照试验的系统评价显示，八段锦可改善慢性阻塞性肺疾病患者的运动耐力及提高其生活质量。

3. 对心理障碍的影响

八段锦既是一项运动训练，也是一种冥想治疗。在习练八段锦的过程中，掌握松静自然是习练的关键。松是指精神与形体两方面的放松。精神的放松主要是解决心理和生理上的紧张状态。在现代生活中，激烈的竞争，快速的工作节奏，使人经常处于一种紧张、浮躁的情绪中，这就需要在练功中保持一种愉悦、祥和的心态，豁达心胸，培养高尚的情操。形体的放松主要是指关节、肌肉及脏腑的放松。肢体不能僵直绷劲，要由上到下，由里到外，直透皮肤、毛孔，节节松开。部分研究证实八段锦能改善慢性阻塞性肺疾病患者伴随的焦虑、抑郁状态或提高该类患者的认知水平。

三 六字诀

健身气功中的六字诀是以呼吸吐纳为主，同时配合嘘、呵、呼、呬、吹、嘻六种独特的吐音方法，并辅以相应简单的肢体动作和意念，来调整肝、心、脾、肺、肾、三焦乃至全身的气机运行，以达到调节心理、强壮脏腑、柔筋健骨等强身健体、养生康复的目的，是一套简单易学、功效显著、风格独特的健身气功功法。

（一）功法特点

1. 以音引气，调节脏腑

六字诀的锻炼通过特定的发音来引动与调整体内气机的升降出入。以“嘘、呵、呼、呬、吹、嘻”六种不同的特殊发音，分别与人体肝、心、脾、肺、肾、三焦六个脏腑相联系，从而发挥调整脏腑气机的作用。在六字的发音和口型方面

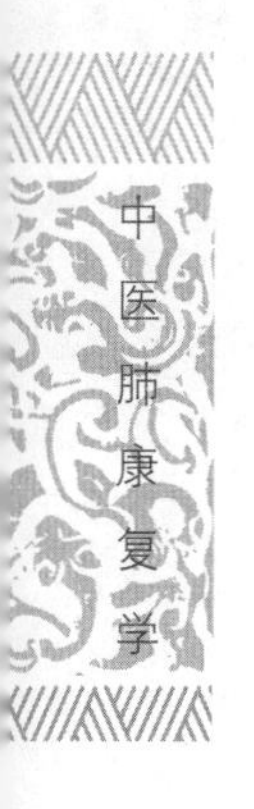

有其相应规范，目的在于通过发音来引动相应脏腑的气机。

2. 吐纳导引，音息相随

六字诀功法中，每一个功法的动作安排、气息调摄都与相应脏腑的气化特征相一致，如肝之升发、肾之蛰藏等。练习过程十分注重将发音与调息吐纳及动作导引相配合，使发音、呼吸、动作导引协调一致，相辅相成，浑然一体，共同起到畅通经络气血、调整脏腑机能的作用。

3. 舒展圆活，动静相兼

六字诀功法的动作舒展大方，柔和协调，圆转灵活，如行云流水，婉转连绵，具有人在气中、气在人中的神韵，表现出安然宁静与和谐之美。并且其吐气发音要求匀细柔长，配合动作中的静立养气，使整套功法表现出动中有静、静中有动、动静结合的韵意。

（二）练功要领

1. 发音准确，体会气息

吐气发音是六字诀独特的练功方法，发音的目的在于引导气机。因此在练功时，必须按要求校准口型，准确发音。初学时，可采用吐气出声发音的方法，校正口型和发音，以免憋气；熟练后，可以逐渐过渡为吐气轻声发音，渐至匀细柔长，并注意细心体会气息的变化。

2. 注意呼吸，用意轻微

六字诀中的呼吸方法主要是逆腹式呼吸。其方法与要领是鼻吸气时，胸腔慢慢扩张，而腹部随之微微内收，口呼气时则与此相反。这种呼吸方法使横膈膜升降幅度增大，对人体脏腑产生类似按摩的作用，有利于三焦气机的运行。练功时要注意呼吸，但用意轻微，做到吐唯细细，纳唯绵绵，有意无意，绵绵若存，这样方能将形意、气息合为一体，使生命活动得到优化。

3. 动作舒缓，协调配合

六字诀功法以呼吸吐纳为主，同时辅以动作导引。该功法通过动作的导引来协调呼吸吐纳发音引动的气息，以促进脏腑的气化活动。因此，习练时要注意将动作与呼吸吐纳、吐气发音协调配合，动作做到松、柔、舒、缓，以顺应呼吸吐纳和吐气发音时匀细柔长的气机变化。

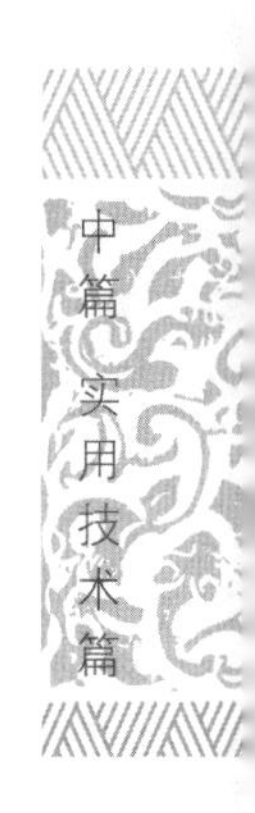

（三）临床应用

1. 对肺功能的影响

有研究表明，缩唇呼吸对改善肺功能有着积极作用。而六字诀中的“嘘”字功法有和缩唇呼吸相似的作用，可缓解吸气气流压力的下降，使小气道内压升高，从而防止小气道塌陷，促进残气量的排除，增强肺泡换气，缓解缺氧。一项纳入10项随机对照试验的系统评价显示，与全身呼吸操相比，六字诀可改善慢性阻塞性肺疾病患者的肺功能。

2. 对运动耐力及生活质量的影响

随着慢性疾病的进展，患者运动耐力的下降常与肌肉萎缩相关。从机制的角度讲，六字诀主要通过牵动脏腑来达到强身健体的目的，其中“呼”字对应人的脾脏，故“呼”字功法训练有助于增强脾脏功能，帮助食物消化，使气血得以运输至各个脏腑，骨骼肌肉得以滋养，从而强健骨骼，增强运动耐力。此外，训练过程中还配合肢体屈伸、旋转等动作，使肢体柔韧平衡，有助于增强患者肢体活动的稳定性，延长其活动时间。有部分研究显示，与全身呼吸操相比，六字诀可提高慢性阻塞性肺疾病患者的运动耐力及生活质量。

四 易筋经

易筋经强调肢体的屈伸扭转和牵拉，其十二式中上肢的动作练习都是基于下肢的桩功练习，故练习易筋经能够增强下肢的桩力，通过屈膝下蹲练习，可全面锻炼下肢肌肉、韧带以及腹肌、腰肌、背肌等，使下肢肌肉坚实饱满。有研究表明，定势站桩时长与老年人膝关节屈伸肌力力学指标的改善程度相关，定势站桩能显著改善老年人的膝关节屈伸肌力。同时，也有研究发现易筋经十二式的动作有利于人体胸廓充分扩张，从而有效刺激呼吸肌运动，增强呼吸肌的肌力和耐力，提高呼吸肌的储备力，从而改善呼吸功能，对于肺部疾病有较好的防治效果。

（一）功法特点

1. 抻筋拔骨，形气并练

《易筋经》中记载：“筋，人身之筋络也，骨节之外，肌肉之内，四肢百

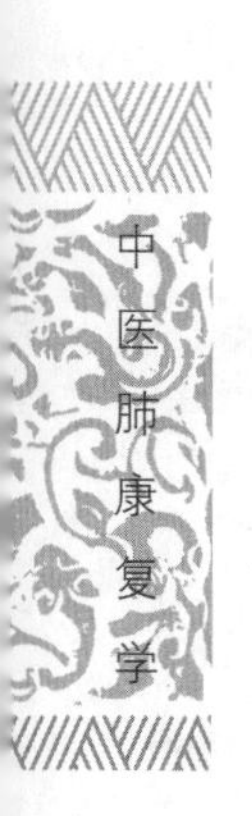

骸，无处非筋，无处非络，联络周身，通行血脉，而为精神之外辅……是故练筋必须练膜，练膜必须练气。”因此，易筋经功法应从练形入手，以神为主宰，形气并练，通过形体动作的牵引伸展、抻筋拔骨来锻炼筋骨、筋膜，以畅通十二经络与奇经八脉之气机，进而调节脏腑机能。

2. 夹脊，刺激背俞

易筋经有较多的身体俯仰、侧弯及旋转动作，可通过脊柱的旋转屈伸运动刺激背部的腧穴和畅通任督二脉，调节脏腑机能，达到健身防病、益寿延年的目的。

3. 舒展大方，协调美观

易筋经的动作，如屈伸、外旋内收、扭转身体等都要求舒展大方，上下肢与躯体之间，肢体与肢体之间的左右上下，以及肢体左右的对称协调，彼此相随，密切配合，呈现出动作舒展连贯、柔畅协调的神韵。而且整套动作刚柔相济，速度均匀和缓，用力轻盈圆柔，不使蛮力，不僵硬。其目的就是通过“抻筋拔骨”，牵动经筋、经络，进而调节脏腑机能，畅通气血，以此强身健体。

（二）练功要领

1. 神注桩中，形神合一

习练易筋经时，要求精神放松，意识平和。通过动作变化引导气的运行，做到神注桩中，意气相随。运用意念时，不刻意意守某一部位，而是要求将意识贯注到动作之中，并注意用意要轻，似有似无，切忌刻意、执着。

2. 自然呼吸，动息相随

习练易筋经时，要注意使动作和呼吸始终保持柔和协调，不要刻意执着于呼吸的深绵细长。练功呼吸时，要求自然流畅、不喘不滞，这样更有利于身心放松、心气平和。

3. 虚实相间，刚柔相济

习练易筋经时，要注意动作刚与柔、虚与实的协调配合。因为用力过“刚”，会出现拙力、僵力，以至于影响气血的流通和运行；动作过“柔”，则会出现松懈、空乏，不能起到引动气机、抻筋拔骨的作用。

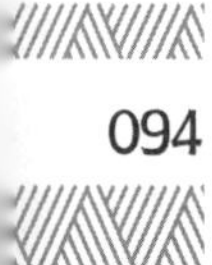

（三）临床应用

易筋经的各式动作均需要多块肌肉的参与，除了影响膈肌外，还可以直接影响胸锁乳突肌、胸大肌、胸小肌、腹肌等辅助呼吸肌，使呼吸肌进行等长收缩和等张收缩，从而增强呼吸肌的收缩耐力和收缩力，最终改善人体的呼吸功能，进而改善慢性阻塞性肺疾病稳定期患者的症状，提升其肺功能、活动能力、情绪调节能力和自我护理能力。

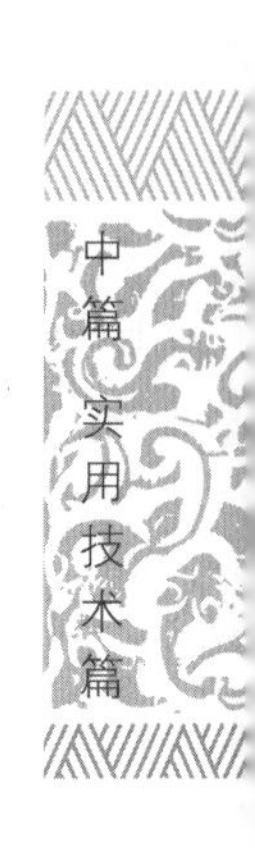

五 太极拳

“太极”一词源于《周易》中的“易有太极，是生两仪”，含有至高、至极、绝对、唯一的意思。太极拳是最具特色的传统运动养生功法之一，是中华传统文化的形体语言，其历史源远流长。目前使用最多的是国家体育总局的二十四式简化太极拳。

太极拳的整个运动过程从始至终都贯穿着“阴阳”和“虚实”，其运动作势，圆活如环之无端，循环往复，每个拳式都蕴含“开与合”“圆与方”“卷与放”“虚与实”“轻与沉”“柔与刚”“慢与快”等阴阳变化之道，并在动作中有左右、上下、里外、大小和进退等对立统一、圆活一致的太极之理。太极拳通过形体导引，将意、气、形结合成一体，使人体精神和悦、经络气血畅通、脏腑机能旺盛，从而达到“阴平阳秘”的健康状态。

（一）功法特点

1. 势正招圆，阴阳相济

太极拳的形体动作以圆为本，一招一式均由各种圆弧动作组成。拳路的一招一式又构成了太极图形，并且其势端正，不散漫，不蜷缩，不歪斜。故从其外形上看，太极拳动作圆满舒展，不拘不僵，招招相连，连绵不断，整套动作一气呵成。

2. 神注桩中，意随桩动

太极拳的锻炼要求手、眼、身、法、步动作协调。注重心静意导、形神兼备。其拳形为“太极”，拳意亦为“太极”，以太极之动而生阳，静而生阴，激发人体自身的阴阳气血，以意领气，运于周身，如环无端，周而复始。

3. 呼吸均匀，舒展柔和

太极拳要求呼吸匀细、长、缓，并通过呼吸配合动作，导引气机的开合出入。一般而言，吸气时动作为引、蓄、化、合，呼气时动作为开、发、拿、打。

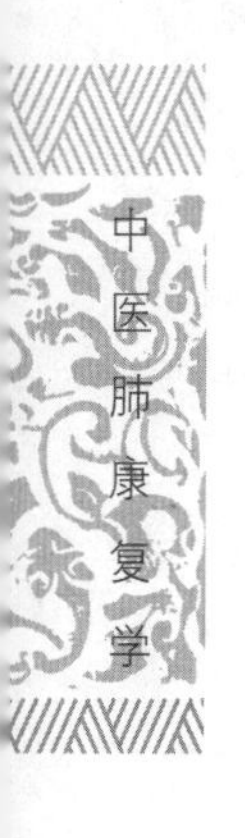

动作宜平稳舒展，柔和不僵。待拳势动作娴熟后，逐渐过渡到拳势呼吸，即逆腹式呼吸；吸气时横膈肌收缩，下腹部因腹肌收缩而被拉向腰椎，同时上腹部因横膈肌收缩下挤以及肋间肌和腹肌上部的放松而隆出，肛门、会阴部微收；呼气时，横膈肌松弛，腹肌上段收缩、下段松弛，下腹部隆出，肛门、会阴部紧缩上顶，待呼气尽再行咽津，并使全身放松。

（二）练功要领

1. 心静神宁，神形相合

练习太极拳时，首先要排除各种思想杂念，保持心神的宁静，将意识贯注到练功活动当中。神为主帅，身为驱使，刻刻留意，一动无有不动，一静无有不静。身动于外，气行于内，以意行气，以气运身，意到气到，周身节节贯串。

2. 松静圆润，呼吸自然

太极拳的身法要求全身自然放松，虚灵顶劲，气沉丹田，含胸拔背，沉肩坠肘，裹裆护肫。习练太极拳要求肌肤骨节处处开张，不先不后，迎送相当，前后左右，上下四旁，转接灵敏，缓急相将，逐渐达到行气如九曲珠无处不到，运劲如百炼钢何坚不摧。初学者要求呼吸自然，待动作娴熟后逐步采用逆腹式呼吸。

3. 以腰为轴，全身协调

腰是各种动作的轴，太极拳要求的立身中上下相随、前后相需、左右相顾，上欲动而下随之，下欲动而上领之，中部动而上下应之等都必须以腰部为轴，方能带动全身，上下前后左右协调一致，浑然一体，这是练好太极拳的关键所在。

4. 步法灵活，虚实分明

练习太极拳要注意动作灵活，运劲如抽丝，蓄劲如张弓，迈步如猫行。运动时要分清虚实，随着重心的转移，双脚要交替支撑重心，以保持全身的平衡。

（三）临床应用

1. 对情志的作用

研究证实，太极拳可以缓解慢性阻塞性肺疾病患者的焦虑或抑郁情绪，对心理健康有一定的积极作用。2016年加拿大情绪和焦虑治疗网络发布了成人抑郁症的管理指南，第5节“补充和替代药物治疗”指出，对于轻到中度的抑郁症，运动或冥想可被推荐为一级或二级治疗。太极拳作为一种起源于中国的身心运动，既

是一项运动，也是一种冥想。对于焦虑抑郁程度相对较轻，或是不愿接受精神科治疗，或是没有条件接受精神科治疗的患者，可以考虑将太极拳作为辅助治疗或初始治疗手段。

2. 对运动能力、生活质量的作用

从西医角度讲，太极拳是一项低或中等强度的有氧运动，也是一项平衡训练。目前，有部分研究证实，太极拳可改善慢性阻塞性肺疾病患者的运动耐力（六分钟步行距离）及生活质量。《美国体育锻炼指南》明确指出太极拳可改善平衡性及降低跌倒风险，并推荐老年人进行训练。但是对于太极拳与肺康复中常规的运动训练，尚不明确两者的疗效差异。

3. 对其他情况的作用

从生理角度讲，长期的太极拳运动可以改善肺通气和换气功能，提升运动能力，改善肺功能，但这仍需深入研究证实。

六 内养操

内养操，原名内养气功保健操，为赵理正先生吸收传统养生气功和武术内功健身之长而编创的一套保健体操。其特点是将吐纳、意念、形体自然融为一体，神形兼备，内外合一。内养操吐纳充分，气感明显，功法舒适，易学易练。可使无病者强身，还能改善慢性病患者呼吸、循环、消化和神经系统的功能，有较好的保健作用。该体操特别适合老、弱、病、残者进行康复习练。

（一）内养操的术势

1. 预备式

面向南方，双脚分立同肩宽，脚尖向前，全身松静自然，嘴微闭，齿微张，舌尖轻舐上颚，目守祖窍（两眼之间，又谓玄关）；鼻吸鼻呼，自然吐纳，静养两分钟后将口中津液缓缓咽下。

2. 采气连三田

两手由体侧移至腹前（脐下3寸处），掌指相对，掌心向上，徐徐抬臂，双掌置于眉前一拳处，随势用鼻轻、缓、匀、长吸气，腹部随之轻轻鼓起。双掌内旋180度，掌心向下，缓缓下降至脐下3寸处，随势轻、缓、匀、长呼气，腹部随之轻缓内收。反复习练，默数二十四息（以下各式均同）。

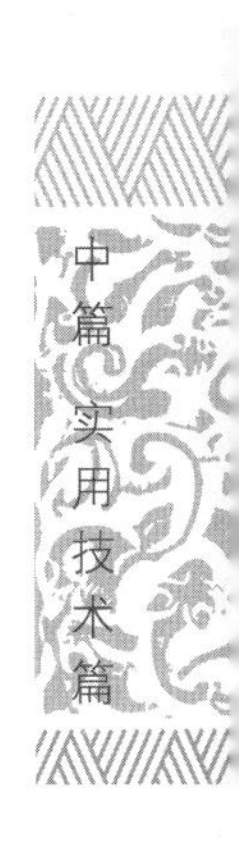

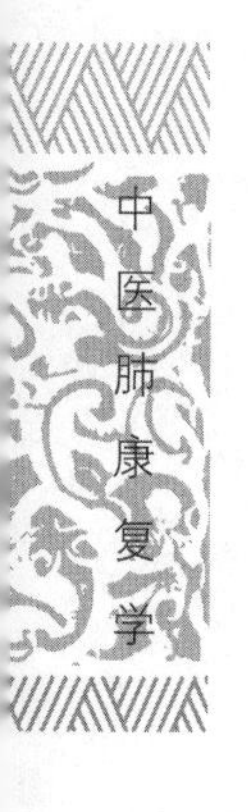

3. 推舟气通关

双手由体侧移至脐下3寸处，掌心向内，掌距一拳，掌指向上；徐徐上举平肩，置于肩前两拳处，随势吸气。双掌外旋180度，掌心向外，掌指向上，轻缓向前平推掌，随势呼气。双掌内旋180度，掌心向内，掌指向上，轻缀曲臂平收，掌置于肩前两拳处，随势吸气；再向前平推掌，呼气。默念至第二十四息吸气，平收掌后，双掌向体侧自然下降置于体侧，随势呼气。

4. 托天理三焦

双手由体侧移至脐下3寸处，掌心向内，掌指向上，徐徐上举过头后双掌外旋180度，掌心向上，头微后仰，目视双掌，随势吸气。双掌外旋90度后轻缓向体侧划弧，置于体侧，随势呼气。吸上呼下，反复练习。

5. 浮沉益脾胃

双掌外旋90度，掌心向前，小臂从体侧徐徐上抬，随之屈肘，双掌向胸膻中穴前一拳处划弧，掌指相对，掌心向下，随势吸气。双掌轻缓下沉至脐下3寸处后，移归体侧，随势呼气。

6. 收功

双目轻闭，自然吐纳，静养两分钟后缓缓咽下津液。然后轻睁双目，缓行百步（室内原地轻踏步百次）。

（二）注意事项

（1）内养操吐纳要轻、缓、匀、长；伴之收腹鼓腹应轻、缓，勿故意用力。

（2）意念为默数二十四息，练每步功均默念“一吸气，一呼气；二吸气，二呼气……”至“二十四吸气，二十四呼气”止。形体疏导宜在意念引导下和吐纳同步进行，要求轻松自然。

（3）此功四时可练，可整体练，亦可选练其中之功法，每日练1～2次，练功量以自感舒适为度。

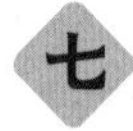七 形神桩

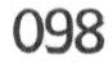

形神桩是当代较为流行的养生保健功法，其因良好的健身效果受到广大群众的喜爱，习练者众多。形神桩，从字义上讲，“形”指形体，“神”指神意（即

意识），“桩”指动作姿势。总而言之，形神桩就是将形与神相合在一起锻炼的功夫。常人的形体运动虽然也受神的支配，但神的注意力并未集中于运动的形体上，而是集中于运动的目标上，属于外向性运用意识。形神桩的锻炼要旨在于把神志活动与形体活动紧密地结合起来，即在练功时充分发挥感觉运动思维的作用，使形神相合。具体而言，就是要求在练功过程中，神完全集中于运动着的形体及与之相关的部位，使意念逐渐渗透至形体的皮肉筋脉骨各组织中去，使形、气、神三者相混融，从而达到生命组织的优化状态，起到健美身形、和畅经脉、祛病强身的功效。

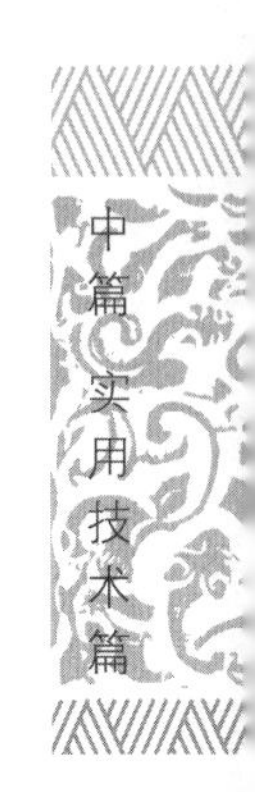

（一）功法特点

1. 伸筋拔骨，矫正身形

形神桩功法着眼于补救常人运动造成的形、气之偏，其中有很多动作可以牵动日常很少运动的部位。形神桩强调用神意充斥形体，导引牵拉以伸筋拔骨、开关通窍、调动经络气血，从而达到矫正身形、强壮身体的功效。

2. 全身兼顾，整体全面

形神桩非常强调对形体的锻炼和调控，整套功法动作的编排周到细微，照顾到了全身各个部分。从躯干来说，有头、颈、胸、背、胁肋、腹、骨盆、尾闾、会阴的完整系列；从上肢来说，有肩、肘、腕、掌、指的系列；从下肢来说，有胯、膝、踝、足、趾的系列。不仅如此，从动作的配合方面来说，又是左右对称、前后平衡、上下相关的有机组合。注重肌肉、肌腱运动的牵张与收缩的协调，扩大了关节属伸扭转的幅度。总之，使全身的绝大部分运动组织得到在神意支配下的锻炼，因而练此功可以使气机平衡，祛病强身。

3. 以形引气，形神合一

形神桩注重通过练形而引动气机，在方法上贯穿了“意引气，气引形，形引气，气动意”的锻炼模式。具体表现为通过意识与形体动作的结合，由意念引动气向运动部位集聚，神气结合带动形体运动，形体运动又牵动经脉之气，使局部的气充斥，血亦随之增多，局部产生充胀与流动感，这种感觉又使意念集中于运动部位，而集中的意念又导致气的聚集，形成良性循环。

4. 注重末端，启动经络

由于各条经脉的交接部位、气的内外出入的交换部位都在肢端，故形神桩根

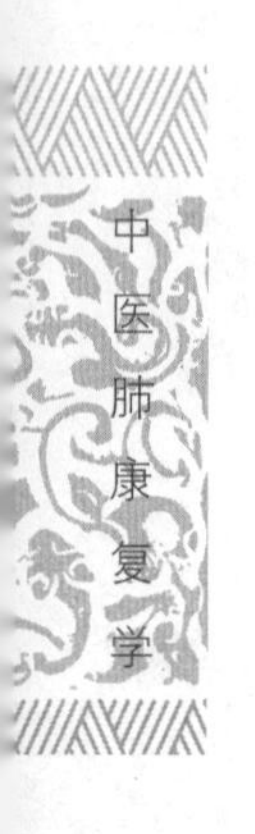

据经络、气血循环的规律来安排动作，注重活动肢体末节。如上肢的肢端、下肢的肢端、头部等。头动则四肢皆动，一身经络气血得以流通。形神桩正是通过这种引气的机制调动全身的经络系统，并由此内连脏腑之气，外通经络之气，使周身形、气、神合为一个整体。

（二）练功要领

1. 神与形合，松紧并用

由于形神桩功法中的很多动作牵动日常很少运动的部位，以伸筋拔骨、矫正身形，因此开始习练时，若不用力则难以做到姿势规范，但若太用力又容易偏于僵硬而难以符合松、柔的要求。因此要想处理好这一矛盾，就必须松紧并用。首先，开始习练时可以用力以达到规范要求，待形成了运动习惯后，便能达到松柔自如的地步。其次，局部紧全身松。要求做动作时，局部为保证动作规范需维持相对紧，而全身不做动作的部位要保持放松。

2. 外方内圆，直曲并用

形神桩从外在来看似乎直来直去，角度分明，但内在气机却是圆融流畅的，因此做动作时，要做到外方内圆。如做肘臂的弯曲动作时，肘的外侧弯曲呈现了明显的角度，要求在做弯曲动作的同时，于肘的内侧加一圆撑的意和力，这个意和力就成为使肘圆撑的内力，从而形成外方内圆的态势，并且要注意直曲并用，即肢体做直的动作时，尽量要似直非直，不做成伸到极限，即使是必须伸直者，也要保持关节的松弛。

3. 大小兼顾，自然灵通

形神桩注重全身各部位锻炼，不仅整套功法中有大的动作也有小的动作，而且其中一节中也有大小之分。如肩肘、胯膝关节的运动为大，腕、掌、指、踝、足、趾尖节的运动为小；腰的运动为大，脊椎骨的运动为小。同时，形神桩也将外在明显的形体动作与内在隐伏难见的气运动紧密结合，使两者自然相通。

4. 周身一体，动中求静

功法的锻炼，是从上到下逐个部位的练习，要注意，在做每个动作时，应把意念放到全身，而且练得熟练后，其中的每一个动作都牵涉着全身，因此要做到周身一体。所谓“动中求静”，是指在练功的过程中，保持精神专一，在做动作的同时，或寄神于动作，或寄神于关窍，或体会气脉的流注，逐步使形、神合为一体。

八 放松功

放松功是在古人静坐意守的基础上发展出的一种方法，属于静功的一种。它通过积极主动地运用意识导引全身各部位放松，使人体形、气、神达到三位一体的生命优化状态。在功法操作上，放松功注重精神内守，意导气行，并与均匀细长的呼吸相配合，有节奏地依次注意身体相应的部位，逐步地放松肌肉骨骼，把全身调整到自然、轻松、舒适的状态。放松功能较好地排除杂念，安宁心神，它既可以作为一种养生保健的功法，又可以作为锻炼其他功法入静的基础，是中医康复所用的锻炼方法之一。

（一）功法特点

1. 神为主宰，形松意充

放松功属于静功，它通过积极主动地将意识和形体相结合，把身体调整到自然、轻松、舒适的状态，使人体达到形、气、神三位一体的生命优化状态。形体的放松，不是松松垮垮的空松，而是用意识充斥到形体当中的形松意充，只有这样才能真正达到形体和神意都放松的状态。

2. 形式简单，易学易练

练习放松功时身体姿势采用卧、坐或站式均可，不需要大范围的练功场所，不受环境条件和地点的限制。放松功操作简单，易学易练，安全有效。

（二）练功要领

1. 形神相合，善用观想

放松功的练习首先需将神意与形体相结合，要善于运用观想配合默念“松”，使形和神相合，以引导心身的全面放松。操作时收视返听，目内视，意内想，耳内听，每想到一处时默念“松”，意想该处放松。并且，借助意想“松”的动力向全身扩散，做到形松意充。

2. 神意察照，若有若无

在意识引导相应部位放松时，对所注意的部位意念不能太重。要似守非守，若有若无，神意要灵明。放松到哪个部位就意念观想哪个部位，意导气行，以意导松，静心放松后方能察照身心的变化。

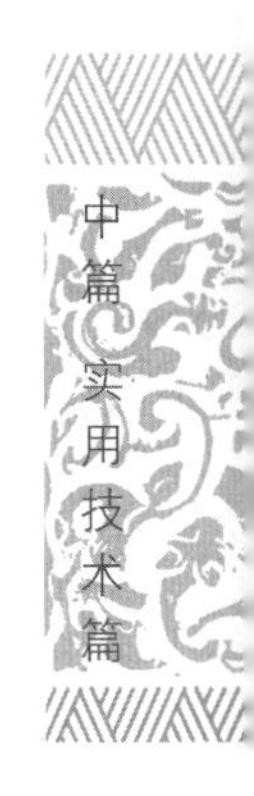

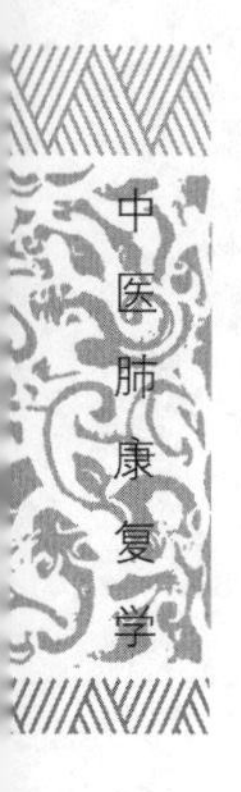

3. 自然调息，息意相合

练习放松功的过程中，往往要借助呼吸的调息，一般从自然呼吸开始，逐步过渡到腹式呼吸。注意将呼吸与默念相结合，吸气时安静地观想放松的部位，呼气时默想部位“松”，自然调息，息意相合。

第八章 起居及饮食调摄在肺康复中的应用

第一节 起居调摄

起居调摄在肺康复中起着重要作用，慢性肺系疾病患者应做到起居有常。起居有常主要指起卧作息和日常生活的各个方面要建立一定的规律，使其符合自然界和人体的生理常度。人与自然界是统一的整体，人体阴阳气血受日月星辰、四时八节的影响而不断发生周期性变化，从而使人体存在着一定的生命节律。起居有常即强调作息制度要符合人体的生命节律。在肺康复期间，患者应结合自身的体质情况，遵照四时气候及昼夜晨昏的变化，做好起居调摄。

一 对应四季、昼夜调摄

一年四季，寒暑往来，阴阳消长。《素问·四气调神大论》曰："春三月，夜卧早起，披发缓形，广步于庭；夏三月，夜卧早起，无厌于日；秋三月，早卧早起，与鸡俱兴；冬三月，早卧晚起，必待日光。"这是在《黄帝内经》中明确提出的关于四时起居的原则，这样的起居安排是为了顺应阳气的春生、夏长、秋收、冬藏。正所谓"春夏养阳，秋冬养阴"。春夏季节，气候由冷转暖，人应早起，并在身体允许的情况下去室外进行适当活动；秋冬季节，昼短夜长，除了早睡晚起之外，中午也可以适当地休息一下，但有失眠倾向的人，可以取消午睡，另外由于气温逐渐下降，人应注意加强防寒保暖，外出时需增添衣服。

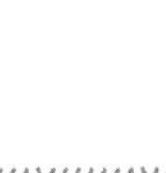

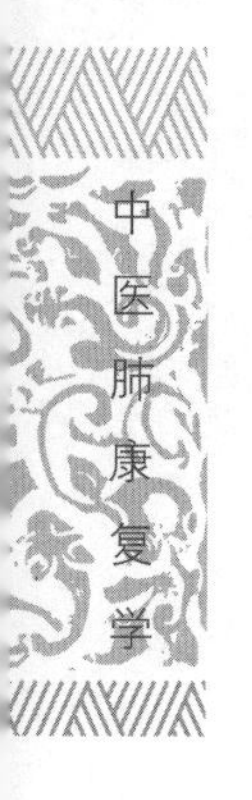

肺主皮毛，开窍于鼻。一旦皮毛和鼻窍受到寒冷刺激，上呼吸道黏膜下血管收缩，血流不畅，气道缺血，免疫力下降，易导致病毒和细菌感染。所以对于有肺部疾病的患者来说，衣物对应四季适时地增减，避免受凉感冒，是养肺护肺、预防或减少肺部疾病急性发作的一个重要养生习惯，也是最简便易行的养生方法。

秋冬季节，慢性肺系疾病患者，尤其是慢性阻塞性肺疾病患者不适合在早晨进行运动锻炼，冬季最好选择在下午锻炼。此外，室内外的温差较大，室外气压降低，空气污染物容易被“压”至近地层，并且处于稳定状态，不易扩散，从而使早晨成为空气污染的高峰期；上午8至9点又是上班的早高峰时段，车辆较多，导致空气污染加重。这些因素会增加慢性阻塞性肺疾病患者气道和肺部功能的负担，致使病情恶化。因此，在秋冬季节，建议慢性肺系疾病患者，尤其是慢性阻塞性肺疾病患者最好选择在下午2至4点进行锻炼。

另外，秋冬季节相对干燥，在保持室内温度的同时，一定要注意室内的湿度，否则会增加疾病感染的风险。如果室内空气过于干燥，黏膜也变得干燥，分泌液中抵抗微生物的成分如溶菌酶、干扰素就会减少，进入呼吸道的微生物易繁殖，则感冒、咽炎、支气管炎等疾病容易发生，慢性支气管炎、慢性肺源性心脏病患者也会病情加重。保持室内湿度的方法很多，如可以将湿毛巾、湿衣服晾在室内，或者在暖气上、炉子上放一杯水，有条件的家庭还可以使用空气加湿器。

一日之内随着昼夜晨昏交替，阴阳也会发生消长变化，人体的阳气在白天运行于外，推动着人体的脏腑组织器官进行各种机能活动，所以白天是学习或工作的最佳时机。夜晚人体的阳气内敛而趋向于里，则有利于机体休息，以便恢复精力。正所谓“日出而作，日入而息”，这种古老的生活作息方式，恰恰与自然界阴阳消长的变化规律相适应，有益于健康。从经络学角度来看，肺经运行的时间是凌晨3至5点，该时间段肺的经气最旺，若在此时段醒来说明气血不足，而肺不好的人则容易出现咳嗽咳痰现象。因此，凌晨3至5点应保持良好的睡眠深度，避免过度耗伤肺气。

二 对应体质起居调摄

体质是指人体生命过程中，在先天禀赋和后天获得的基础上所形成的形态结构、生理功能和心理状态方面综合的、相对稳定的固有特质，是人体生长、发育

过程中形成的与自然、社会环境相适应的个性特征，表现为结构、功能及对外界刺激反应等方面的个体差异性，对某些病因和疾病的易感性及疾病传变转归中的某种倾向性，具有个体差异性、群类趋同性、相对稳定性、动态可变性等特点。

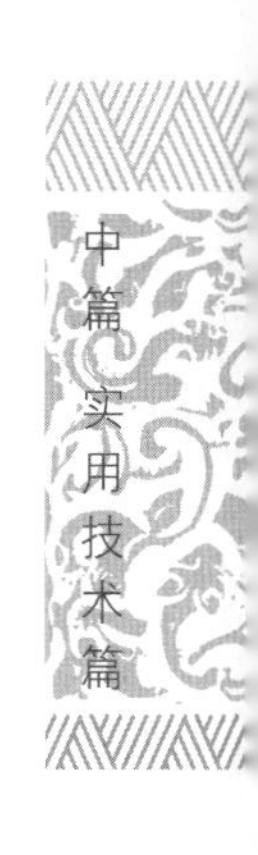

（一）体质的分类

中医学将体质分为9种，其中平和质指身体健康，心理正常，对外界环境、社会环境的适应能力强，其余8种属偏颇体质，均表明机体可能处于亚健康或疾病状态。

（二）体质调摄

1. 气虚质

（1）调摄原则：补益肺脾，升阳举陷。

（2）精神调摄：日常生活中，应振奋精神，逐渐培养乐观豁达的生活态度。保持平和心态，避免过度思虑、精神紧张。当烦闷不安、情绪不佳时，可通过听音乐、欣赏戏剧、观看幽默的相声或小品，消除烦恼。

（3）运动调摄：该体质的肺部疾病患者体能、耐力常显不足，故以选择较为柔缓的运动方式为宜，如太极拳、八段锦、散步、慢跑等，这些运动对纠正体质、增强身体素质有很好的促进作用。气功可练六字诀中的“吹”字功。运动强度过大、运动时间过久，则易出现疲劳、汗出、气短、喘促等耗气之象，从而加重气虚，故应防止过度运动。

健步走一方面可以提高肺活量，另一方面能帮助排出肺泡内的残余废气，增强肺功能。行走的速度要根据自身的体能状态来确定，每日通常快走30～40分钟，走到“细汗微出”的状态为止；走路时的最高心率，年轻人一般不超过每分钟130次，60岁以上的老年人不超过每分钟120次，以每分钟走20～40步、心跳每分钟120次为宜；运动强度以感觉呼吸、心跳稍有加快，微微出汗为宜。

2. 阳虚质

（1）调摄原则：温补脾肾，温阳化湿。

（2）精神调摄：振奋精神，调节情绪，消除或减少不良情绪的影响。可练习歌、舞，以提升阳气。

（3）运动调摄：“动则生阳”，故应加强运动，宜采取振奋、提升阳气的

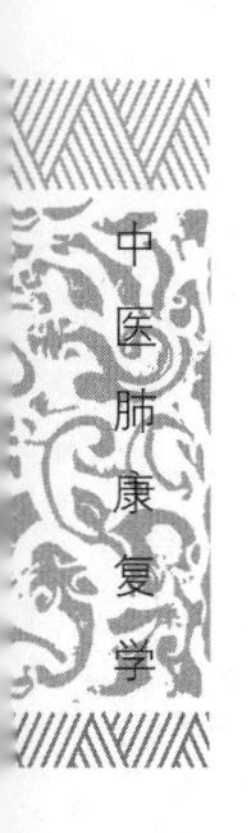

运动方式，如散步、慢跑、太极拳、五禽戏、八段锦、球类活动和各种舞蹈活动等，配合日光浴、空气浴以补充阳气。选择在温暖明媚的天气进行户外运动，不宜于阴冷天气或潮湿之地进行长时间运动。运动不宜过激、过猛，运动量不宜过大，忌大汗淋漓，否则更伤阳气。每逢冬春季节易患呼吸道感染者，还可进行耐寒锻炼。从夏天开始用冷水洗脸、洗鼻孔、擦洗颈部和四肢。每日1～2次，每次5～10分钟。冬天因水温较低，可稍加温水擦洗。如此循序渐进，可以培养耐寒能力，降低冬天患肺部疾病的概率。

3. 阴虚质

（1）调摄原则：滋阴降火，镇静安神。

（2）精神调摄：宜听优雅和缓的古典音乐，养成冷静、沉着的习惯。学会控制情绪，在生活和工作中，减少情绪波动。注意节制欲念，保持平和心态，以保精养神。

（3）运动调摄：肺阴虚的人津液不足，容易咽干、口干，应尽量避免剧烈、耗氧量大的运动方式，以防汗出过多，更耗气阴。可以选择太极拳、八段锦等平缓柔和的锻炼方式，以调养肝肾功能。

4. 痰湿质

（1）调摄原则：健脾利湿，化痰降浊。

（2）精神调摄：调整心态，增加生活和工作中的正能量，多与家人、朋友沟通，多听欢快的音乐，多观看喜剧或励志的影视作品。

（3）运动调摄：大部分肺系疾病患者离不开咳、痰、喘，尤其是形体肥胖的患者，身重易倦，更应坚持体育运动，如散步、慢跑、球类活动、武术、八段锦、五禽戏、各种舞蹈活动等。在咳、痰、喘得到控制后，可以循序渐进进行体育锻炼，以不感到明显心跳、气促、疲劳不适为度，每分钟脉搏不应超过170减去年龄数。

5. 湿热质

（1）调摄原则：清热化湿，分消走泄。

（2）精神调摄：湿热体质之人性格多外向，情绪易激动，多怒，好动，不喜静。故平日要加强自身修养和意志锻炼，培养良好的性格，如常读古代文学经典，听古典音乐，陶冶情操，稳定心智，有意识地控制自己，管理好情绪。

（3）运动调摄：积极参加较大运动量的锻炼，适当汗出，让湿热邪气有外泄之机，跑步、游泳是首选项目。此外，自行车骑行、武术、球类活动等项目，也可根据喜好进行选择。注意运动后要及时擦干汗液、更换衣物，以防外邪入侵。

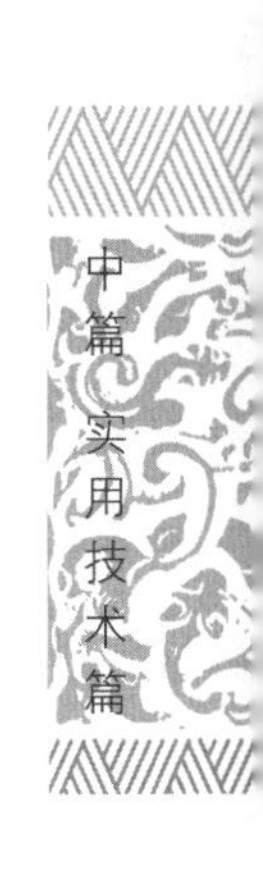

6. 血瘀质

（1）调摄原则：活血化瘀，通经止痛。

（2）精神调摄：培养积极、乐观的生活态度，精神愉快则气血和畅，营卫流通，有利于血瘀体质的改善。反之，苦闷、忧郁则可加重血瘀倾向。

（3）运动调摄：可加强运动，通过运动促进气血流通，达到活血化瘀、通经止痛之效。跑步、游泳、自行车骑行、球类活动、舞蹈活动、太极拳、八段锦等项目，均可选择。

7. 气郁质

（1）调摄原则：疏肝理气，调畅气机。

（2）精神调摄：尽量多参加社会活动、文娱活动。经常与家人或朋友聊天、谈心，看喜剧，听相声，听音乐，多读轻松愉悦的书籍，以培养开朗、豁达的性格。与他人相处，要宽以待人。逐渐养成乐观、豁达、宽容的精神。

（3）运动调摄：多参加运动及旅游活动，运动方面可选择跑步、游泳、自行车骑行、舞蹈活动、太极拳、八段锦等项目，可练习呼吸吐纳功法，以开导郁滞。

8. 特禀质

（1）调摄原则：益气固表，养血消风。

（2）精神调摄：特禀质者适应能力较差，常表现出自闭、自卑、焦虑、敏感、抑郁等心理反应。在情志调摄上，多与他人交流，时常阅读励志书籍，培养积极向上的人生观。

（3）运动调摄：根据各种特禀体质的宜忌，有针对性地选择运动项目，逐渐改善体质，特别是哮喘患者，避免在运动中接触过敏原，可以有效预防疾病发作和病情加重。对花粉过敏者，应避免春季在户外长时间运动；对冷空气过敏者，不宜在寒冷环境中锻炼；对紫外线过敏者，应避免在强光下暴晒等。可选择在室内进行太极拳、瑜伽等和缓的运动。

三 睡眠调摄

睡眠是天然的补药。睡眠具有消除疲劳、保护大脑、增强免疫力、防病治病、促进发育、恢复体力等多方面的作用。因此，良好的睡眠在慢性病患者的康复中起着重要作用。“心藏神，夜卧则神栖于心”说明心静神安才能保证高质量的睡眠。

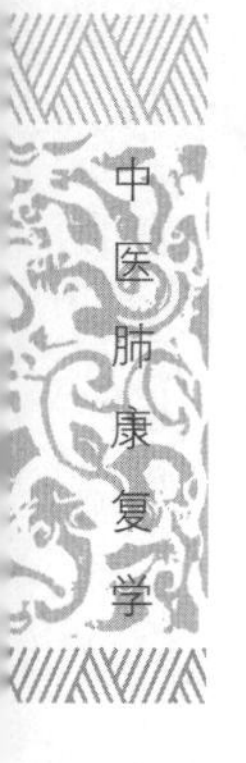

（一）睡前调摄

1. 调摄精神

《景岳全书·杂证谟·不寐》曰："心为事扰则神动，神动则不静，是以不寐也。"所以睡前应防止情绪过激，保持安静平和的心态。睡前调摄的重点是调摄精神。调摄精神有操、纵二法，是从两个极端调节精神。清代曹廷栋在《老老恒言·安寝》中曰："操者，如贯想头顶，默数鼻息，反观丹田之类，使心有所着，乃不纷驰。""纵者，任其心游思于杳渺无朕之区，亦可渐入朦胧之境。""操法"即收视返听，断其杂想，驾驭思维，使阳藏于阴，形成平静的睡眠意识环境；"纵法"即自由联想，意念远驰，逐渐减弱影响睡眠的自主意识，使人体对睡眠的生理需求占主导地位而逐渐入睡。只有操、纵结合，才有利于陶冶心境，恬静入睡。

2. 睡前稍事活动

睡前可在家中缓缓散步，单调的散步活动能增强睡意，并消耗一些体力，使入睡更加容易。但是，睡前活动不可过量，否则阳气浮动，神不归脏，难于安卧。夜间忌剧烈运动，以锻炼为目的的运动最好在睡前6小时完成。晚上只做按摩或柔软体操，用来帮助放松肌肉。在睡前1小时，尽量减少影响气血平静的活动，包括聊天、看手机等。

3. 宜沐足，按摩涌泉穴

坚持每晚用热水沐足和按摩涌泉穴，可帮助入睡。沐足可疏通经脉，促进血液循环，并有利于消除疲劳。

（1）沐足：即用热水浸足，水温不宜过高（保持在40~45摄氏度为宜），以热而不烫、自觉舒适为度；水量以没踝为宜。浸泡时双脚相互摩擦或用双手按摩足背、足心，并由下至上按摩小腿；时间以30分钟左右为度。泡完后用毛巾擦干，继而坐在床上准备做足底按摩。

（2）足底按摩：用手搓摩足底部的涌泉穴，俗称"搓脚心"。涌泉穴是足少阴肾经的要穴。中医认为，按摩涌泉穴可以滋肾清热，导火下行，故可有除烦宁神的作用。现代医学研究证明，经常刺激脚底，能调节自主神经和内分泌功能，促进血液循环，有助于消除疲劳、改善睡眠，防治心脑血管疾病。具体做法是先用左手握住左脚趾，用右手拇指或中指指腹按摩左脚涌泉穴36次，再用左手手指指腹按摩右脚涌泉穴36次，如此反复2~3次。或者用左手握住左脚趾，用右手心搓左脚心，来回搓100次，然后换右脚搓之，如此反复2~3次。

4. 不宜饮水进食、饮茶

睡前1小时内不宜饮水进食，以防夜尿频多而影响睡眠，或者增加胃肠负担而转侧难眠，正所谓“胃不和则卧不安”。

睡前饮水过多会使膀胱充盈，排尿次数增多，特别是老年人，肾气已虚，固摄功能减弱，过多饮水势必增加夜尿而影响休息。同时，夜间起床过频，也常给老年人带来一些健康问题，如出现直立性低血压等。睡前饮茶也会影响睡眠质量，茶叶中含有的咖啡因能兴奋中枢神经，所以饮茶后往往难以入睡。正如《景岳全书·杂证谟·不寐》曰：“浓茶以阴寒之性，大制元阳，阳为阴抑，则神索不安，是以不寐也。”此外，睡前禁饮酒、喝咖啡，禁食巧克力等刺激性食物及肥甘油腻之品，以防扰神难眠。

5. 做好个人卫生

注重个人卫生，做好全身清洁也有助于睡眠。其中，坚持早晚刷牙漱口，是睡眠卫生的重要内容之一。临睡前刷牙漱口能除去一日的饮食残渣，否则，这些存留在口腔内的残渣，经过一夜的时间，会对牙齿和口腔造成危害，引起口臭、龋齿、牙周炎等。《脉因证治·齿》曰：“夫齿乃肾之标骨之余。”故坚持早晚刷牙漱口，除可预防口腔疾病外，还可防止早衰。

肺脓肿咯血常因口腔卫生不良或齿槽脓肿、扁桃体炎或口咽部的感染性分泌物误咽入肺内而发病。因此注意口腔卫生，及时防止牙齿或齿龈化脓性病变，对预防咯血有一定的意义。

（二）睡时调摄

1. 睡眠姿势

在睡眠姿势方面，要求“卧如弓”。这是一种对人体有益的卧姿。古今医家都认为常人右侧卧是最佳卧姿。右侧卧位，即身体侧向右边，四肢略为屈曲，双上肢略为前置，下肢自然弯曲，躯体呈弓形。根据人体生理结构，右侧卧时心输出量较多，食物的消化和营养物质的代谢能得到加强，人自身感觉也比较舒适。虽然右侧卧的睡姿有利于养生保健，但入睡后要保持睡姿不变是难以做到的，《普济方·服饵门·养性法》曰：“人卧一夜，当作五度反复，常逐更转。”对于心衰患者及咳喘发作患者宜取半坐位或半侧位，同时将枕与后背垫高。对于胸膜积液患者，宜取患侧卧位。对于有瘀血症状的心脏病患者，如慢性肺源性心脏

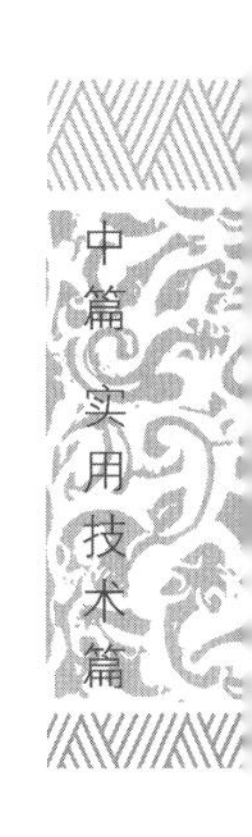

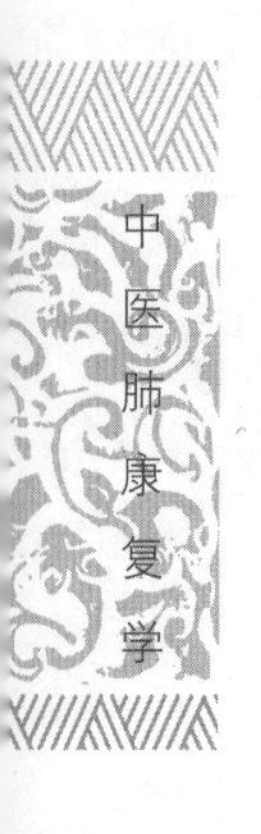

病患者，应忌侧卧或俯卧。

2. 睡眠时间

一般来说，小儿年龄越小，睡眠时间越长，睡眠次数越多。至30岁前，成年人实际睡眠时间减少至每日需要8小时。

睡子午觉是睡眠养生法之一，即每日于子时（夜间23时至1时）和午时（白天11时至13时）入睡。中医养生学认为，日寝夜寐，一昼夜间寐分为二，每日时至午后，阳气渐消，少以养阳；时至子后，阳气渐长，熟睡所以养阴，阴阳并养，则最有利于神健体康。日寝夜寐以养身心的关键在于日寝。午觉不宜超过1小时，每日中午小睡能使大脑和身体各系统都得到放松与休息，可弥补夜晚睡眠的不足，有利于缓解疲劳，降低心血管病的发病率，从而避免早衰。子午两时睡眠的质量都好，坚持"子时大睡，午时小憩"，尤其对老年人而言可以降低心脑血管病的发病率。

（三）睡眠禁忌

注意睡眠禁忌可以提高睡眠质量，我国古人有"睡眠十忌"："一忌仰卧；二忌忧虑；三忌睡前恼怒；四忌睡前进食；五忌睡卧言语；六忌睡卧对灯光；七忌睡时张口；八忌夜卧覆首；九忌卧处当风；十忌睡卧对炉火。"借鉴古人的经验，总结睡眠禁忌如下。

1. 忌仰卧

如前所述，睡眠时应"卧如弓"。

2. 睡时不可思虑与恼怒

古人认为"先睡心，后睡眼"是睡眠的重要秘诀。睡时一定要专心安稳思睡，不要思考过去或未来的杂事，甚至忧愁、焦虑、恼怒，这样既易致失眠又伤身体。

3. 睡时不可言语

肺为五脏之华盖，主出声音，凡人卧下肺即收敛，睡时言语易耗伤肺气，又易使人兴奋而失眠。

4. 睡时不可张口

张口呼吸不仅不卫生，又易使肺脏受冷空气和灰尘等的刺激，也易使胃受寒。古代有"暮卧常习闭口"（《千金要方·养性》）之说。

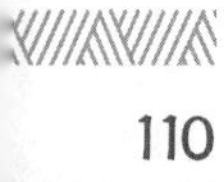

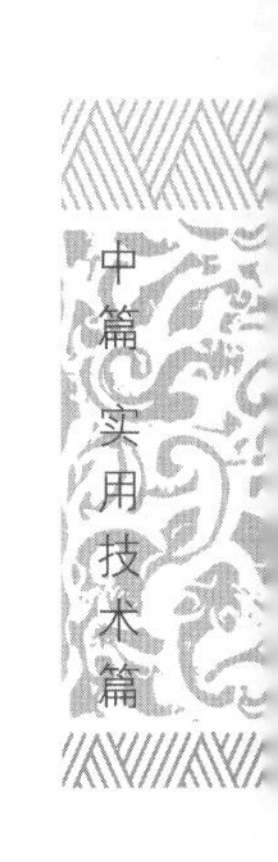

5. 睡时不可掩面

以被覆面极不卫生，更会吸入自己呼出的二氧化碳，导致呼吸困难，对此古人有“夜卧不覆首”的经验。

6. 睡时不可对火炉

睡时头对火炉，易受火气蒸犯，令人头重目赤，或患痈肿疮疖，或易感冒。

7. 卧处不可当风

风为百病之长，善行而数变，人入睡后，机体对环境的适应能力降低，最易感受风邪而发病。此外，在夏季盛暑时，不可当风露宿或在室内空调温度极低的情况下睡觉。

8. 睡前忌热水浴和冷水浴

沐浴时避免水温过高或过低，只宜冲温水澡。若欲进行热水浴，应提前到睡前2～3小时。

9. 睡前忌食太荤和食太晚

夜间人体吸收能力增强，过荤容易发胖；夜餐时间过晚，持续时间过长则会破坏正常的生物钟，容易导致失眠。

（四）助眠法

1. 自我调节

睡眠的关键在于自我心神调节，心神安宁是入睡及提高睡眠质量的前提。正如曹廷栋在《老老恒言》中提出的“操”“纵”二法，其实就是冥想和自我催眠诱导入寐的方法。

2. 饮食安神

睡前可少量服食一些有益于睡眠的食物，如核桃、蜂蜜、百合、桂圆、牛奶、酸枣仁、香蕉、莲子、大枣、小麦、木耳、苹果等，还可配合药膳保健。可参考以下辨证选择的助眠膳食。

（1）心脾血虚：薏苡仁大枣粥（薏苡仁30克、大枣8枚、糯米60克、红糖60克）；龙眼莲子羹（龙眼肉20克、莲子20克、百合20克、冰糖20克）。

（2）心虚胆怯：人参桂圆醴（野山参5克、桂圆肉200克、高粱酒1000毫升）。

（3）阴虚火旺：枣竹灯心粥（酸枣仁20克、玉竹20克、灯心草6克、糯米200克）。

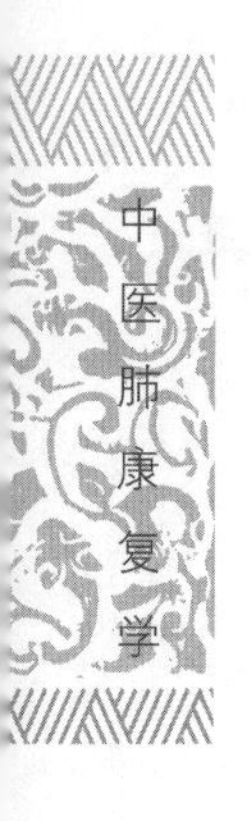

（4）心肾不交：苦丁肉桂袋泡茶（苦丁茶5克、肉桂2克、夜交藤3克）。

（5）痰热壅遏：竹沥贝蔻饮（鲜苦竹250克、白豆蔻3克、川贝母20克、冰糖20克）。

（6）血虚肝郁：阿胶佛手羹（阿胶5克、佛手片10克、柏子仁15克、鸡肝1具、冰糖20克）。

（7）中焦不和：山楂入寐饮（山楂100克、白糖50克）。

3. 音乐安神

《临川先生文集·礼乐论》曰："礼者，天下之中经；乐者，天下之中和；礼乐者，先王所以养人之神，正人气而归正性也。"用音乐来养身修性助眠，古已有之。在睡前可选择自己喜爱的舒缓轻音乐，以较低分贝收听，如海浪缓慢拍打沙滩声、丛林中风鸣鸟叫声等，人随着音乐节律调整呼吸节律，逐渐减慢，可人为地降低机体代谢率，帮助入寐。

4. 香薰助眠

要在专业人士的指导下，根据个人喜好，选择质量上乘的香料或精油。打开香水瓶的瓶盖，放在枕边，或者将小支香水放在鼻孔边，或者用"香薰灯"在房中熏1～2滴精油，有催人入睡的功效。

四 劳逸适度

西晋陈寿在《三国志·魏书·华佗传》中云："人体欲得劳动，但不当使极耳。动摇则谷气全消，血液流通，病不得生。"由此可见，劳逸适度在慢性肺系疾病患者的康复中起着重要作用。"劳"指体力、脑力劳动和体育运动；"逸"指休闲、休息。劳逸的协调统一是人体生理功能的需要。历代养生家都非常强调劳逸适度对健康的影响。中医认为，"劳则气耗，逸则气滞"，劳逸适度是保肾固精、避免五脏生理功能失调的重要措施。适当劳作可调节气血运行，增强生理功能；但劳力过度则耗伤气血，损害健康。

（一）劳逸失度的危害

1. 过劳

过劳即太过劳累，也称劳倦所伤，包括体劳、神劳和房劳三个方面。体劳是

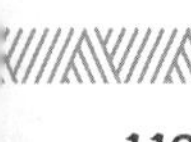

形体的过度劳累，故又称形劳。如积劳成疾或病后体虚，勉强劳作致病，都属于体劳过度。其致病特点有二：一是耗损脏气，尤其是脾肺之气，故《素问·举痛论》曰："劳则气耗。"二是可致形体组织损伤，主要是筋骨的劳损，故《素问·宣明五气》曰："久立伤骨，久行伤筋。"神劳即劳神，也称心劳，主要指思虑不解，用脑过度。房劳又称肾劳，主要是指房事太过、手淫成习或妇女早孕多育等。

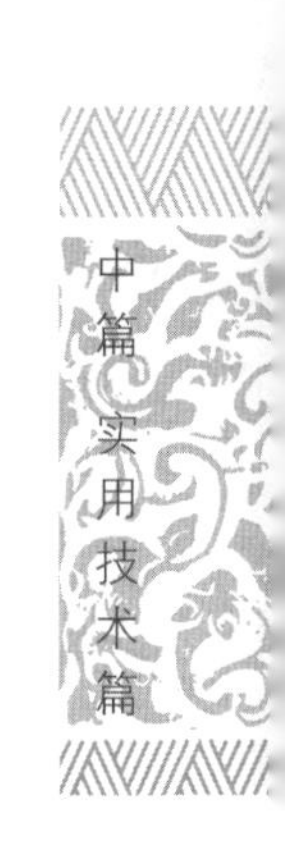

在慢性支气管炎急性发作期、支气管扩张继发感染期、肺结核活动期、肺癌手术或放、化疗前后，均应适当卧床休息，防止过度疲劳，这对稳定病情，防止病情进一步发展恶化是十分必要的。同时还应注意节制房事，古人认为精贵而甚少，凡养生必须先保其精，精满则气壮，气壮则神旺，神旺则身健少病。若纵欲无度则伤肾竭精，气血衰败，内脏机能衰退，甚则形坏神离，肾气外脱，预后不良。因此，节制房事对预防肺部各种慢性疾病的发作或加重十分重要。

2. 过逸

过逸即过度安逸，包括体力和脑力两方面。过逸同样可以致病。《素问·宣明五气》提出"久视伤血，久卧伤气，久坐伤肉，久立伤骨，久行伤筋"，其中，"久卧""久坐"是过逸的两种类型。"久卧伤气"，指睡卧过久可致阳气敷布失常，气滞为病；"久坐伤肉"，指蹲、坐过久，可致四肢血脉运行不畅，新血不能达于四肢，使肌肉不荣、瘀血内生而为病。《黄帝内经》还阐述了运动是调摄过逸损伤的最佳方法。

可见，过劳与过逸对人体健康均有危害，所以，劳逸适度的关键是要注意把握"度"，"常欲小劳"而莫"过劳"。

（二）劳逸适度的方法

《礼记·杂记》曰："一张一弛，文武之道也。"即劳动（运动）和休息要适当调节，有节奏地进行，就像弓弦一样，有张有弛。劳逸适度是上乘的养生之道。要保持劳逸适度，可适度采用劳逸穿插交替进行的方法，或者劳逸互相包含的方法。概括而言，主要有以下几个方面。

1. 量力而行

体力劳动要轻重相宜，依据体力大小量力而行。

2. 脑体结合

脑力劳动要与体力劳动相结合。比如，体力劳动者，休息时可参与弈棋、阅

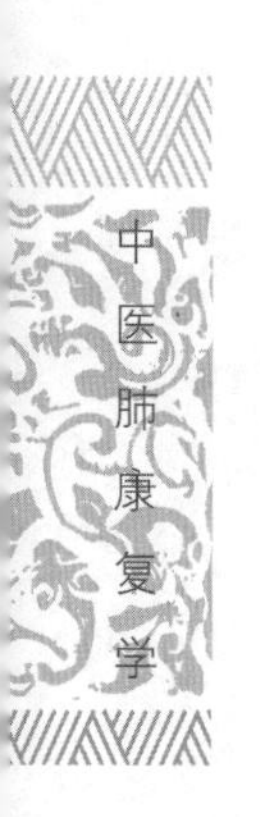

读、书画之类的娱乐休闲活动，使劳累的形体在得到放松的同时，过逸的心神得以小劳；脑力劳动者，休息时则不妨多活动形体。

3. 休息多样化

不仅可进行睡眠形式的休息，也可采用听音乐、下棋、聊天、观景、散步、打拳、钓鱼、赋诗作画等休息方式。需久坐的工作，应常变换体位，舒缓局部过度紧张的肌肉，注意多做踮脚尖、扣五趾等下肢活动。

4. 个体化劳逸结合

从事高危险作业者平时注意休息，工作时应时刻注意劳动安全保护；高度用眼人群应多做眼保健操、看绿色植物、极目远眺等；高度用嗓人群，应注意正确发音，工作时饮用润喉利咽药茶等。

五 未病先防

（一）预防感冒，控制感染

感冒等呼吸系统的感染和炎症，常可诱发或加重原有的肺部疾病，且不易控制，因此积极预防感冒，及时治疗呼吸系统感染，清除能引起哮喘发作的隐性病灶如急慢性鼻炎、鼻窦炎、扁桃体炎及其他部位的感染病灶，是预防和减少慢性肺系疾病发作的重要环节。

（二）戒烟酒，多喝茶

长期吸烟可引起支气管黏膜鳞状上皮化生，腺体增生肥大，分泌物增加，反射性支气管痉挛，纤毛脱落，排痰困难，还能使肺泡壁上吞噬细胞的吞噬力降低，这些都有利于病毒、细菌的生长繁殖，使慢性肺系疾病进一步发展恶化。因此，患有肺系疾病的患者应坚决戒烟。有调查显示，90%以上的慢性阻塞性肺疾病患者都是烟民，而且吸烟量越大，烟龄越长，开始吸烟的年龄越早，慢性阻塞性肺疾病的患病风险就越高。而酒易生痰湿，痰阻气道，对呼吸不利，亦忌之。

明代李时珍在《本草纲目》中曰："茶，主治喘急，咳嗽，去痰垢。"故平时多喝茶，有利于排痰，解痉平喘，改善肺的通气换气功能，缓解症状。但要注意茶水不可太浓，不宜空腹及临睡前喝茶，因为空腹喝茶对胃黏膜有刺激作用，临睡前喝茶则会因大脑兴奋而难以入睡。

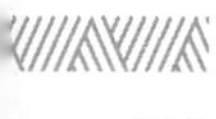

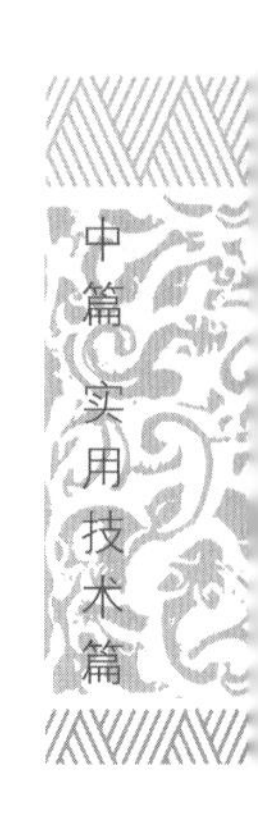

（三）远离有害气体，消除过敏原

导致慢性肺系疾病加重的危险因素除了吸烟之外，还有接触职业粉尘和化合物、室内油烟、室内空气污染、户外大气污染、二手烟、三手烟等因素。秋冬季节，阴霾天气相对增多，更要注意防范。三手烟主要是指残留在衣服、墙壁、地毯、家具甚至头发和皮肤等表面的烟草或烟残留物。室内油烟是容易被患者忽视的一个因素，长期接触油烟也容易患上慢性阻塞性肺疾病。所以，要保持家中每日定时开窗通风的好习惯，尤其是抽烟后要及时通风。

对于过敏体质的患者来说，积极找到引起本病的特异性过敏原并及时将其排除或者避免接触，可对预防慢性支气管炎或者支气管哮喘的发作起到决定性的作用。一方面要求耐心，仔细观察每次发作是否因接触或吸入同样的物质而诱发，另一方面要求保持室内外环境的清洁卫生，定期打扫消毒，保持空气流通，就能把有机过敏原的数量减少到最低限度。

（四）管住嘴，迈开腿

肥胖的慢性阻塞性肺疾病患者在生活中要注意减肥。《加拿大医学会杂志》刊登了德国和美国科学家联合完成的一项研究，该研究发现，腰部脂肪堆积过多、不爱运动与慢性阻塞性肺疾病的患病风险密切相关，身体肥胖的人更容易罹患慢性阻塞性肺疾病。无论是否吸烟，腰围越粗，罹患慢性阻塞性肺疾病的风险就越大。身体局部及总体脂肪过量都会使呼吸道的炎症加重，进而加大罹患严重肺系疾病的风险。

另外，肥胖者的肺容量、肺活量相对较低，呼吸变得浅而快，呼吸中的耗氧量亦增加。由此可见，长期肥胖的确不利于肺部的健康。

（五）坚持呼吸锻炼

每日坚持进行呼吸锻炼，有助于吐浊纳清，促进排痰，保持呼吸道畅通，增加肺活量，减少细菌、病毒感染的机会，减少慢性肺系疾病的发作。具体方法有顺呼吸和逆呼吸两种。顺呼吸是吸气时腹部隆起，吐气时腹部凹下，主要锻炼方法为腹式呼吸和膈肌运动。逆呼吸是吸气时腹壁凹陷让胸腔扩大，呼气时腹壁隆起，主要锻炼方法为胸式呼吸。呼吸锻炼的要领在于深吸气、慢呼气，可使吸气与呼气时间比例为1：2或1：3。每日锻炼2～3次，每次10～20分钟。

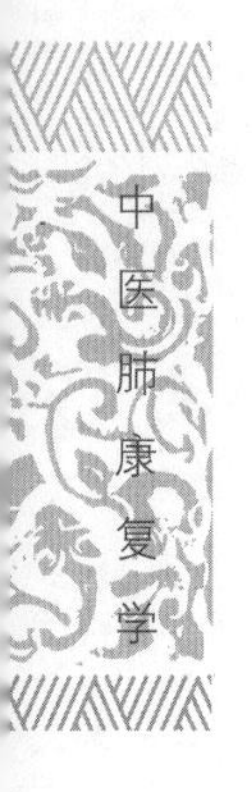

第二节　饮食调摄

饮食调摄是中医养生康复的重要环节。《素问·五常政大论》曰："食养尽之，无使过之，伤其正也。"这说明饮食得当可起到益寿延年的作用，失于调养则会损体减寿。中医营养学认为食物也有"四气"和"五味"，并与四时对应。四气五味理论，不仅是用药治疗的依据，也是饮食养生和治疗的重要依据。中医在慢性肺系疾病患者的饮食调摄方面，时刻体现"辨证施食"的原则。

首先是因人、因证施食。由于个体禀赋、生活习惯、感受的病邪不同，在选择食物时，需根据体质特点、病证性质，结合食物的性味归经，选用相宜的食物配膳，做到"药食相宜、寒热协调、五味不偏"。如阳盛阴虚体质或热证，宜食寒凉平性食物以清淡滋补，忌温燥伤阴食物，如葱、蒜、姜、辣椒之类；阴盛阳虚体质或寒证，宜食温热性食物，忌过食生冷瓜果和寒凉性食物；虚证者多伴脾胃运化功能减退，忌食肥腻、煎炸、质硬难消化之物。

其次是因地、因时施食。不同的四季气候、地理环境都会对人体的生理、病理产生影响，慢性肺系疾病患者对此尤为敏感。春夏阳气升发，人体腠理疏松开泄，而肺系疾病患者本多肺气亏虚，卫表不固，故即使外受风寒，也不宜过用辛温发散之品，以免耗气伤津；秋冬阳气潜藏内敛，腠理致密，此时非大热之证，当慎用寒凉之品，以防伤阳。我国东南地区气温偏高、湿气重，食宜清淡、渗利；西北地区气温偏低，燥气盛，食宜温热、生津、润燥。

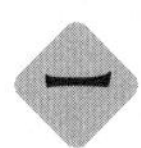

一　饮食调摄的基本理论

（一）从四气五味归经调摄

中医素有"药食同源"之说，药物和食物在性能上有相通之处，同样具有形、色、气、味、质等特性。二者都具有"四气""五味""升降浮沉""归经"等属性。

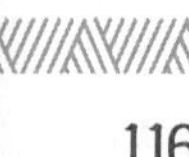

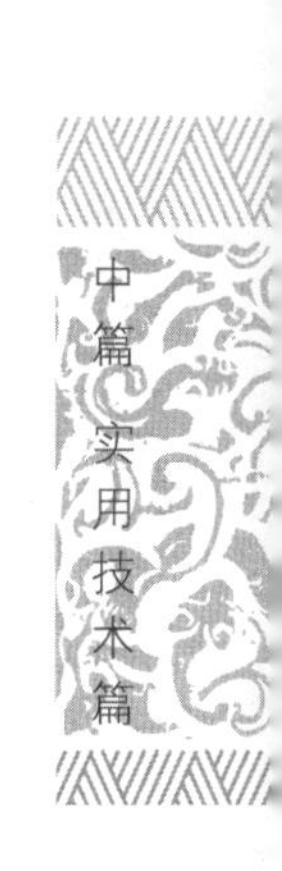

1. 四气

四气又称四性，即食物具有的寒、凉、温、热四种不同特性。寒、凉属阴，故寒性或凉性食物大多具有清热、泻火、凉血、滋阴等作用，适用于热性体质或热证。常用的寒性食物有苦瓜、马齿苋、生莲藕、海带、紫菜、绿豆、西瓜等；常用的凉性食物有芹菜、丝瓜、萝卜、茄子、梨、绿茶等。温、热属阳，故温性或热性食物大多具有散寒、助阳、温经通络等作用，适用于寒性体质或寒证。常用的温性食物有韭菜、茴香、芫荽、核桃仁、羊乳、龙眼肉等，常用的热性食物有姜、辣椒、胡椒、芥末、榴莲等。此外，还有一类平性食物，是指寒热之性不甚明显的食物，平性食物的作用比较温和，其具有补益滋养的作用，适用于普通人群。常用的平性食物有粳米、黄豆、山药、莲子、苹果、猪瘦肉、鸡蛋等。

2. 五味

五味即酸、苦、甘、辛、咸最基本的五种味，也是食物效用的抽象归纳。五味的确定源自两个方面：一是通过口尝而得，是食物真实味道的反映；二是通过食物作用于人体的反应总结而来。实际上有些食物还具有淡味或涩味，但中医认为“淡附于甘”“涩乃酸之变味”，所以仍然称为五味。至于五味的阴阳属性，《素问·阴阳应象大论》总结为：“辛甘发散为阳，酸苦涌泄为阴。”即辛、甘味为阳，酸（涩）、苦、咸味为阴。一般而言，酸（涩）味食物具有收敛、固涩的作用，如石榴能止泻止痢；苦味食物具有泻热坚阴、燥湿降逆的作用，如苦瓜能清热泻火，用于解暑或火热实证；甘味食物具有补益、和中、缓急的作用，如饴糖能缓急止痛，可用于胃脘痛；辛味食物具有发散、行气、行血的作用，如生姜、葱白能辛温解表，用于轻度外感；咸味食物具有软坚散结、泻下的作用，如海带、紫菜能软坚散结，用于瘿瘤；淡味食物具有渗湿、利尿的作用，如玉米须、冬瓜可用于水肿、小便不利。《素问·藏气法时论》对五味的作用进行了归纳：“辛散、酸收、甘缓、苦坚、咸软。”五味既标示了食物的滋味，也提示了食物作用的基本特征。

3. 升降浮沉

升降浮沉反映的是食物作用的趋向性，具体而言，升表示上升，降表示下降，浮表示发散，沉表示泄利。食物升降浮沉的性能与食物本身的性味有不可分割的关系。具有温、热性和辛、甘味的质地轻薄、气味芳香的食物，大多具有升、浮的性能，如芫荽、葱白，气味芳香，其辛温解、发散风寒；具有寒、凉性和酸（涩）、苦、咸味的质地结实、气味浓厚的食物，大多具有沉、降的性能，

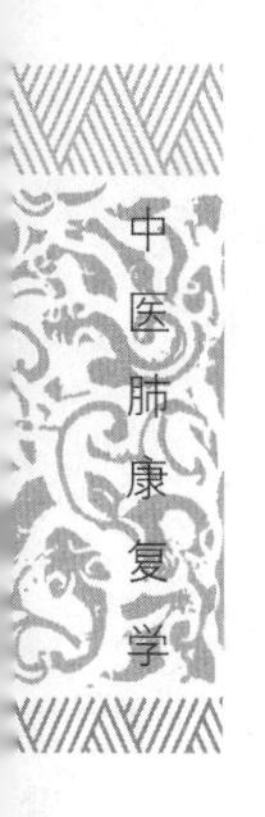

如治疗肝阳上亢的牡蛎、石决明等。

4. 归经

归经指食物对于机体特定脏腑或经络的选择性作用。如同为补益之品，就有枸杞子补肝、莲子补心、黄豆健脾、百合润肺、黑芝麻补肾的区分；同为清热之品，又有梨入肺经清肺热，西瓜入心、胃经，清心、胃之热。

（二）饮食顺应四时

随着季节的变化，饮食也要进行不同的搭配，这就是因时养生。“春夏养阳，秋冬养阴”，根据季节的变化及时调整饮食策略，更能实现健康长寿的愿望。

春季万物复苏，阳气刚露，要注意养“生发之气”，以便为下一季节打好基础。汉代名医张仲景在《金匮要略》中说：“春不食肝。”也就是说肝气在春季比较旺盛，在饮食方面无须多吃补肝的食物，否则，肝气更旺则会导致脾气衰弱，影响运化痰湿的功效，进而导致慢性肺系疾病发作或加重。唐代医学家孙思邈在《千金要方》中说：“当春之时，食宜减酸宜甘，以养脾气。”因为吃过多酸性食物易伤脾胃。春季温，应少吃过于辛温燥辣的食物。对于肺部疾病患者中阳气不足容易纳差、腹胀者，可用胡椒、砂仁、党参、大枣、怀山药等煲猪肚以健运脾气。

夏季气温升高，天气炎热，阳气过盛，但“天时虽热，不可贪凉；瓜果虽美，不可食多”。这对于慢性肺系疾病的年老体弱患者尤其重要，切不可因一时之爽而过食寒凉之品。宜食清淡易消化的食物，如蔬菜、瓜类、鸡蛋、豆制品等，可适当吃些粗粮，以补充更多的维生素B。为了防止中暑，应食适量的西瓜和绿豆汤等。因炎夏高热，人体大量出汗，气随津泄，易导致气衰、气喘发作。所以，对于肺气虚者，可在暑伏天到来之前，选取一味补气药，连服3~5剂，以扶助正气，如生晒参、黄芪、西洋参、党参等。

秋季天气逐渐变凉，阳气逐渐减少，阴气随之剧增。此时应适当多食一些酸味果蔬，以达收敛补肺之功。另外秋季干燥，燥邪易伤肺，容易出现咳嗽或干咳无痰、口舌干燥等症，可以吃些雪梨、鸭梨，其生食能清火，蒸熟能滋阴；有条件的不妨吃些秋梨膏、养阴清肺膏等滋阴润肺之品，其对于防燥养肺有益处。多食芝麻、核桃、糯米、蜂蜜等，也可以起到滋阴润肺的作用。此外，秋季膳食要注意“少辛增酸”，因为肺主辛，肝主酸，辛能胜酸，肺气通于秋，故秋要减辛

增酸，以防肺气太过，损伤肝脾功能。对于慢性肺病兼胃肠功能较弱者，可采用晨起食粥法以益胃生津，如可食用百合莲子粥、银耳冰糖糯米粥、杏仁川贝糯米粥、黑芝麻粥等。

冬季气候严寒，阴气极盛。冬季养生之道，应注重一个“藏”字，因天气寒冷，人体骨骼肌战栗，毛细血管收缩，易导致某些肺系疾病复发。此时应适当多吃些营养丰富的食物，使机体能摄取足够的养料来抵御寒冷。偏阳虚的老人，食补以羊肉、鸡肉为主；偏阴血亏虚的老人，食补以鹅肉、鸭肉为主，此外，鳖、龟、藕、木耳等食品也是肺阴虚老人冬季进补之佳品。虽然冬季宜吃热食，但油炸燥热食物不宜多吃，否则内伏的阳气会郁而化热，炼液成痰，使肺系疾病患者的痰液更难排出。

二 饮食调摄的作用

（一）滋养调摄

1. 滋养调摄精气神

中医学认为构成和维系人体生命活动的基础是精、气、神。人体的精、气、神离不开饮食的滋养。合理的饮食能使精、气充足，神自健旺，当人体的精、气、神不足时，可以通过饮食进行有目的的滋养。

2. 滋养调摄五脏

中医学强调五脏在人体生理和病理活动中的重要地位。而五脏能够正常发挥其功能，也离不开饮食的滋养。食物的五味不同，对五脏的营养作用也有所不同。《素问·至真要大论》指出：“夫五味入胃，各归所喜，故酸先入肝，苦先入心，甘先入脾，辛先入肺，咸先入肾，久而增气，物化之常也。”食物的归经不同，对脏腑滋养的侧重点也有所不同。如茶入肝经，粳米入脾、胃经，梨入肺经，黑豆入肾经等。

3. 滋养调和阴阳

中医学认为人体的脏腑、气血等物质或功能必须保持相对的稳定和协调，才能达到“阴平阳秘，精神乃治”的正常生理状态。《素问·至真要大论》云：“谨察阴阳所在而调之，以平为期，正者正治，反者反治。”当人体因阴阳失调而出现生理功能失调时，可通过饮食进行调整，从而恢复正常。阳虚者，可用羊

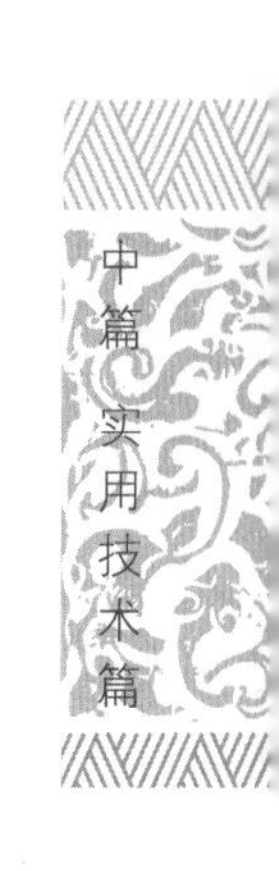

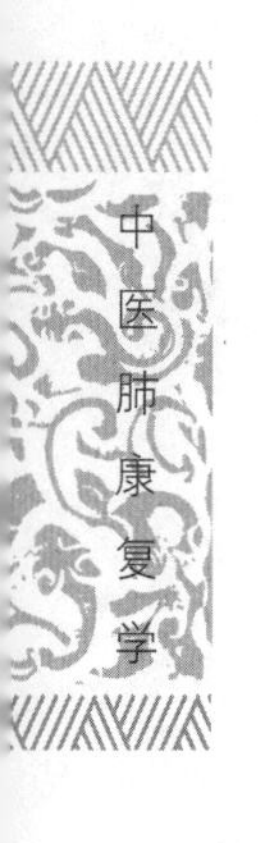

肉、牛肉、核桃仁、韭菜、干姜等甘温、辛热的食物温补阳气；阴虚者，可用甲鱼、银耳、黑木耳、枸杞子、桑椹等甘凉、咸寒的食物滋阴生津；体质偏阳者，可用梨汁、西瓜、绿豆等甘凉或甘寒的食物；体质偏阴者，可食生姜、胡椒、芫荽等温热的食物。

（二）延年益寿

饮食养生是延衰益寿的重要环节。历代医家都十分重视通过饮食养生达到延缓衰老、延年益寿的目的。特别是对老年人而言，充分发挥饮食的延衰益寿作用尤为重要。《养老奉亲书·饮食调治》说："高年之人，真气耗竭，五脏衰弱，全仰饮食以资气血。"

对于慢性肺系疾病患者，均衡适宜的营养能减少疾病的发作，延长寿命。因为营养不良是慢性肺系疾病预后不良的独立危险因素，当机体发生营养不良时，首先对呼吸肌造成影响，使呼吸肌的纤维体积缩小，数量减少，从而使呼吸肌更容易乏力，通气驱动能力下降。不仅如此，营养不良时肺脏的防御系统功能也会下降，受损的呼吸道上皮细胞很难再修复，肺部表面活性物质进一步减少，肺上皮细胞的免疫功能下降，从而使肺脏感染的机会增加。而顺应四时、体质差异、食物性味等的中医食疗，可以避免慢性肺系疾病患者营养不良的发生。

（三）御邪防病

中医学认为邪气是疾病产生的重要条件。邪气由内或由外侵害人体，导致生理机能失调、脏腑组织受损等，从而对健康造成损害。许多食物都具有抗御邪气的功效，如姜、葱等具有辛温解表的功效；豆豉、薄荷等具有辛凉解表的功效；竹笋、豆腐等具有清热泻火的功效；苦瓜、赤小豆等具有清热解毒的功效；西瓜、绿豆等具有清热解暑的功效；罗汉果、青果等具有清热利咽的功效；藕节、黑木耳等具有清热凉血的功效；香蕉、蜂蜜等具有润肠通便的功效；薏苡仁、鳝鱼等具有祛风湿的功效；扁豆、蚕豆等具有健脾和中化湿的功效；玉米须、冬瓜皮等具有利水的功效；肉桂、羊肉等具有温里的功效；佛手、玫瑰花等具有行气的功效；萝卜、橘络等具有化痰的功效；杏仁、白果等具有止咳平喘的功效等。

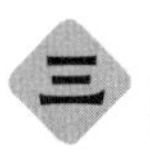

三 饮食调摄的原则

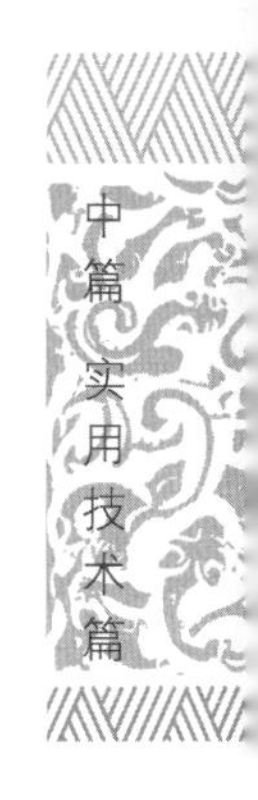

（一）全面膳食，合理搭配

食物的种类繁多，所含的营养成分也各不相同，只有做到全面膳食、合理搭配，才能满足生命活动和健康长寿的需求。

1. 全面膳食

全面膳食就是全面摄取人体所必需的各种营养成分。《素问·藏气法时论》就提出了“五谷为养，五果为助，五畜为益，五菜为充，气味合而服之，以补精益气”的全面膳食、合理搭配的饮食养生原则，主张人们的饮食要以谷类为主食，肉类为副食，蔬菜、水果为辅助。现代研究认为，蛋白质、脂类、糖类、维生素、矿物质、水和纤维素这七大类物质是人体所需的营养。谷类食物含有丰富的糖类、蛋白质、单不饱和脂肪酸；肉类食物含有大量的优质蛋白、饱和脂肪酸和类脂；蔬菜和水果含有大量的维生素、矿物质、水和纤维素。《黄帝内经》中的这一饮食养生原则与现代所提倡的“平衡膳食宝塔”思想是一致的，都强调全面膳食的重要性。没有食物能够独自完全满足人体所需的全部营养。必须食用多种食物才能满足人体的正常需要。慢性肺系疾病患者，尤其是老年人，为了满足机体代谢过程中能量和蛋白质消耗的增加，增强机体的抗感染能力及促进损伤后期组织的修复，应摄入充足的热量、蛋白质、碳水化合物及矿物质。

2. 合理搭配

合理搭配就是在全面膳食的基础上注意各类食物所占的比例。

（1）饮食的合理搭配应是荤素搭配、以素食为主。《素问·藏气法时论》所述的五谷、五果、五菜都是素食，只有五畜是荤腥。中国古代养生家一贯有“薄滋味，去肥浓”的素食主张。《中国居民膳食指南（2022）》也提出：每人每日应吃谷类、薯类及杂豆类200～300克；蔬菜300克以上；水果200～350克；鱼、禽、肉、蛋等动物性食物120～200克（水产品40～75克，畜禽肉40～75克，蛋类40～50克）；奶类及奶制品300克；大豆及坚果类25～35克；油25～30克，盐控制在每日5克以内，饮水约1500～1700毫升。

例如，慢性阻塞性肺疾病患者的饮食调配以“高蛋白、高脂肪、低碳水化合物”为原则，减少二氧化碳的产生量，保证充足的能量供应。增加富含蛋白质的食物摄入量，如牛奶、鸡蛋和瘦肉，每日可喝1～2杯牛奶，可吃1～2个鸡蛋和2～3两瘦肉。各类新鲜水果和蔬菜含有丰富的维生素，其中维生素B和维生素C可

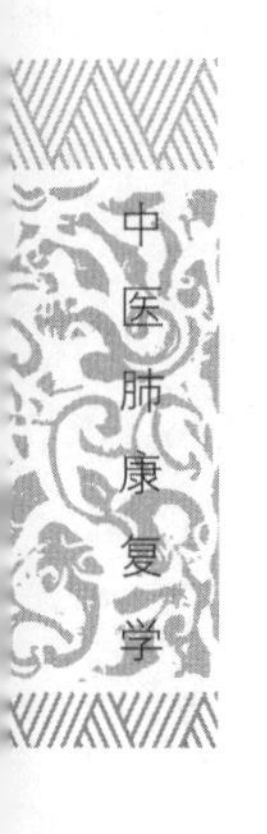

提高机体代谢能力，增进食欲，维护肺部及血管等组织功能；维生素A和维生素E可改善肺部防御功能。因此，每日饮食中不可缺少绿叶蔬菜，且饭后可吃适量新鲜水果。另外肺部疾病兼痰液黏稠者需补充大量水分，每日至少8～10杯，这样能促使痰液稀释，利于痰液咳出，改善咳嗽、咳痰症状。

（2）饮食的合理搭配应是“谨和五味”。食物有酸、苦、甘、辛、咸五味之分，五味与五脏的生理功能密切相关，即《素问·生气通天论》所说：“是故谨和五味，骨正筋柔，气血以流，腠理以密，如是则骨气以精，谨道如法，长有天命。”所谓“谨和五味”，就是根据人体的生理需要，合理地摄取食物，达到营养全身、健康长寿的目的。如果五味过偏，则不利于人体健康，甚至可以导致疾病。《灵枢·五味论》说：“五味入于口也，各有所走，各有所病。酸走筋，多食之，令人癃；咸走血，多食之，令人渴；辛走气，多食之，令人洞心；苦走骨，多食之，令人变呕；甘走肉，多食之，令人挽心。”其认为，五味入口后，对人体有选择性作用，过食之则会引起不同的疾病。如多吃酸食，会使小便不利；多吃咸食，会使人口渴；多吃辛味食物，会使人感到心胸空虚不实；多吃苦味食物，会使人呕吐；多吃甘味食物，会使人心中烦闷不适。因此，饮食养生要注意调和五味，不偏嗜、久食某种味道或某种食物，从而使饮食正常发挥其对人体的保养作用。

（3）饮食的合理搭配应是寒热适宜。寒热适宜，一方面指食物的寒热属性应相互协调，另一方面指食物入口时的温度要适宜。唐代养生家孙思邈也曾指出：“热无灼唇，冷无冰齿。”（《千金翼方·养性》）过食温热食物，容易损伤脾胃阴液；过食寒凉食物，容易损伤脾胃阳气。脾胃乃后天之本，损伤日久则人体阴阳失调，变生各种病证。脾失健运则易化生痰湿，加重肺部疾病病情。现代研究发现，当食物的温度与人体的温度大致相同时，体内的各种消化酶才能充分发挥作用，否则不利于食物营养成分的消化和吸收。

（二）审因施膳，以人为本

审因施膳是饮食养生的原则之一，即因时、因地、因人制宜地合理选择膳食。时有四季的不同、昼夜的交替等；地有地势的高低、气候的寒热、水土的不同等；人有年龄、性别、体质等生理特点的差异。在三者中，人是最积极主动的因素，所以审因施膳又以人为本。

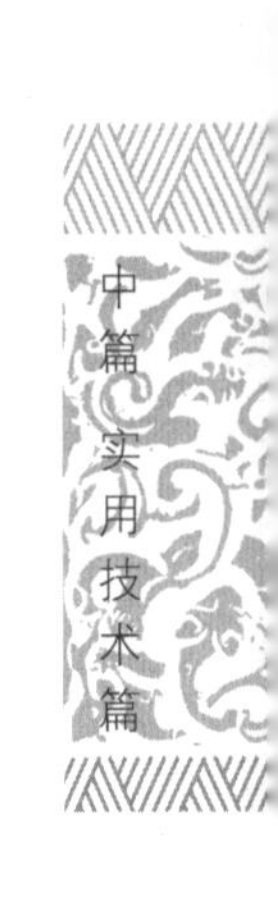

1. 因人制宜

因人制宜就是根据个人的年龄、性别、体质等生理特点进行饮食调养。

（1）年龄：小儿具有脏腑娇嫩、发育迅速的生理特点，因此饮食应保证营养全面充足、易于消化，特别是要保证蛋白质、丰富的维生素和矿物质的供给。另外，在此基础上应慎食肥腻厚味，防止损伤脾胃或形成肥胖。中青年人发育成熟，气血旺盛，但消耗较大，饮食应荤素搭配、营养充足。老年人脏腑功能衰退，气血化源不足，故食宜熟软，易消化而多补益，忌食生冷和不易消化的食物。正如《寿亲养老新书·饮食调治》所云："老人之食，大抵宜其温热熟软，忌其粘硬生冷。"

（2）性别：妇女需要经历经、带、胎、产、乳等特殊时期。平素易伤血，故应多食补血的食品；孕、产、乳期易致气血虚弱，更宜进食补气养血的食物，加强营养的摄入，可适当增加偏于温补的血肉有情之品。

（3）体质：阳虚者宜食温补之品；阴虚者宜食寒凉养阴之品；气虚者宜食补气之品；血虚者宜食补血之品；体弱者宜食易消化且营养充足之品；体胖者多痰湿，宜食清淡化痰之品；体瘦者多阴虚，宜食滋阴生津之品等。

2. 因时制宜

因时制宜就是根据四时季节和昼夜晨昏的时序规律来进行饮食养生。古代医家在四季顺时食养方面积累了丰富的经验，如《饮膳正要·四时所宜》中说："春气温，宜食麦以凉之；夏气热，宜食菽以寒之；秋气燥，宜食麻以润其燥；冬气寒，宜食黍以热性治其寒。"这句话概括地阐明了四时食养的原则。至于一日之内顺时食养，民间有"晨吃三片姜，如喝人参汤"等的具体运用。因时制宜的饮食养生方法简要概括为表8-2-1所示内容。

表8-2-1 因时制宜简表

季节	食养原则	应时养脏	宜选食材
春	升	肝	枸杞子、春笋、芹菜、菠菜、猪肝
夏	清	心	苦瓜、冬瓜、绿豆、西瓜、莲子、荷叶、鸭肉
长夏	平	脾	山药、薏米、芡实、扁豆、猪肚
秋	润	肺	银耳、百合、萝卜、梨、杏仁、荸荠、猪肺
冬	补	肾	羊肉、核桃、海参、虾、猪腰、黑豆、黑芝麻

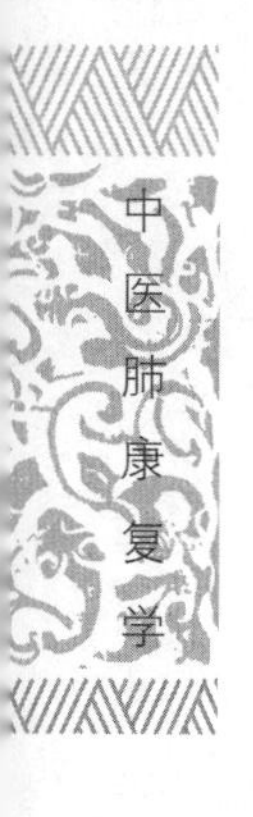

3. 因地制宜

因地制宜就是根据地域环境特点进行饮食养生。我国地域辽阔，地势有高低之别，气候有寒热湿燥之分，水土性质各异，因此饮食养生必须坚持因地制宜的原则。我国东南地势较低，气候温暖潮湿，宜食清淡通利或甘凉之品；西北地势较高，气候寒冷干燥，宜食温热滋润之品。

（三）饮食有节，饮食宜忌

饮食有节是指饮食要有节制、适时、适量；饮食宜忌主要包括饮食卫生、食宜清淡、烹饪选择、饮食禁忌。

1. 饮食有节

（1）饮食适时：《吕氏春秋·季春纪》提到“食能以时，身必无灾。凡食之道，无饥无饱，是之谓五藏之葆”。饮食适时，就是按照一定的时间，有规律地进食。一般的饮食习惯是一日三餐，即早餐、午餐、晚餐，间隔时间约为4～6小时。一般情况下，早餐应安排在6：30—8：30，午餐应安排在11：30—13：30，晚餐应安排在18：00—20：00。《文端集·饭有十二合说》指出“人所最重者，食也。食所最重者，时也……当饱而食，曰非时；当饥而不食，曰非时；适当其可，谓之时”。此处强调了按时进食的重要性。饱而食时，或忍饥不食，或零食不断，均可导致胃肠功能紊乱，影响营养的吸收。

（2）饮食适量：饮食适量就是按照一定的量进食。一日三餐中，早餐要保证营养充足，午餐要吃好，晚餐要适量。比较合理的三餐分配为早餐占全天总热能的30%～40%，午餐占30%～40%，晚餐占30%左右或更少。饮食适量还包括饥饱适度。过饥，则化源不足，精气匮乏；过饱，则胃肠负担过重，影响运化功能。《千金要方·养性·养性序》提到“不欲极饥而食，食不可过饱；不欲极渴而饮，饮不可过多”。历代养生家均认为食至七八分饱是饮食适量的标准。

2. 饮食宜忌

（1）饮食卫生：饮食卫生主要包括食物新鲜清洁、提倡熟食、讲究进食卫生等方面。《论语·乡党》曾说“鱼馁而肉败，不食。色恶，不食。臭恶，不食。失饪，不食”，就是提倡食物要新鲜清洁，并且要经过烹饪加工变熟后再食用。食物如果放置时间过长或储存不当就会变质，并产生对人体有害的各种物质。烹饪加工是保证食物卫生的一个重要环节，高温加热能杀灭食物中的大部分

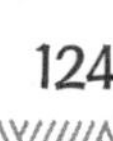

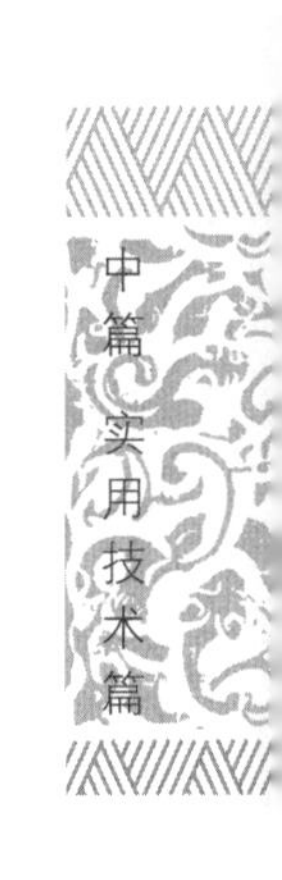

微生物，防止食源性疾病，所以尽量食用熟食，尤其是肉类，必须熟透再食。进食卫生指进食前、进食中和进食后应该注意如下方面。进食前应注意手和餐具的消毒，防止病从口入。轻松整洁的进食环境再配合柔和的音乐，有助于脾胃的消化吸收。《寿世保元·饮食》中说："脾好音声，闻声即动而磨食。"同时应避免在劳累和情绪异常时进食。进食时应保持精神专注，做到"食不语"（《论语·乡党》）及"食勿大言"（《千金翼方·养性·养性禁忌》）。同时进食时要做到细嚼慢咽，如《养病庸言》所说："不论粥饭点心，皆宜嚼得极细咽下。"急食暴食则易损伤肠胃。饮食后要漱口，保持口腔卫生；食后宜摩腹、散步以利于消化吸收。《千金要方·养性·道林养性》中说："食毕当漱口数过，令人牙齿不败口香。"《千金翼方·退居·饮食》中说："中食后，还以热手摩腹，行一二百步。缓缓行，勿令气急。行讫，还床偃卧，四展手足，勿睡，顷之气定。"以上论述至今对饮食调养仍有指导意义。

（2）食宜清淡：饮食宜清淡，勿过食肥甘厚味。所谓"清淡"，既指日常饮食中含有的油脂，尤其是动物性油脂较少，又指食物中的调料少，口感较淡。清淡的饮食有利于脾胃的消化和吸收；过食肥甘厚腻之品则易伤脾胃，导致运化失常，形成肥胖、痈疽、消渴、胸痹等病。《素问·生气通天论》中有"高梁之变，足生大丁"之说。

保持食宜清淡，除了需遵循"膳食宝塔"给出的每日用油、盐量的建议外，烹饪中还有一些方法可以调节饮食的清淡与油腻。例如，以植物油替代动物油；多用蒸、煮、炖的烹饪方式，少用煎炒炸，以减少用油量；做肉汤时，时时撇去油沫和浮油，能降低肉汤的油腻感；恰当使用辛香调料等。尤其对于味觉功能下降的老年人来说，可能有饮食口味加重的现象，更需注意清淡饮食。当然，清淡饮食并不意味着完全放弃对饮食味道的要求，无肉、无油、无调料的饮食对人的健康也是不利的。清淡饮食的关键就在于根据个人口味和饮食养生的原则把握一定的常度。

（3）烹饪选择：中国烹饪史源远流长，不同的烹饪方法对食物的营养价值有不同的影响。如烧制过的动物性原料的汤汁，口感较好，易于消化，营养丰富；运用炖、焖、熬、煨法制成的菜品具有熟软或酥烂的特点，有利于营养的吸收，特别适合老年人、儿童、孕产或哺乳期的妇女食用；油炸食物可增加脂肪含量、不易消化，并且高温加热后食物的营养价值下降；煎、贴、塌法可使食物内部的可溶性物质流失较少；炒、爆、烟法加热速度快、时间短，食物中的水分和营养

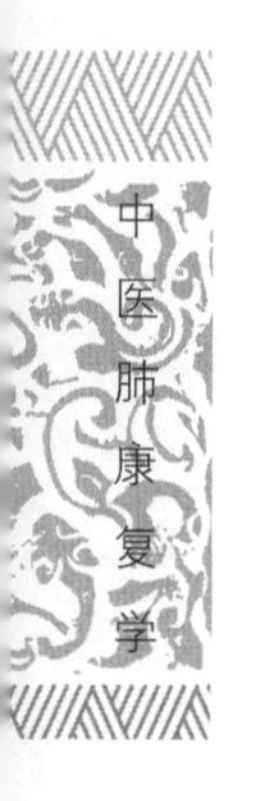

素损失较少；熏、烤法温度高，受热时间长，容易导致脂肪和维生素的损失。另外，烟熏食品可能含有苯并芘等有害成分，不宜多吃常吃；蒸制过的食物营养素保存率高，并且容易消化，适合需康复之人。

（4）饮食禁忌：饮食禁忌最早见于《素问·宣明五气》中的“五味所禁”，其后在《金匮要略·禽兽鱼虫禁忌并治》中有“所食之味，有与病相宜，有与身为害，若得宜则益体，害则成疾”的记载，说明了饮食禁忌的重要性。饮食禁忌包括三个方面。第一是防止误食。河豚、发芽的土豆、野生蘑菇等，如果处理不当而误食，就会影响人体健康，甚至危及生命。《金匮要略》中，《禽兽鱼虫禁忌并治》和《果实菜谷禁忌并治》指出“肉中有如米点者，不可食之”和“果子落地经宿，虫蚁食之者，人大忌食之”。总之，果肉蔬菜的形状、味道、颜色等有异者尽量不食；过期变质食物绝不能吃；来自疫区、放射区的食物不要吃；放置时间过长的食物应慎食；野外生长的不知名食物不可食；“新兴食物”“国外食物”可暂时慎食；蚊、蝇、蚁、虫沾染果蔬或果蔬落地，若表皮未受损，可洗净或削皮再食，若表皮受损，则尽量不食。第二是病证的饮食禁忌。总体而言，热证忌食辛辣之品；寒证忌食生冷之品；脾胃虚弱忌食生冷油腻之品；对于五脏之病，《灵枢·五味》提出“肝病禁辛，心病禁咸，脾病禁酸，肾病禁甘，肺病禁苦”。第三是服药期间的饮食禁忌。《调疾饮食辩·调疾饮食辩发凡》中有“患者饮食，借以滋养胃气，宣行药力。故饮食得宜，足为药饵之助；失宜，则反与药饵为仇”之说。古代文献中有服用某些中药时忌食生冷、辛辣、肉等物的记载，还有螃蟹忌柿、荆芥，人参忌萝卜、茶叶等记载，其中有不少得到了现代药物学的研究证实，但也有不少内容需要继续深入研究。

四 基于体质的饮食与药物调摄

（一）饮食调摄

1. 气虚质

饮食以选择性质平和而偏温补的食物为佳，如常食粳米、糯米、小米、黄米、大麦、山药、籼米、小麦、马铃薯、大枣、胡萝卜、鸡肉、鹅肉、兔肉、鹌鹑、牛肉、狗肉、青鱼、鲢鱼等。若气虚甚，可选用“人参莲肉汤”补养。不宜多食生冷、黏滑、苦寒、辛辣刺激性的食物，少食油腻及不宜消化的食物。

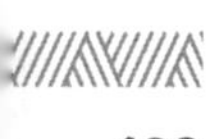

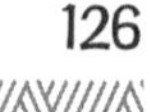

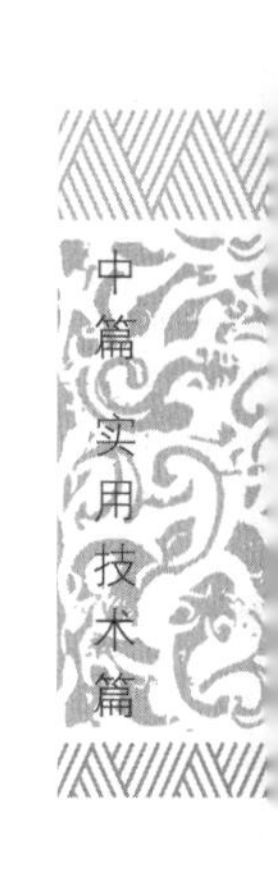

2. 阳虚质

阳虚质者应多食味甘、辛，性温热，具有温补作用的食品，如羊肉、鸡肉、鹿肉、黄鳝、樱桃、龙眼、姜、葱、韭菜、辣椒等。此类食物可温脾补肾，温阳化湿，有利于改善阳虚体质。根据“春夏养阳”的法则，夏日三伏，每伏可食附子粥或羊肉附子汤一次，配合天地阳旺之时，以壮人体之阳，该方极为有效。不宜多食生冷、苦寒、黏腻的食物。即使盛夏，也不可过食寒凉之物，而生姜、羊肉等温热食物反宜多食，正所谓“冬吃萝卜，夏吃姜”。饮料以白开水为主，不宜饮用凉茶及碳酸饮料。

3. 阴虚质

饮食调理以保阴潜阳为原则，宜食用芝麻、糯米、蜂蜜、乳制品、甘蔗、蔬菜、水果、豆腐等清淡之品，并着意食用寒凉清润之沙参粥、百合粥、枸杞粥、桑椹粥、山药粥等。条件允许者，可食用燕窝、银耳、海参、淡菜、龟肉、蟹肉、冬虫夏草、老雄鸭等。不宜食用温燥、辛辣、香浓的食物，如葱、姜、蒜、韭、薤、椒等。饭菜以蒸煮为主，不宜采用油煎、油炸、烧烤等烹调方式。

4. 痰湿质

饮食以清淡为主，常食用具有健脾利湿、化痰降浊之功效的食物，如薏苡仁、赤小豆、绿豆、白萝卜、荸荠、枇杷、白菜、芹菜、扁豆、蚕豆、包菜等。尽量减少肉类、海鲜等肥甘厚味之品的摄入。

5. 湿热质

饮食以清淡为主，主食多选择薏苡仁、赤小豆、绿豆、大米等清热利湿之品。可多食蔬菜、水果，如空心菜、苋菜、芹菜、丝瓜、苦瓜、黄瓜、莲藕等。少食油炸、烧烤及肥甘滋腻、助湿生热的食物。忌辛辣燥烈的食物，如辣椒、蒜、姜、葱等。另外，牛肉、狗肉、鸡肉、鹿肉等温阳食物宜少食用。酒性辛、热，湿热之人力戒酗酒。

6. 血瘀质

血瘀质者可常食桃仁、油菜、山慈姑、黑豆、山楂、玫瑰花等具有活血祛瘀作用的食物，米酒、黄酒和红酒等低度酒可少量饮用。

7. 气郁质

气郁质者可饮少量酒，以活血通脉，提高情绪。多食一些行气的食物，如佛手、橙子、橘皮、荞麦、韭菜、茴香、蒜、高粱、刀豆、香橼等。

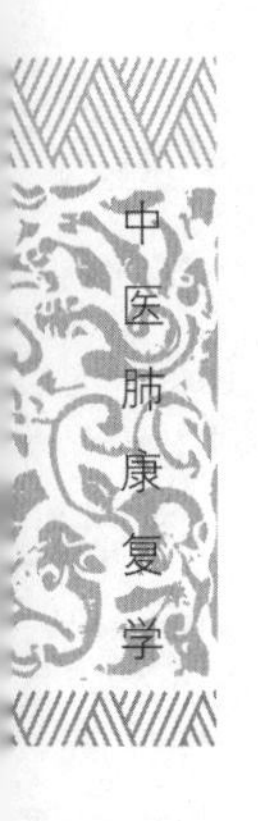

8. 特禀质

特禀质者应根据自身实际情况制订相应保健食谱。其中，过敏体质者应避免食用致敏食物，饮食以清淡为主，忌食生冷、辛辣、肥甘厚腻之品。对牛奶、螃蟹、虾等异体蛋白食物应慎食。

（二）药物调摄

1. 气虚质

气虚质者可选用味甘性温、具有健脾益气作用的药物，如人参、黄芪、茯苓、白术、大枣、山药等。气虚明显者加用补气方剂，偏于脾气虚常见纳呆、腹胀者，宜选四君子汤、参苓白术散或人参健脾丸等；偏于肺气虚经常感冒者，宜选补肺汤、玉屏风散；偏于肾气虚有夜尿频多者，可选肾气丸。

2. 阳虚质

阳虚质者可选用补阳、温养肝肾之品，常用药物有鹿茸、海狗肾、蛤蚧、冬虫夏草、巴戟天、淫羊藿、仙茅、肉苁蓉、补骨脂、核桃、杜仲、续断、菟丝子等，方药可选用金匮肾气丸、右归丸等。偏心阳虚者，宜常服桂枝甘草汤加肉桂，虚甚者可加人参；偏脾阳虚者，宜选理中丸；脾肾两虚者，可用济生肾气丸。慎用苦寒之品。

3. 阴虚质

阴虚质者可选用滋阴清热、滋养肝肾之品，如女贞子、五味子、墨旱莲、麦冬、天冬、黄精、玉竹、玄参、枸杞子、桑椹、龟甲等诸药。常用方剂有六味地黄丸、大补阴丸等。由于阴虚体质又分肾阴虚、肝阴虚、肺阴虚、心阴虚等，故应随其阴虚部位和程度而调补，如肺阴虚者，宜服百合固金汤；心阴虚者，宜服天王补心丸；脾阴虚者，宜服慎柔养真汤；肾阴虚者，宜服六味地黄丸；肝阴虚者，宜服一贯煎。慎用辛温燥烈之方药。

4. 痰湿质

痰湿之生与肺脾肾三脏关系最为密切，故药物调养以调补肺脾肾三脏为重点。若因肺失宣降，津失通调，液聚生痰，当宣肺化痰，方选二陈汤；若因脾不健运，湿聚成痰，当健脾化痰，方选六君子汤或香砂六君子汤；若肾虚不能制水，水泛为痰，当补肾化痰，方选金水六君煎。

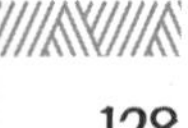

5. 湿热质

湿热质者可常用黄连、黄芩、茵陈、苦丁茶等以沸水泡服代茶饮。大便黏滞不爽者，可用荷叶、丝瓜络等泡水代茶饮。心烦易怒、口苦目赤者，宜服龙胆泻肝丸。

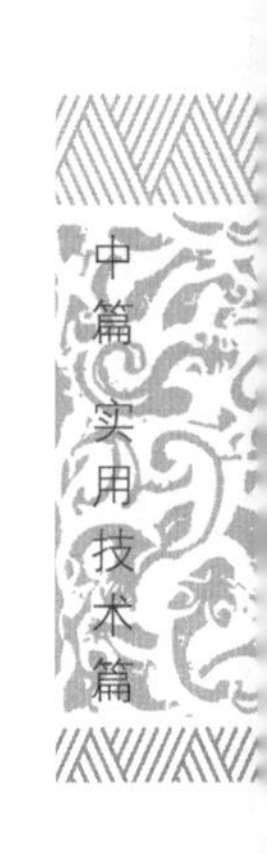

6. 血瘀质

血瘀质者可选用活血化瘀的药物，如红花、桃仁、丹参、川芎、当归、三七、续断、茺蔚子等。瘀血明显者，可选用四物汤、桃红四物汤等活血化瘀的方剂，如有肢体关节疼痛，则可选用活络效灵丹；胸痹者，可服用丹参滴丸、血府逐瘀胶囊；痛经者，可选择少腹逐瘀丸、艾附暖宫丸。

7. 气郁质

气郁质者可常用玫瑰花、佛手等具有解郁作用的花类药材泡茶。还可选用香附、乌药、川楝子、小茴香、青皮、郁金等善于疏肝理气解郁的药物组成方剂调理，如逍遥丸、越鞠丸等。

8. 特禀质

特禀质者可服用党参、黄芪、甘草、当归、何首乌等补益气血的药物。肺气亏虚、易患过敏性鼻炎者可选用玉屏风散；精血不足、易患荨麻疹者可服用消风散以养血息风。

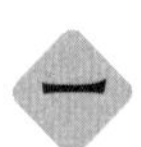

第三节　与肺康复相关的起居及饮食调摄

一　起居调摄

（一）一般调摄

1. 顺应四时

注意四时气候的影响，特别是在气温变化剧烈的秋冬季节，应及时增添衣被，避免受寒，防止外邪诱发疾病。

2. 预防呼吸道感染

在流感等呼吸道传染病流行期间，应尽量避免前往人员密集的公共场所，家属有呼吸道感染症状时应注意隔离。平时注意保暖，起居有节，避免过劳、淋雨等。对于近期内咳喘突然加剧、痰色变黄、舌质变红者，虽无发热、恶寒等症

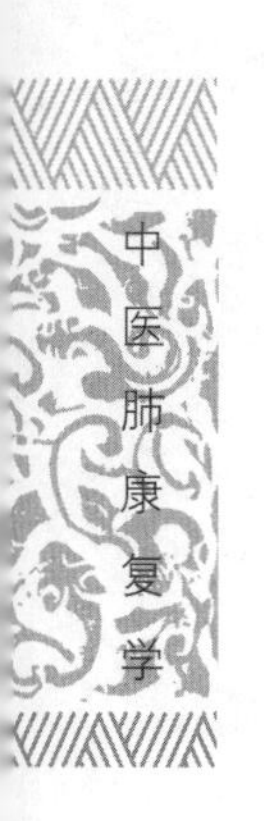

状，但亦要考虑复感外邪、病情加重的可能，应及时诊治，以阻断病势的发展。

3. 避免接触过敏原

避免接触异味（如煤气、农药、汽油、油漆）及尘螨、花粉等过敏原，积极戒烟。

4. 适当进行体育锻炼

慢性肺系疾病患者在缓解期或药物控制下，可以进行适量的体育锻炼，适合的项目有游泳、散步、慢跑、骑车、太极拳等。

5. 调畅情志

避免情绪紧张、激动，此外，家属需帮助患者树立战胜疾病的信心，使患者保持乐观、积极向上的心态，积极配合医护人员的治疗及康复训练。

（二）特殊调摄

1. 戒烟

戒烟是最简单易行的措施，在疾病的任何阶段，戒烟都有益于防止本病的发生和发展。此外，还需减少或避免接触粉尘、化学烟雾、燃烧的生物燃料等。对于自我戒烟困难的患者，可选用针灸等方法辅助戒烟。

2. 疫苗接种

接种流感疫苗、肺炎链球菌疫苗等对防止反复感染可能有益。现如今新型冠状病毒感染大流行，亦应按规定接种疫苗。

二 饮食调摄

（一）基于证型的饮食调摄

（1）肺气虚的患者多食用补肺气、化痰止咳的食物，如淮山、陈皮、瘦肉、大枣等。

（2）肺脾气虚的患者多食用补肺健脾的食物，如黄芪、桂圆、党参、五爪龙、黄精等。

（3）肺肾气虚的患者多食用化痰、补肾益肺的食物，如猪肺、黑芝麻、核桃、木耳、大枣等。

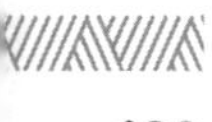

（4）气阴两虚的患者多食用气阴双补的食物，如百合、枸杞子、黑木耳、太子参等。

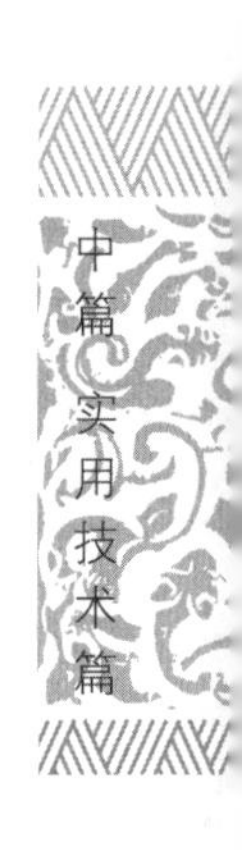

（二）推荐膳食

1. 冬虫夏草炖鸡

冬虫夏草5克、竹丝鸡（乌鸡）75克、生姜3片、大枣3枚，水800毫升，加盐油调味，文火炖2小时，饮汤食肉。主治肺阴不足，出现气促不足以息、气短、咳嗽不多、无痰、舌红少苔者。

2. 当归生姜羊肉汤

当归15克、生姜10克、羊肉120克，水适量，煲汤，盐油调味，饮汤食肉。主治因久病出现的气血不足、少气懒言、面色苍白、唇色淡白、胃纳呆滞、形体瘦削等症状。

3. 胡椒煲猪肚

胡椒10粒、猪肚120克，水适量，煲汤，盐油调味，饮汤食肉。治疗胃气虚寒、食少、常反酸、嗳气、上腹隐痛等症状。

4. 桃仁人参炖鹧鸪

鹧鸪1只、核桃仁24克、人参6克，将全部用料一齐放入炖盅内，加水适量，炖盅加盖，文火隔开水炖2～3小时，调味即可，随量饮用。适用于肺脾两虚证，症见形瘦气短、精神疲乏、咳嗽气喘、动则尤甚、呼多吸少、腰酸肢冷、汗出尿频、脉虚弱等。

5. 百合粥

百合60克、大米250克、白糖100克，洗净大米、百合，加水适量，先置武火上烧沸，再改以文火煨熬，等熟烂时加入白糖或盐即成，每日食3～5次，食百合喝粥。具有润肺止咳、清心安神之效。适用于肺痨久咳、咳痰唾血者。

6. 杏仁猪肺汤

猪肺250克、杏仁10克，将猪肺切块洗净，与杏仁放在一起，加清水适量，煲汤，将熟时冲入姜汁1～2汤匙，用食盐调味即成。饮汤食猪肺，每日2次，随量食用。具有补肺益气之功效，适用于肺气亏虚者。

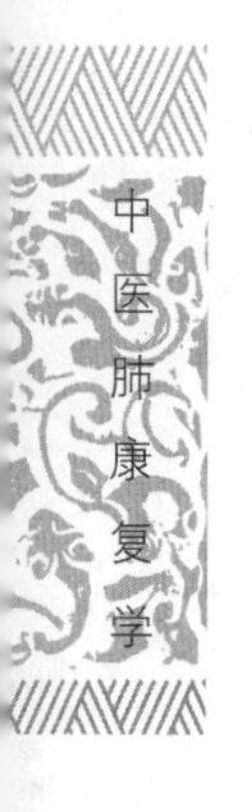

第九章 情志调理在肺康复中的应用

第一节 概述

现代医学模式是生物—心理—社会医学模式，此模式高度重视精神因素对疾病的影响。中医学在很早以前就极为重视人的精神活动，将人的精神活动概括为“七情”，即喜、怒、忧、思、悲、恐、惊。它是人在接触客观事物时，精神心理的综合反映。情志活动适度，调和而有节制，则有利于机体各脏腑组织生理功能的发挥。若“精神内伤，身必败亡”，精神因素的刺激，可以伤及内脏气机，影响脏腑的功能，如“暴怒伤肝，忧思伤脾”。与此同时，脏腑功能失调也可以引起某些情志的改变，如《灵枢·本神》曰：“肝气虚则恐，实则怒。”将现代医学的心理学理论与中医学的情志调理理论相结合，对慢性肺系疾病患者实施心理护理，可对患者的康复起到积极的作用。

肺系疾病如慢性阻塞性肺疾病，在治疗后，虽然症状得到缓解，但肺功能仍可能继续恶化，导致患者运动耐力下降，给患者家庭带来沉重的经济负担，易使患者出现焦虑、抑郁的情绪，中医学认为，“忧则伤肺”，患者抑郁、忧伤等负性心理可加重肺损伤的严重程度，针对性地使用情志疗法，可改善其不良情绪，减轻肺损伤的程度。现代研究亦表明，良好的性情有助于维持人体新陈代谢的平衡，能提升机体的免疫功能和抗病能力，以达到预防肺系疾病、延缓疾病进展的目的。

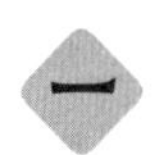

第二节　与肺康复相关的中医情志调理方法

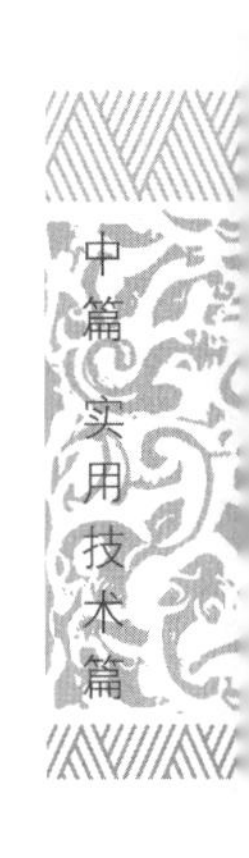

一　移情法

移情法又称转移法，即排遣情思，改变情绪的指向性，以排除内心的杂念和抑郁情绪，改变不良的情绪和习惯。移情法通过一定的方法和措施改变人的情绪和意志，或者改变其周围环境，使之脱离不良刺激因素，从而从不良情绪中解脱出来。生活中有些人往往因为将注意力集中于某一事件上，整天胡思乱想，以致产生苦闷、烦躁、忧愁、紧张、恐惧等不良情绪。如遇此种情况，可通过移情法分散患者的注意力，转移其思想焦点。

（一）琴棋书画移情

《北史·崔光传》云："取乐琴书，颐养神性。"《理瀹骈文·续增略言》亦云："七情之病也，看花解闷，听曲消愁，有胜于服药者矣。"在烦闷不安、情绪不佳时欣赏音乐、戏剧，练习琴棋书画等技能，可使精神振奋，紧张和苦闷的情绪也会随之而消。

1. 琴（五行音乐）移情

早在两千多年前，《黄帝内经》就已探讨音乐与人体生理、病理、养生益寿、防病治病的关系，如《灵枢·邪客》说："天有五音，人有五脏；天有六律，人有六腑。"这表明了五音六律与五脏六腑互相匹配。五音，就是中国古代五声音阶中的宫、商、角、徵、羽。若以某音为主音，其余各音围绕主音进行有序的组合与排列，便构成了特定调式的音乐。《灵枢·五音五味》说："商音铿锵肃劲，善制躁怒，使人安宁；角音条畅平和，善消忧郁，助人入眠；宫音悠扬谐和，助脾健胃，旺盛食欲；徵音抑扬咏越，通调血脉，抖擞精神；羽音柔和透彻，引人遐想，启迪心灵。""百病皆生于气，而止于音"，中医学认为七情过极易致使脏腑气血功能失常，产生七情内伤。而五音通五脏，通过音乐来感染情绪，共情或以情胜情，可以使过度的情绪得以调和。针对肺系失调的咳嗽、感冒等症，可听具有宫音、徵音及商音的《阳春白雪》，既可通调肺气，又可平衡肺气。

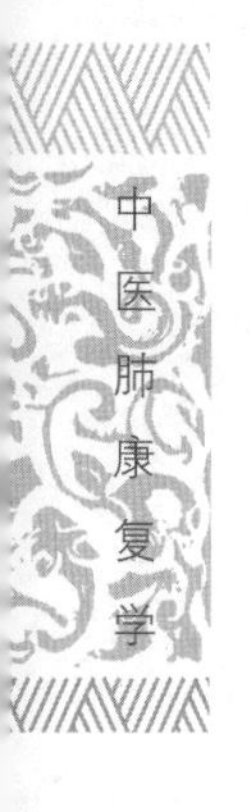

2. 棋、书、画移情

当遇到抑郁情绪时，除了“听曲消愁”外，还可以利用棋、书、画来转移情志。除音乐外，患者还可根据自身的兴趣爱好，参与自己喜欢的其他活动，如弈棋、绘画、书法等，可免除思虑万端，排解愁绪，寄托情怀，舒畅气机，颐养心神，有益于身心健康。

（二）运动移情

运动不仅可以增强生命的活力，而且可以有效地把不良情绪发散出去，使机体重归平衡。研究表明，人在运动时，大脑会释放一些能引起精神愉快的化学物质——内啡肽。因此，经常进行体育运动能显著松弛紧张感，并消除失望、沮丧等负面情绪。当遇到紧张、郁闷情绪时，可改变周围环境，转移注意力，参加体育活动或进行适当的体力劳动，以形体的紧张消除精神的紧张。尤其是传统的体育运动，主张动静结合、松静自然，因而能使形神舒畅、心神安合，达到阴阳协调平衡。长期患病的人，尤其需要利用运动移情法疏解不良情绪。

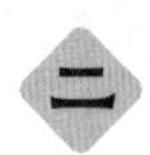

二 暗示法

暗示法是指用含蓄、间接的方法，对别人的心理和行为产生影响，诱导对象不经逻辑的思维和判断直接接受被灌输的观念，帮助其主动树立某些信念或改变其情绪和行为，达到缓解不良情绪的目的。

暗示有积极暗示和消极暗示两类：积极暗示是不管别人的意见正确与否，都无条件、无分析地加以全盘接受，它对人的身心产生积极作用；消极暗示则是全盘否定和拒绝，它对人的身心产生消极作用。暗示疗法正是利用暗示的积极作用促使人体身心的康复，同时应注意避免暗示的消极作用。

暗示法一般多采用语言暗示，也可采用手势、表情，或者采用暗示性药物及其他暗号来进行。暗示不仅影响人的心理行为，而且影响人的生理功能。《黄帝内经》就记载了暗示法的范例，如《素问·调经论》说：“按摩勿释，出针视之，曰我将深之，适人必革，精气自伏，邪气散乱。”即医生要先在患者针刺的地方不停地进行按摩，并拿出针给患者看，然后说“我将把针扎得很深”，这样患者必然会集中注意力，使精气深伏于内，邪气散乱而外泄，从而提升针刺的疗效。

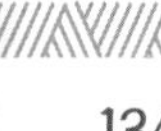

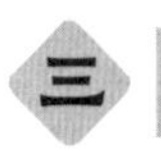

三 开导法

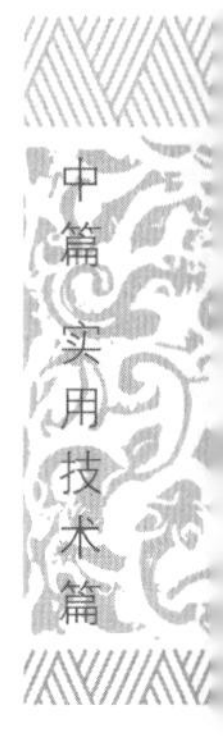

开导法是指通过交谈，用浅显易懂的道理劝说引导，使患者主动解除消极情绪的一种调畅情志方法。《鲁府禁方·医有百药》有云："开导迷误是一药。"《灵枢·师传》更详述了开导之法："人之情，莫不恶死而乐生，告之以其败，语之以其善，导之以其所便，开之以其所苦，虽有无道之人，恶有不听者乎。"这明确了言语开导的基本原则、方法和步骤。"告之以其败"，即指出不良情绪状态和行为对人体健康的危害，以引起对象对不良情绪行为与疾病发生关系的重视；"语之以其善"，即指出只要措施得当，调节及时，摆脱不良的情绪和行为，健康是可以恢复的，使对象在正确认识情绪与疾病关系的基础上，树立战胜疾病的信心；"导之以其所便"，即讲明调养的具体措施，为其提供便利，使对象的行为能有所参照；"开之以其所苦"，即让对象充分表达与释放内心的苦闷与压抑，帮助患者解除紧张、恐惧等消极的心理状态。可见，开导法就是正确地运用语言这一工具对对象进行启发和诱导，解除其思想顾虑使其形成对待事物的正确心态，从而避免不利的情志和错误的行为及其带来的严重后果。

开导最常用的方法有解释、鼓励、安慰、保证。解释是开导的基本方法，使对方明白事理，以理制情，这样自然可以保持正确的心态；鼓励、安慰和保证是帮助患者消除疑虑、建立信任和树立信心的具体方法。一个人在生活中受到挫折或遭遇不幸时，若独自承担痛苦，郁郁寡欢，则扰神更伤身，因此可向自己的知心朋友、亲人倾诉苦衷，以便从朋友、亲人的开导、劝告、同情和安慰中得到力量和支持，更快地恢复到往日的状态。

四 调气法

调气法是指通过适当的方法调养人体之气，畅行脏腑气机，以增强五脏气化功能，进而和调五脏之神。调气即调整呼吸，吐故纳新，呼出身中浊气，吸入天地之精气，使气聚精盈神旺。《素问·上古天真论》的"呼吸精气"之论，说的就是调息可调养人体之气。调息之所以养气，是因为通过调整呼吸调动人体之内气，使之逐步聚集，储存于身体某一部位，并循经络运行，可疏通经络气血。经络气血和调，则神自化生。调息行气在传统功法中体现得最为充分。传统功法强调形、意（心）、气三者结合，即运动肢体以炼形，调整呼吸以炼气，精思存想

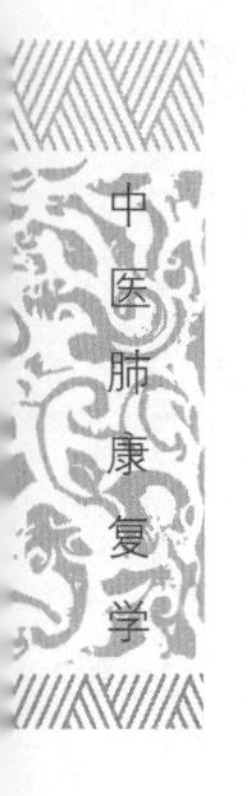

以炼神，从而达到调气安神、神旺体健之目的。

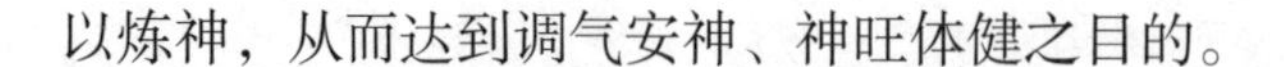

五 情志相胜法

情志相胜法是两千多年前《素问·阴阳应象大论》提出的方法，其内容是“怒伤肝，悲胜怒；喜伤心，恐胜喜；思伤脾，怒胜思；忧伤肺，喜胜忧；恐伤肾，思胜恐”。这种“以情制情”的方法，基于“以偏纠偏”的原理。当产生不良情绪时，可根据情志之间的五行生克制化规律，用互相制约、互相克制的情志，转移和干扰原来对机体有害的情志，从而恢复或重建精神平和的状态。金元医家张从正在《儒门事亲·九气感疾更相为治衍》中具体阐述了这一方法：“悲可以治怒，以怆恻苦楚之言感之；喜可以治悲，以谑浪亵狎之言娱之；恐可以治喜，以恐惧死亡之言怖之；怒可以治思，以污辱欺罔之言触之；思可以治恐，以虑彼志此之言夺之。凡此五者，必诡诈谲怪，无所不至，然后可以动人耳目，易人听视。”

（一）喜伤心者，以恐胜之

本法通过恐惧因素来收敛涣散的心神，克制大喜伤心，恢复心神功能，适用于神情兴奋、狂躁者。喜为心志，过喜则心气涣散，神不守舍，严重者表现为精神恍惚，嬉笑不休；恐为肾志，肾欲坚，恐令气怯，骤然令人惊恐，则能收敛涣散之气机。

（二）思伤脾者，以怒胜之

本法通过愤怒因素来克制思虑太过，恢复心脾功能，适用于长期思虑不解，气结成疾，情绪异常低沉者。思为脾志，过度思虑则脾气郁结，运化失常；怒为肝志，怒令肝气升发，郁结之气可得宣散。思之甚可使人的行为和活动调节产生障碍，致气不行而结聚，阴阳不调，阳亢不与阴交而不寐。当怒而激之，逆上之气冲开了结聚之气，兴奋之阳因汗而泄，致阴阳平调而愈。此即“怒胜思”。

（三）悲伤肺者，以喜胜之

本法通过喜乐因素来消除太过的悲哀，适用于因神伤而情绪抑郁低沉者。悲为肺志，过悲则肺气不敷、制节失职；喜为心志，心欲软，喜令气机和缓散达，肺气得以恢复正常宣降之功能。《医苑典故趣拾》中有这样一则轶事，清代有位巡按大人，抑郁寡欢，成天愁眉苦脸，家人特请名医诊治。名医问完其病由后，按脉许久，竟诊断为月经不调。那位巡按大人听罢，嗤之以鼻，大笑不止，连声说道："我堂堂男子，焉能月经不调，真是荒唐至极。"自此，每忆及此事，巡按大人就大笑一番，乐而不止。这是名医故意以常识性错误引其发笑从而达到了治疗的目的。此即"喜胜悲"。

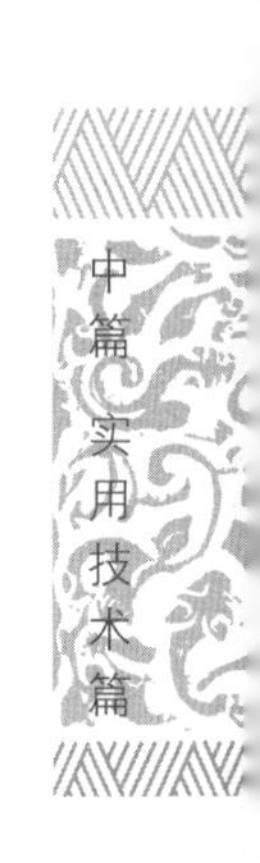

（四）恐伤肾者，以思胜之

本法通过思虑因素来克制惊恐太过，适用于因惊恐而坐卧不宁、多疑易惊者。恐则气下，惊则气乱，神气惮散不能敛藏；思为脾志，思则气结，可以收敛涣散之神气，使患者主动地排除某些不良情绪，达到康复之目的。

（五）怒伤肝者，以悲胜之

本法通过悲哀因素来克制愤怒太过，适用于因情志抑郁而气机郁结或因愤怒而情绪亢奋不宁者，尤其适用于自觉以痛哭为快者。怒为肝志，暴怒则气血逆乱，神志迷惑而不治；悲忧为肺志，肺欲收，悲则气消，血气得以消散下行。

在运用情志相胜法调节患者的异常情志时，要注意刺激的强度，即治疗的情志刺激要超过致病的情志刺激，或是采用突然强大的刺激，或是采用持续不断的强化性刺激。总之，后者要超过前者，才能达到以情制（胜）情的目的。同时还要注意对象的性格特征，要求对象对情志的转换有一定的承受能力，并且不能具有极端性格。另外，情志相胜法对对象造成的情志转换冲击往往较大，因此，不适宜作为情志康复的首选方法，在实际应用中需加以注意。

六 节制法

节制即调和、克制、约束情感，防止七情过激，从而达到心理平衡的方法。七情太过，不仅可直接伤及脏腑，引起气机升降失调、气血逆乱，还可损伤人体正气，使人体的自我调节能力减退。所以情志既不可抑，也不可纵，贵在有节适度。《吕氏春秋·仲春纪》云："欲有情，情有节，圣人修节以止欲，故不过行

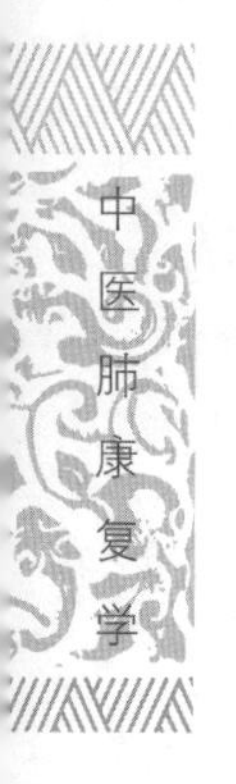

其情也。”这说明重视精神修炼，首先要节制自己的情感，除思虑、戒嗔怒，才能维持心理的协调平衡。现代医学认为，机体内环境的稳定状态受神经系统和内分泌系统（体液）调节，而情志则可直接作用于神经系统，进而影响内环境。

喜怒之情，人皆有之，喜贵于调和，而怒宜戒除。养生名著《老老恒言·戒怒》中说：“人借气以充其身，故平日在乎善养。所忌最是怒，怒心一发，则气逆而不顺，窒而不舒，伤我气，即足以伤我身。”可知怒对人体健康的危害最大，而且暴怒喧扰不宁，精神失常可致疯狂。因此，节制和调节过激情绪首当节制“怒”。《素问·生气通天论》说：“大怒则形气绝，而血菀于上，使人薄厥。”《医学心悟》归纳了“保生四要”，其中“戒嗔怒”即为一要。《泰定养生主论》强调养生要做到“五不”，把“喜怒不妄发”列为第二。戒怒最重要的是以“理”制怒，一旦发怒或将发怒，应先想到怒足以伤身，通过理智分析思考，衡量轻重，从而控制怒气的发作；或者以“耐”养性，隐忍片刻，使怒气消于缓冲中；或者转移注意力，使怒自然消失。此外，抑郁寡欢，易致气滞神伤，应尽量避免忧郁、悲伤等消极情绪，使心理处于怡然自得的乐观状态。正如民间俗语所言：“身宽不如心宽，宽心者能容天下难容之事。”如此则内不生火，气顺血充，健康恬愉。

七 疏泄法

疏泄法是指将积聚、压抑在心中的不良情绪，通过适当的方法宣达、发泄出去，以尽快恢复心理平衡。古人常说“不如人意常八九，如人之意一二分”。在人生旅途中，人处于逆境的时候远多于处于顺境的时候，当面临较大的情感压力时，及时适当地发泄情绪，可以缓解紧张，维护机体内环境的稳定。否则，压力郁积不出，则会影响脏腑功能，日久必然使气血失和而为病患。疏泄法符合中医学“郁者发之”“结者散之”的防治思想。事实证明，疏泄法可使人从苦恼、郁结甚至愤怒等消极情绪中解脱出来。

需要疏泄的情志大多为恶劣情绪，故宣泄时既要方法适当，还要宣泄适度，否则同样会损伤脏腑气血而为病，即所谓“悲哀喜乐，勿令过情，可以延年”（《鲁府禁方》）。疏泄情志可以直接疏泄，如哭泣便是一种直接的疏泄方法。《素问·宣明五气》曰：“五脏化液……肝为泪。”泪液流淌排放，可促进肝司疏泄，使气机调畅。现代研究表明，因感情变化而流出的泪水含有两种神经传导物质，在这两种物质随眼泪排出体外后，悲伤、痛苦的情绪也会随之得到缓解。此外，还有间接疏泄法，如通过倾诉、赋诗作文、歌唱等方法，也可将心中的不良情绪宣达出去。

可通过倾诉或谈话来进行疏泄，也可以通过运动、旅游、看心理剧等方法来疏泄。通过倾诉或谈话进行疏泄，就是让疏泄者将心中积郁的苦闷或思想矛盾倾诉出来，以减轻或消除其心理压力，避免引起精神崩溃，并能使其较好地适应社会环境。在进行倾诉或谈话疏泄时，倾听者要持有同情、关怀的态度，还要有耐心，同时为疏泄者保守秘密，让疏泄者能够畅所欲言而无所顾虑。在疏泄达到一定效果后，再给予温和的正确指导。切忌采用讲“大道理”或“过严批评”的方式。

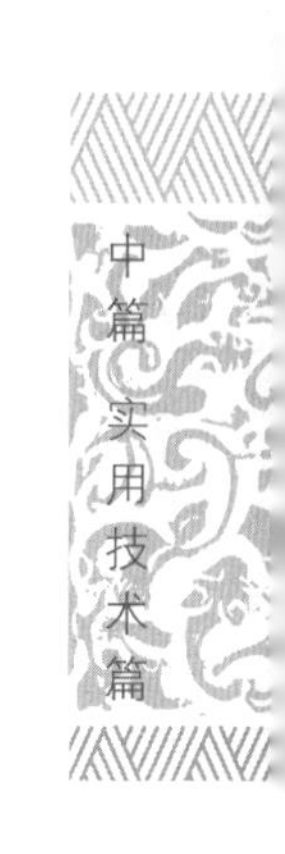

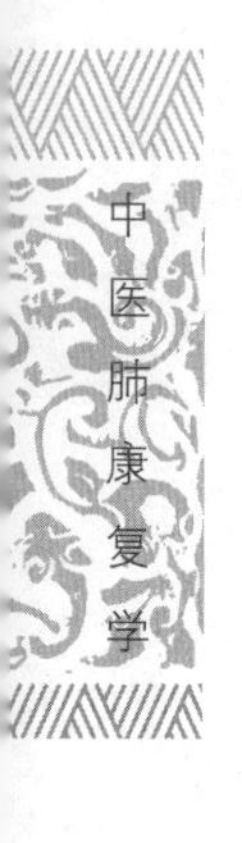

第十章

中医外治法在肺康复中的应用

中医外治法是以中医的整体观和辨证论治为指导，用不同的方法将药物、器具施于皮肤、孔窍、腧穴等部位，以发挥疏通经络、调和气血、解毒化瘀、扶正祛邪等作用，使脏腑阴阳恢复平衡。中医外治法具有疗效显著、不良反应少、使用方便、操作简单、价格低廉等优点，在治疗慢性肺系疾病方面效果明显。

常见外治法有针法（包括刺血疗法）、灸法、贴法、涂法、敷法、熨法、发疱法、擦法、揉法、熏法、推拿法、拔罐法、刮痧法、沐足法等。结合现代医学技术的中医外治法还有穴位注射疗法、自血疗法、穴位埋线疗法等。准确恰当地选择和应用中医外治技术对于慢性肺系疾病患者的康复有重要的作用。

但有关将中医外治法应用于慢性肺系疾病患者康复的研究仍然存在以下问题：①缺乏大样本、多中心的临床试验，且大多配合西药治疗，其疗效有待商讨；②偏重于临床试验，对外治法作用机制的研究较少；③中医外治法形式多样，对于辨证及治法的选择缺乏规范；④中医外治法多为人为操作，不同操作人员之间的操作方法存在差异，需完善操作规范。因此，中医外治法在肺康复中的作用机制或临床疗效仍需进一步的研究。

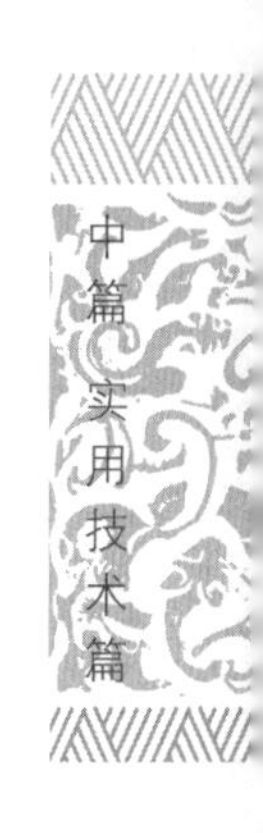

第一节　针法在肺康复中的应用

一　毫针针刺

（一）作用机制及适应证

毫针针刺是指用毫针刺激经络穴位，运用不同的操作手法，激发人体经气，调理脏腑，从一定程度上舒张气管和减少气道分泌物积聚，适用于慢性气道疾病稳定期。

（二）具体操作

主穴可以为大椎、风门、肺俞、定喘、膈俞、天突、关元、气海、百会、列缺等。咳嗽甚者，配尺泽、太渊；痰多者，配足三里、中脘、丰隆、膻中；咯血者，配孔最、鱼际；胸痛者，配内关、阿是；体虚易感冒者，配足三里；肺阴亏虚者，配太渊、尺泽、中府；肾虚失纳虚喘者，配肾俞、太溪；心悸者，配心俞、内关。

选好穴位后，用75%酒精或安尔碘消毒施针部位和持针手指，根据针刺部位肌肉的厚薄、患者的体质强弱、病情深浅等，采用不同的进针出针手法、确定针刺角度深度及方向。针刺得气后可以用手法进行补泻，留针15～30分钟，每2～3日一次，2个月为一个疗程。临床操作中也可以用电针仪连接针柄加强刺激，同时配合远红外线灯照射施针部位以加强温经通络的效果。

（三）注意事项

（1）患者在过劳过饥、过度虚弱、过度紧张时，不宜立即进行针刺。

（2）特殊人群的某些穴位不宜针刺，如孕妇腹部、腰骶部腧穴；囟门未合的小儿头项部的腧穴。

（3）常有自发性出血或损伤后出血不止的患者，皮肤有感染、破溃或肿瘤的部位不宜针刺。

（4）对胸部、肩部、颈胸椎附近的腧穴，要注意选定一定的角度，不宜直刺、深刺，以免伤及重要组织器官，产生不良后果。心脏扩大、肺气肿患者更应注意。

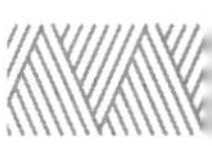

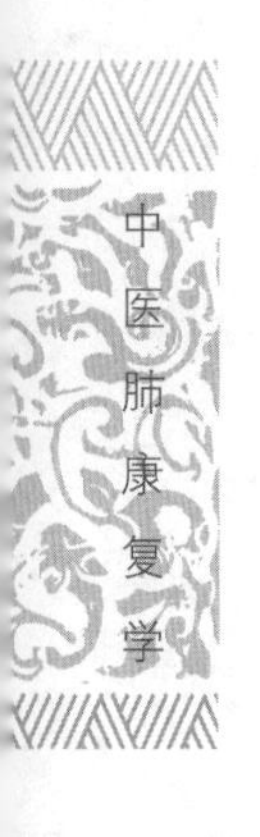

（5）异常情况的处理：

①对于出针后出现的皮下血肿，用95%酒精棉球按压片刻即可消肿；

②晕针患者应立即停止针刺，将针全部取出，轻症者静卧片刻，给予温开水或糖水服用，重症者在行上述处理后，可按压人中、内关穴或艾灸百会、气海穴；

③滞针时可以循按针刺临近部位，或者弹刮针柄，使缠绕的肌纤维回释；

④出现弯针后不得再行提插捻转手法，可顺着弯曲方向将针退出，或者帮助患者慢慢恢复至原来的体位，使局部肌肉放松后再行退针；

⑤断针时，若折断处部分针体在皮肤之外，可用镊子钳出；若全部深入皮下，须在X线下定位，通过手术取出。

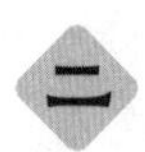

二 浮针疗法

（一）作用机制及适应证

浮针疗法是用一次性的浮针等针具在局限性病痛的周围皮下浅筋膜进行扫散等针刺活动的针刺疗法，适用于轻中度的过敏性哮喘。该疗法通过缓解外周呼吸肌的紧张度改善支气管平滑肌痉挛状态，从而有效、快速地缓解喘息、胸闷等症状。

（二）具体操作

浮针治疗过敏性哮喘的选穴与其他传统针灸取穴不同，它主要针对患肌（外周呼吸肌），就是改善支气管平滑肌的痉挛状态，同时将胸段竖脊肌、菱形肌、胸锁乳突肌、胸大肌等呼吸相关肌肉放松。通过浮针治疗胸背部的患肌，哮喘症状可以及时缓解或消失，但这并不是脱敏治疗，还要调理患者体质，避免下次遇到过敏原，再次诱发哮喘发作。

浮针疗法具体操作分五步：消毒、进针、运针、扫散和留管。其中，扫散动作是浮针疗法的核心，但扫散不是以进针点为支点，而是扫散时进针点随针身做小幅度的左右摇摆，次数为200次左右，一个进针点留置2分钟。扫散结束后留管，选用纸质或胶纸胶布贴附于整个管座，留管24小时左右即可。对于有些精神紧张而担心影响睡眠的患者，留管5～8小时即可，睡前取出。治疗可以出管后间隔2～3日一次，3次为一个疗程。

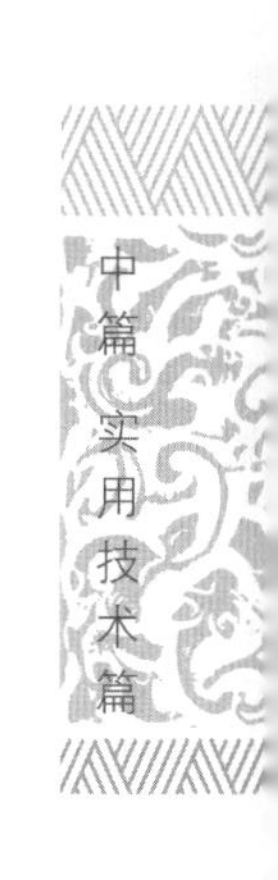

（三）注意事项

（1）浮针疗法并不适合所有的哮喘患者，不适用于发作剧烈、有严重呼吸困难者；对于伴随心脏病、喉头水肿、凝血功能障碍的患者，也不宜用浮针治疗。

（2）浮针留管时间较长，要注意针管清洁，谨防感染。

（3）一般选择对日常生活影响较小的部位进针，不要选择关节部位、腰带或女性胸衣扣部位进针。

（4）对于皮肤出现浮肿、炎症或使用刺激药物、麻醉药时，浮针效果不佳的情况，应待皮肤恢复正常状态后再行治疗。

三 火针疗法

（一）作用机制及适应证

火针疗法是将特制的针具放在火上灼烧通红后，迅速刺入体表，利用其温热刺激来治疗疾病的一种传统中医外治方法。《灵枢・官针》记载火针治疗筋骨疾病如下："焠刺者，刺燔针则取痹也。"《灵枢・经筋》记载火针治疗寒性疾病如下："焠刺者，刺寒急也。"《刘涓子鬼遗方》提到火针可以治疗外科的痈疽，这拓宽了火针的治疗范围。其后《针灸资生经》提到了火针放血疗法。所以说，火针是一种集针和灸两种方法为一体的疗法，既有调和气血、疏通经络的作用，又有温经通脉、升阳举陷的作用，适用于哮喘急性发作期的平喘治疗。

（二）具体操作

火针选穴与毫针选穴的基本规律相同，根据病症不同而辨证取穴。可以取风池、定喘、肺俞、风门、中脘穴。

用碘伏消毒腧穴后，再用酒精灯烧灼细火针至通红发白。《针灸大成・火针》说："灯上烧，令通红，用方有功。若不红，不能去病，反损于人。"因此，在使用前必须把针烧红，才能作用于穴位。然后迅速点刺腧穴，进出针约0.5秒。关于针刺深度，《针灸大成・火针》说："切忌太深，恐伤经络，太浅不能去病，惟消息取中耳。"火针针刺的深度要根据病情、体质、年龄和针刺部位的肌肉厚薄、血管深浅而定。一般四肢、腰腹部针刺稍深，可刺2～5分深，胸背部穴位针刺宜浅，可刺1～2分深，夹脊穴可刺3～5分深。每穴点刺1～3针，出针后

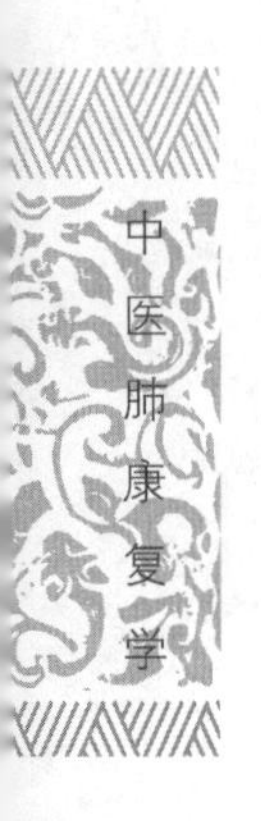

用棉签蘸取万花油按压针孔。治疗以2~3日针刺一次，3~5次为一个疗程，疗程间隔一周左右。

（三）注意事项

（1）在面部应用火针时要慎重。《针灸大成·火针》说：“人身诸处，皆可行火针，惟面上忌之。”除治疗面部小块白癜风、痣和扁平疣外，其他面部疾病皆不宜用火针治疗，以免遗留瘢痕。

（2）对于血管和主要神经分布部位亦不宜施用火针。火针刺络要浅，如果不是有意地刺络放血，针后要注意使用干棉球按压针孔止血，且时间要比毫针的按压时间长一点。

（3）发热、过饥过劳、极度紧张、糖尿病控制不理想的患者不宜用火针。

（4）在针刺后，局部呈现红晕或红肿未能完全消失时，应避免洗浴，以防感染。

（5）针后局部发痒，不能用手搔抓，以防感染。

（6）针孔处理：如果针刺1~3分深，可不做特殊处理。若针刺4~5分深，针刺后用消毒纱布贴敷，用胶布固定1~2日，以防感染。

（7）火针治疗后禁食生冷辛辣之品，少食虾蟹等发物。

四 皮肤针

（一）作用机制及适应证

皮肤针，又名七星针、梅花针，属于多针浅刺法，是以针具沿人体经络或穴位叩打皮肤的一种针疗方法，是我国古代“半刺”“浮刺”“毛刺”等针法的延续。通过刺激人体皮肤、穴位和经络，调整脏腑、经络之气，适用于咳嗽气喘轻症患者。

（二）具体操作

叩刺部位多选百劳、大椎、风门、身柱、定喘、肺俞。胸闷气短者配中脘、气海、内关；痰多者配丰隆；发热头痛者配风池、列缺、少商；咳嗽气喘者点叩尺泽、肺俞、中府等。

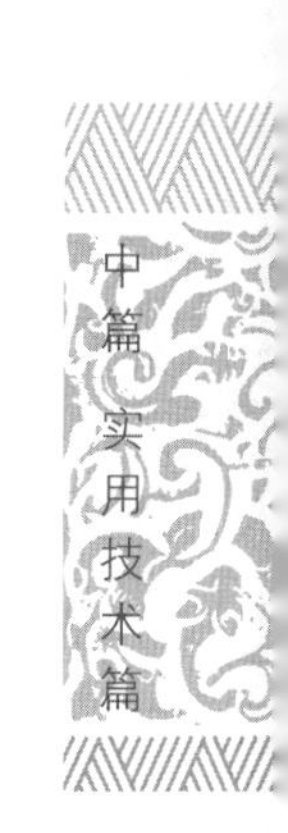

常规消毒叩刺部位或穴位后，进行点叩或浅叩。点叩时右手拇指、中指、环指和小指持针柄，示指伸直压在针柄上，对准穴位，手腕放松，运用腕部的活动叩刺，垂直叩下，使针尖接触皮肤后，立即弹起，反复叩击。根据病情和部位不同，叩打程度有轻重之分。轻者叩至皮肤微红，重者叩至皮肤有小出血点，中等程度者叩至皮肤潮红而无出血点。浅叩则常取经脉循行部位皮肤中的一段来叩击，或者用滚筒针滚刺。一般每隔1厘米左右叩刺一下，可循经叩8～16次。如咳嗽气喘，则可取肺经尺泽至太渊这一段经脉循行部位皮肤，用皮肤针叩击治疗。

（三）注意事项

（1）操作前应注意检查针具，当发现针尖有钩毛或缺损、针尖参差不齐时，须及时进行修理或更换。

（2）针灸前皮肤必须消毒。叩刺后如皮肤有出血，局部皮肤须用消毒干棉球擦拭干净，保持针刺局部清洁，以防感染。

（3）局部皮肤有创伤或溃疡者，不宜使用本法。

（4）操作时针尖必须垂直上下，用力均匀，避免斜刺或钩挑，以减少疼痛。

五 皮内针

（一）作用机制及适应证

皮内针，又名埋针，是古代针刺留针方法的延续，即以特制的小型针具留置于腧穴皮内或皮下，维持较长时间的刺激，以调节脏腑经络的功能，从而达到治疗疾病的目的。皮内针适用于康复治疗中需做浅层较长时间留针的病证，如哮喘、肺胀的稳定期。

（二）具体操作

皮内针分为颗粒形和揿针形两种。颗粒形，又称麦粒形，针长约1厘米，针柄呈环形，形似麦粒，针身与针柄成一直线。揿针形，又称图钉形，针身长0.2～0.3厘米，针柄呈环形，形似图钉，针身与针柄呈垂直状。

1. 颗粒形

选好穴位后进行常规消毒，用镊子夹住针柄，沿皮下横行刺入，可埋入0.8～1

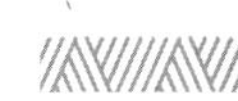

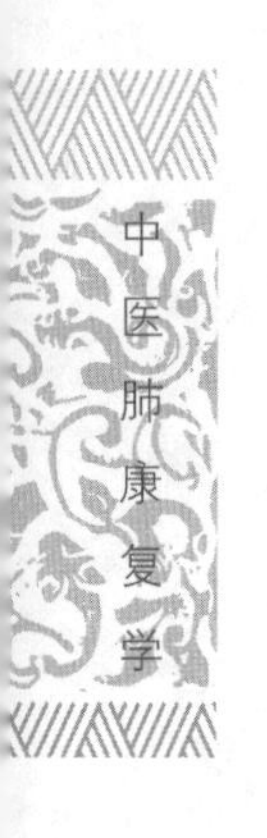

厘米，在针柄下面的皮肤表面贴一小块胶布，然后用一块稍大的长形胶布覆盖在针身上，以使针身固定在皮内，防止运动使针具移位或丢失。

2. 揿针形

按常规消毒皮肤后，用镊子夹住针环，再将针尖对准选定的穴位，轻轻刺入后用胶布粘贴固定。揿针形多用于面部及耳部等需垂直浅刺的部位。

皮内针的选穴，以不妨碍人体正常活动的部位为宜，常用于背部、四肢非关节活动处，更多地用于耳穴。为加强刺激，患者每日可自行按压局部数次。埋针时间一般为1～3日，以6～7日为宜。天气炎热时，1～2日就应另换穴位，防止感染。

（三）注意事项

（1）选易固定、不妨碍肢体活动的部位埋针。针埋入后，若患者感觉疼痛过度或有碍肢体活动，应取出重埋或改用其他穴位。

（2）埋针前，仔细检查针具有无损坏，以免埋入皮下后发生折针。

（3）埋针期间注意埋针处不能碰水，以免感染。

六 耳针疗法

（一）作用机制及适应证

耳针疗法是用针刺或其他方法刺激耳郭上的穴位，从而进行保健和治疗的一种方法。中医经络学说认为，人体的十二经络都与耳有着直接联系，《灵枢·邪气脏腑病形》说：“十二经脉，三百六十五络，其血气皆上于面而走空窍，其精阳之气走于目而为睛，其别气走于耳而为听。”当人体发生疾病时，耳郭上对应的区域就会出现一定的反应点，耳穴疗法通过较强烈的良性刺激，对人体进行动态调节，发挥疏通经络、调节气血、解毒消炎、镇静止痛的作用。耳针疗法适用于各种炎性、疼痛性疾病和变态反应性疾病，如肺炎、胸膜炎、过敏性哮喘等。

全息医学理论认为，人们身体的各个部分都可以表达为人体的整体，故整体的疾病亦可以反映到人体的某一局部，耳作为一个局部器官，相当于一个倒置的人体在耳内的阳性反应点（耳穴点），可以反映人体的某些疾病，通过对该阳性反应点的调整可以治疗体内的某些疾病。

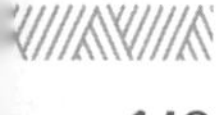

（二）具体操作

1. 耳郭视诊

耳郭与经络、脏腑不仅存在着相关性，而且具有相对特异性。经络、脏腑有病，在耳郭的相应部位就会产生反应，可据此来诊断疾病。通过观察耳郭皮肤的变色、变形、丘疹、血管变化、脱屑等对疾病做出诊断是耳郭视诊的一个有效方法。

急性炎症多见片状充血红润，中间白，边缘红晕，毛细血管扩张，色泽鲜红，有脂溢及光泽；慢性器质性疾病可见点状或片状白色隆起或凹陷，白色丘疹，无脂溢及光泽，可见肿胀；各种皮肤病可见糠皮样脱屑，丘疹，皮肤纹理增粗，增厚，呈深褐色；肿瘤可见结节状隆起或点状暗灰色。

耳郭视诊规律总原则：急性期色泽多发红，慢性期色白或凹陷，易擦脱屑为炎症，鳞状结合皮肤病为暗灰，结节隆起见癌肿。

2. 操作及手法

（1）探查耳穴：寻找阳性反应点，进行辨证分型，明确诊断并确定治疗方案、选穴、确定配方。

（2）消毒：用75%酒精棉球或碘伏擦洗并消毒耳郭，使胶布及贴压物易于贴牢。

（3）刺激方法：

①毫针法是利用毫针针刺耳穴，防治疾病的一种方法。常选定耳穴作为针刺点，针刺前严格消毒，一般选用坐位，用26～30号粗细的0.3～0.5寸的不锈钢毫针。进针时，医者左手拇、示二指固定耳郭，中指托住针刺部的耳背，然后用右手拇、示二指持针，用快速插入的速刺法或慢慢捻入的慢刺法进针，刺入深度一般以刺入皮肤2～3分、达软骨后毫针站立不摇晃为准，行针手法以小幅度捻转为主，应根据患者的病情、体质、耐痛度而灵活选择刺激强度，留针时间一般为15～30分钟，慢性病、疼痛性疾病留针时间可适当延长，小儿、老人不宜久留。

②压丸法是在耳穴表面贴敷压丸的一种简易疗法，既能持续刺激穴位，又安全无痛，目前多选用王不留行籽进行贴敷，患者每日可自行按压3～5次，每次每穴按压30～60秒，3～7日更换1次，双耳交替。

③埋针法是将皮内针埋入耳穴治疗疾病的方法，适用于慢性疾病和疼痛性疾病，能够持续刺激、巩固疗效和防止复发。使用时，左手固定常规消毒后的耳郭，绷紧埋针处皮肤，右手用镊子夹住已消毒的皮内针柄，轻轻刺入所选耳穴，

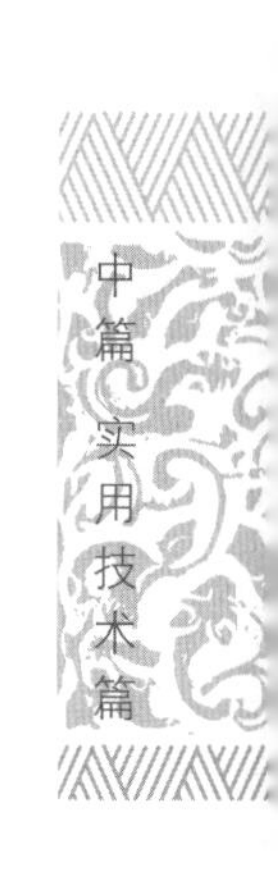

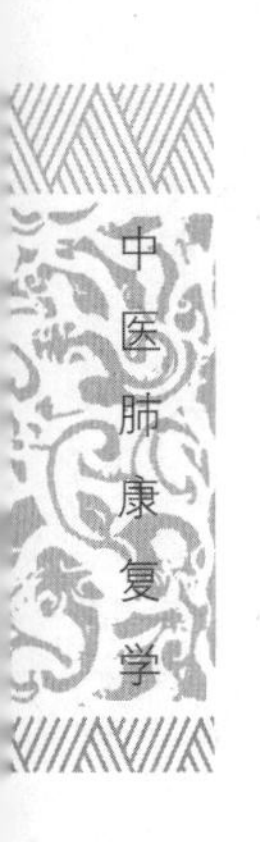

一般刺入针体的三分之二，再用胶布固定。皮内针大多埋于患侧耳郭，必要时可埋双耳，每日自行按压3～5次，每次留针3～5日。

④刺血法是先按摩耳郭使其充血，严格消毒后，用三棱针点刺法快速刺入、退出，并轻轻挤压针孔周围，使之少许出血，最后用消毒干棉球按压针孔的一种方法。通常为隔日一次，急性病可一日两次。

⑤耳郭按摩是以按、摩、捏、搓、揉、掐、点、提、拉等手法作用于耳郭穴位达到防治疾病目的的外治法。将耳穴、按摩二者合为一体，能激发经穴效应，通过经络、神经、体液、淋巴等组织传递来改善血液循环，增加和调理体内免疫机能，达到扶正祛邪、防病治病、延年益寿的目的，古今医书多有论述，很早就有“以手摩耳轮，不拘遍数，补其肾气，以防聋聩”的记载。

（4）疗程：每次贴压一侧耳穴，两耳轮流，3～7日更换1次，也可双耳同时贴压。急性病可稍短，慢性病可稍长。每日患者可自行施压揉按4～5次，每次每穴1～2分钟，每5次为一个疗程，疗程间休息3～4日。

3. 按压手法

（1）对压法：用拇指、示指置于耳郭的正面、背面，相对压迫贴于耳穴上的贴压物，拇指、示指可边压边左右移动或做圆形移动，寻找通胀明显的位置。一旦找到“敏感点”，则持续压迫20～30秒，使贴压处出现沉、重、胀、痛感。必要时可在耳郭前面和背面相对进行贴压，其刺激量更大。每日按压3～5次。此法是一种强刺激手法，属于泻法。对于实证、年轻力壮者、内脏痉挛性疼痛、躯体疼痛及急性炎症有较好的镇痛消炎作用。

（2）直压法：以指尖垂直按压贴压物，至贴压处产生胀、痛感。持续按压20～30秒，间隔少许，重复按压，每穴区4～6次，每日按压3～5次。此法也是一种强刺激手法，但强度弱于对压法。

（3）点压法：用指尖一压一松、间断地按压耳穴，每次间隔0.5秒。此法不宜用力过重，以贴压处感到胀和略有刺痛为度，每穴每次可点压20～30下，每日3～5次。此法属于补法。

（4）揉按法：用指腹轻轻将贴压物压实，然后顺时针带动贴压物皮肤旋转，以贴压处有胀、酸、痛或轻微刺痛感为度。每次每穴轻轻揉按4～5分钟，每日3～5次。此法也是补法。

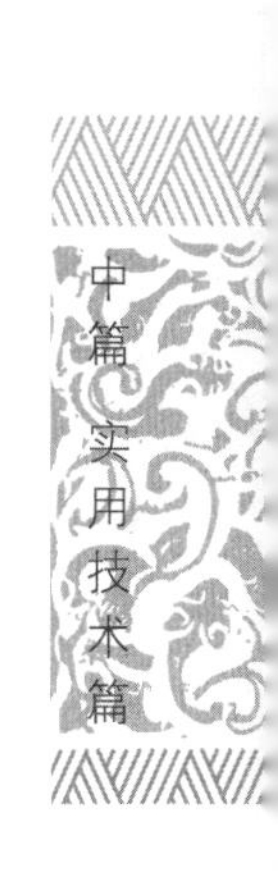

（三）注意事项

（1）严格消毒，防止感染，因为耳郭暴露在外，表面凹凸不平，结构比较特殊，所以在针刺前必须严格消毒，有创面和炎症的部位禁止针灸。

（2）患有严重器质性病变或伴有高度贫血者不宜针刺，对于有严重心脏病、高血压者不宜采用强刺激的手法。

（3）习惯性流产的孕妇不宜应用耳针。

（4）耳针治疗时应注意防止晕针现象，一旦发生务必及时进行处理。

（5）耳穴埋针期间，耳部禁止沾水，以防感染。

（6）贴压后患者自行按摩时，以按压为主，切勿揉搓或过度用力。

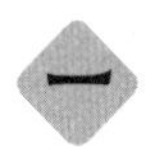

第二节　灸法在肺康复中的应用

一　传统艾灸

（一）作用机制及适应证

传统艾灸是用艾绒或以艾绒为主要成分制成灸材，点燃后悬置或放置在穴位或病变部位进行烧灼、温熨，借灸火的热力以及药物的作用进行治疗的外治法，能起到温散寒邪、回阳固脱、补中益气、消瘀散结等作用，适用于慢性气道疾病虚证、寒证及血瘀证患者。

（二）具体操作

穴位可取肺俞、肾俞、膏肓俞、脾俞、大椎、风门、定喘、丰隆及足三里等，或沿督脉、足太阳膀胱经施灸，或以灸感定位法确定热敏化腧穴。使用无烟灸条在距离施灸部位皮肤2～3厘米处进行熏烤，每穴灸5～10分钟，避免烫伤，以穴位潮红为度。每日1次，30日为1个疗程。

（三）注意事项

（1）由于普通灸条燃烧的烟雾对慢性咳喘疾病患者气道刺激较大，建议采用

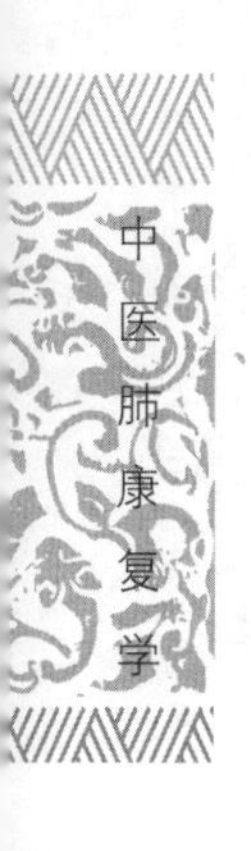

无烟灸条。

（2）施灸时帮助患者取合适体位，对于体弱患者，艾灸时艾炷不可过大，刺激不可过强，如果发生“晕灸”现象，要及时停灸，让患者平卧，急灸足三里穴3～5壮或者予葡萄糖开水服用。

（3）不宜在过饱、过饥、过劳及醉酒后进行艾灸。

（4）施灸后皮肤多有红晕和灼热感，可自行消失，无须外部处理。若出现水疱，直径在1厘米左右，可用针灸针刺破水疱，放出水液后涂万花油；若水疱较大，出现水肿、溃烂、渗液、化脓，轻度可在局部做消毒处理后外涂聚维酮碘软膏；若出现红肿热痛且范围较大，在局部做消毒处理的同时口服或外用抗感染药物，化脓部位较深者应请外科医生进行处理。

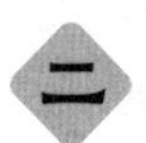

二 益肺灸

（一）作用机制及适应证

益肺灸是在督脉上依次铺以中药粉、桑皮纸、生姜泥、艾绒进行灸疗的一种集药物外治、艾灸等为一体的方法。该方法适用于慢性肺系疾病稳定期虚寒证类患者。

（二）具体操作

灸粉药物组成包括麝香、白芍、丁香、肉桂、白芥子等，具有温通经络、运行气血、温宣肺络、温督壮阳等功效。施灸部位取督脉大椎穴至腰俞穴。施灸程序包括选择体位、取穴、消毒、涂抹姜汁、撒灸粉、敷盖桑皮纸、铺姜泥、点燃艾炷、换艾炷、移去姜泥、轻擦灸处及放泡12步；每次更换艾炷3壮。每次治疗时间为120分钟。2次灸治间隔时间为14日，疗程为3个月。

（三）注意事项

（1）由于治疗范围较大，在为背部感觉不敏感的老年患者治疗时，应把握好艾灸时间，不应等到患者感觉温热才更换艾炷，以免过度烫伤。

（2）施灸后若有水疱，处理方法参照上述传统艾灸，起水疱部位在结痂脱落前勿碰水。

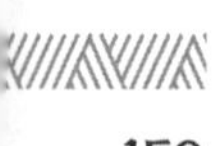

（3）治疗后背部应注意保暖，6小时后才可用温热水洗澡。

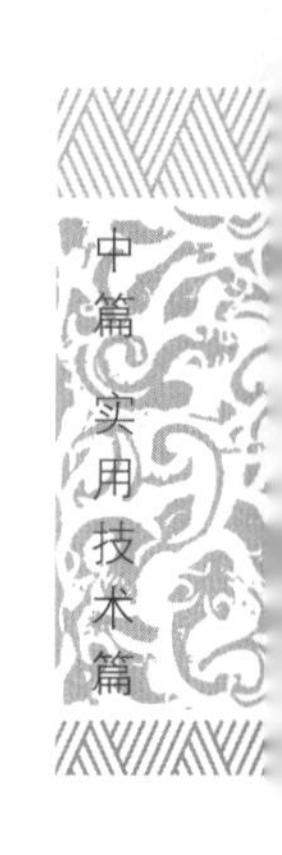

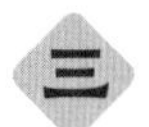

三 热敏灸

（一）作用机制及适应证

热敏灸属于一种特殊灸法。探取热敏点进行悬灸，通过激发透热、扩热、传热等经气传导，并施以个体化的饱和消敏灸量，从而达到改善呼吸道症状、改善肺功能的功效。该灸法适用于慢性肺系疾病稳定期，对哮喘有良好疗效。

（二）具体操作

1. 取穴

热敏点（发生热敏化现象的部位）。

2. 操作方法

（1）患者体位：选择舒适、充分暴露病位的体位。

（2）探查工具：特制艾条（精艾绒）。

（3）探查部位：背部足太阳膀胱经两外侧线以内，肺俞穴和膈俞穴两水平线之间的区域；前胸第1肋间隙、第2肋间隙自内向外至6寸的范围内。

（4）探查方法：用点燃的2根艾条在距离选定部位皮肤表面3厘米左右的高度，手动调控施行温和灸，当患者感受到艾灸起到透热、扩热、传热作用，或者感到局部不热远处热、表面不热深部热和非热感觉中类热敏灸反应中的一种或一种以上感觉时，即为发生腧穴热敏化现象，该探点为热敏点。重复上述步骤，直至所有热敏化腧穴都被查找出来，并详细记录其位置。

（5）治疗方法：手持艾条，在探查到的热敏化腧穴中，选取热敏化现象最为明显的穴位，以色笔标记并进行悬灸，以发生腧穴热敏化现象为标准。其后对已探查出的热敏点逐个进行悬灸。

每次施灸时间以热敏灸感消失为度，因病因人因穴而不同，平均施灸时间约为40分钟。开始时连续8日，每日1次，随后每月治疗不少于15次，无固定疗程。只要与疾病相关的热敏化腧穴存在，就需要施灸，直至所有与该病症相关的热敏化腧穴消敏。

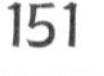

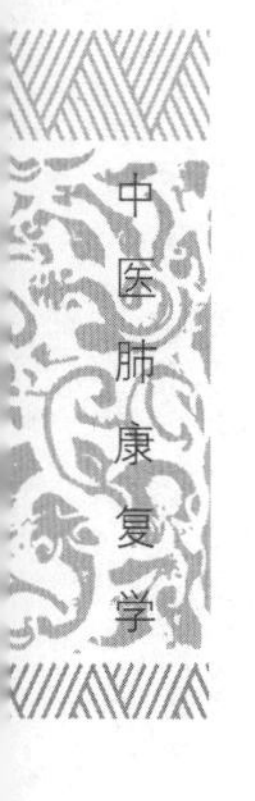

（三）注意事项

（1）选用质量好的艾条，防止艾灰掉落烫伤皮肤。若不慎烫伤起疱，处理方式参照传统艾灸。

（2）热敏灸后注意保暖，服用温开水。

（3）热敏灸后避免服用大量寒凉食物，如雪糕、冷酸奶，以及雪梨等凉性水果。

四 雷火灸

（一）作用机制及适应证

雷火灸属于灸法，由于其中含有麝香、防风、苍耳子、黄芪、乌梅、甘草、沉香、木香等中药，其温阳利气、扶正祛邪的作用较普通灸条更为突出。对于虚寒性疾病、慢性肺系疾病疗效较好。

（二）具体操作

患者取卧位或坐位。点燃灸条，距离皮肤2～3厘米，分别悬灸身柱、双侧肺俞、脾俞、肾俞、足三里，每穴灸至皮肤呈现红晕，持续约30秒后，移至下一穴位，待上一穴位红晕消退，再移至该穴，悬灸，每穴灸约1分钟。上述穴位灸治完成，灸沿大杼至胃俞段背部膀胱经，灸1个来回为1壮，每侧灸10壮。每次灸治时间约15分钟。如食欲不振，加灸中脘；如鼻塞喷嚏，加灸大椎；如大便不调或腹痛，加灸天枢、气海，灸法同上。第1个月的前2周隔日灸，后2周每周灸2次；第2个月每周灸1次。2个月为1个疗程。

（三）注意事项

（1）严格按操作要求进行。

（2）灸治时要专心致志。

（3）灸条产生灰烬要及时弹掉，一旦发现灰烬坠落皮肤，要立即用纱布掸去。

（4）发热时应停止灸治。

（5）灸治部位有疮疡、皮疹、瘢痕等为禁忌证。

五 温针灸

（一）作用机制及适应证

温针灸是针刺与艾灸相结合的一种方法，又称针柄灸、传热灸，是指将毫针刺入穴位后，在针柄上插艾条或裹上艾团施灸的一种疗法。这种治疗方法的目的是使燃烧艾条所产生的热力通过针柄传导至皮肤肌肉内。温针灸适用于既需要留针，又需要施灸的患者。此法早在殷商时代就有应用，张仲景的《伤寒论》中也有烧针的记载。此法具有温通经脉、行气活血、培补元气、预防疾病、健脾补肺、强壮体质的作用。适用于寒证肺部疾病患者。

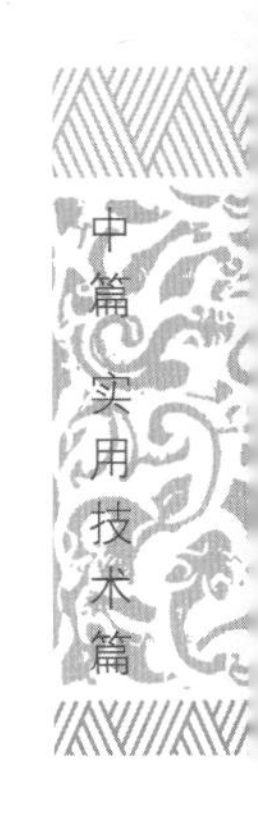

（二）具体操作

将毫针刺至所需深度，在施行手法得气后，使针根与皮肤表面保持2～4厘米距离，留针不动，于针柄上裹以枣核大小粗艾绒制成的艾团，或者取1～2厘米长的艾条套在针柄上。一般从艾团（条）下面点燃施灸，待其自灭，再换艾团（条）。如用艾绒每次可灸3～4壮，用艾条则可灸1～2壮。在燃烧过程中，为防止落灰或温度过高灼伤皮肤，可在该穴区置一带孔硬纸片以作防护。

操作的关键环节主要有以下两个：

（1）放置艾团：取粗艾绒，用右手拇指、示指、中指搓成枣核大小，中间捏一痕，贴于针柄上，围绕一圈，即紧缠于针柄之上。艾团应光滑紧实，切忌松散，以防脱落。

（2）放置艾条：可先在艾条中间用针柄或竹签钻孔，然后将艾条套在针柄上。

（三）注意事项

（1）施灸时，注意观察有无出现针刺意外。

（2）无论是艾团还是艾条，均应距皮肤2～3厘米，要从其下端点燃施灸。

（3）温针灸要严防艾灰掉落灼伤皮肤。可预先用硬纸剪成圆形纸片，并剪一至中心的小缺口，置于针下穴区上。

（4）温针灸时，要嘱咐患者不要随意移动肢体，以防灼伤。

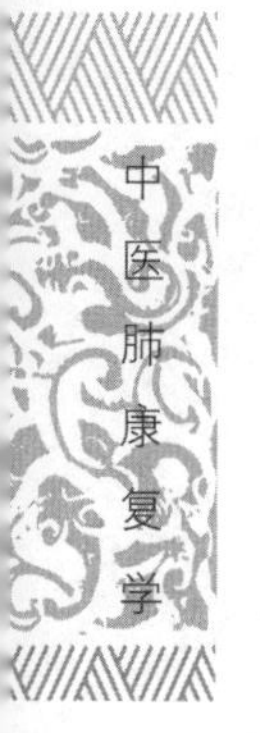

 隔物灸

（一）隔姜灸

1. 作用机制及适应证

隔姜灸是用姜片做隔垫物而施灸的一种灸法。生姜，辛温无毒，升发宣散，调和营卫，祛寒发表，通经活络。将新鲜生姜和艾结合起来施灸，既能避免直接灸会因分寸掌握不好而易起疱、遗留瘢痕的缺点，又能和生姜发挥协同作用。古往今来，应用颇广。如明代《针灸大成》指出灸聚泉穴以治咳嗽的方法："灸法用生姜，切片如钱厚，搭于舌上穴中，然后灸之。"清代吴尚先所著的《理瀹骈文》指出："头痛有用酱姜贴太阳，烧艾一炷法。"此灸法简便易行、临床常用，适用于一切肺部虚寒病证，尤其适用于伴有呕吐、腹痛、泄泻、遗精、阳痿、不孕、痿证及风寒湿痹等的患者，疗效可靠。

2. 具体操作

将新鲜生姜切成厚约0.3厘米的姜片，太厚热力不易穿透，太薄容易灼伤皮肤。在中心处用针或棉签穿刺数个小孔，将姜片置于施灸穴位上，以适量大小的艾炷点燃施灸。有些患者因鲜姜刺激，刚灸即感觉灼痛，这时候可将姜片略提起，待灼痛感消失后重新放下再灸。若施灸一段时间后，患者诉灼热难耐，可将姜片向上提起，下衬一些干棉花或软纸，放下再灸，以灸至肌肤内感觉温热，局部皮肤潮红湿润为度。医者应常掀起姜片查看，以防因患者感觉迟钝而起疱。一般每次施灸5～10壮。可一姜一炷，也可一姜多炷。

3. 注意事项（适用于所有隔物灸）

（1）实证、热证、阴虚发热者，一般不用隔物灸法。

（2）颜面、颈部、关节部位和有大血管部位，尤其注意切勿烫伤，以免留下瘢痕。

（3）隔物灸的垫物不可太过松散，不可过薄或过厚，一般厚0.3～0.5厘米。

（4）更换艾炷时应注意防护，以免艾灰掉落烧伤患者或点燃衣物、床单。

（二）隔衬垫灸

1. 作用机制及适应证

隔衬垫灸是现代仿雷火神针、太乙神针与隔姜灸改进而成的方法。用艾条的温热搭配生姜解表散寒、温中止呕、化痰止咳的作用，增强了祛寒发表、温经通

络的功效。尤其适用于哮喘属寒证者。

2. 具体操作

将生姜片15克煎汁300毫升，加面粉调成稀糨糊状，涂敷在5～6层干净白棉布上，制成硬衬垫，晒干，剪成边长10厘米左右的方块备用。施灸时将衬垫置于穴位上或患处，然后将艾条点燃的一端实按在衬垫上，一般以5秒为宜，当局部感到灼热时即提起艾条，谓之一壮，如此反复施灸5壮后更换穴位，以局部施灸处皮肤呈现红晕为度。

3. 注意事项

参照隔姜灸。

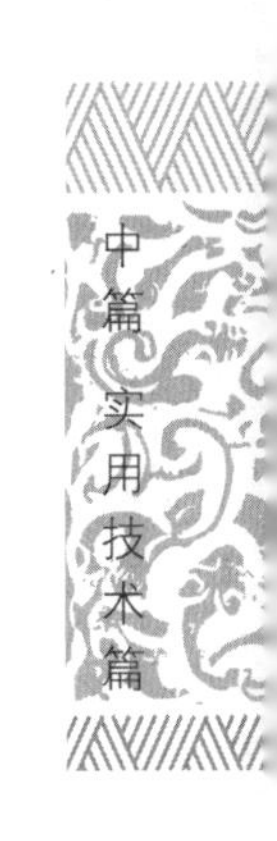

（三）隔厚朴灸/隔麻黄灸

1. 作用机制及适应证

隔厚朴灸是用厚朴作为间隔物而施灸的一种灸法。厚朴，味辛、苦，性温，归脾、胃、肺、大肠经，有行气、燥湿、平喘的功效，此灸法的施灸穴位多选用背部和胸腹部腧穴。此灸法适用于胸腹胀满、脘腹疼痛、咳喘与咳痰不利等症。

隔麻黄灸是用麻黄作为间隔物而施灸的一种灸法。麻黄，味辛、微苦，性温，归肺、膀胱经，有发汗解表、平喘、利水消肿的功效，此灸法适用于风寒喘证。

2. 具体操作

隔厚朴灸的操作方法是将适量厚朴研成细末，加入生姜汁调和成膏状，捏成厚约0.3厘米的圆饼，放于施灸穴位上，用中、小艾炷施灸。一般每穴可灸3～5壮。

隔麻黄灸的操作方法同隔厚朴灸，只是将间隔物换为麻黄研细末。

3. 注意事项

参照隔姜灸。

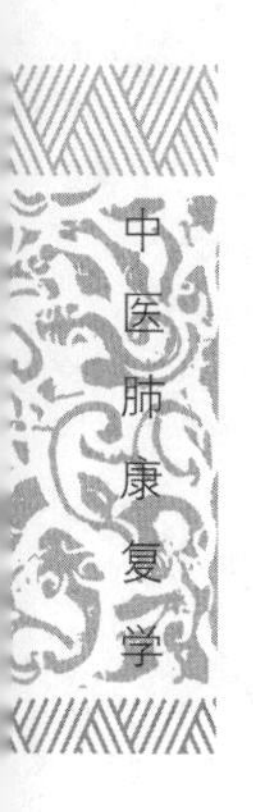

第三节　贴法与熨法在肺康复中的应用

一　穴位贴敷疗法

（一）作用机制及适应证

穴位贴敷疗法是在穴位上贴敷某种药物的治疗方法，具有温阳益气、通经活络、开窍活血、止咳定喘的作用，适用于慢性气道疾病虚证患者。

（二）具体操作

1. 传统穴位贴敷

穴位可选取大椎、肺俞、定喘、肾俞、天突、膻中、膏肓俞等进行搭配，将贴敷的药物（常用的有白芥子、延胡索、干姜、细辛、肉桂等，以鲜姜汁调和）制成软膏贴敷。每7～10日贴敷1次，至少坚持2个月。

2. 天灸疗法

天灸疗法是指在一年中最炎热的“三伏天”和最冷的“三九天”两个时间段，将药物研调成膏剂，直接贴敷于穴位。主穴可选取肺俞、天突、膏肓俞、大椎、风门、膻中等。药物配方是在《张氏医通》所载处方的基础上对处方进行稍加修改而成。《张氏医通》说：“冷哮灸肺俞、膏肓、天突，有应有不应。夏月三伏中，用白芥子涂法，往往获效。方用白芥子净末一两、延胡索一两，甘遂、细辛各半两， 共为细末，入麝香半钱，杵匀，姜汁调涂肺俞、膏肓、百劳等，涂后麻瞀疼痛，切勿便去，候三炷香足，方可去之。十日后涂一次，如此三次，病根去矣。”

现代临床操作时可选取白芥子、延胡索、甘遂、细辛，按照2：2：1：1的比例研细末调配，用生姜汁调和成糊膏状，并加麝香少许，用天灸贴贴敷于肺俞、膏肓俞、心俞处，每次贴敷2～4小时。贴敷时间为夏季初伏、中伏与末伏第一天各一次，冬季初九、中九与末九第一天各一次，连续坚持3年，能起到良好的防治疾病、增强免疫能力的功效。“三伏天灸”重在温养阳气，“三九天灸”重在从阳引阴，阴阳并调，更能提升身体的免疫功能。此法适用于支气管哮喘与支气管炎患者。

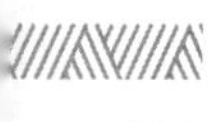

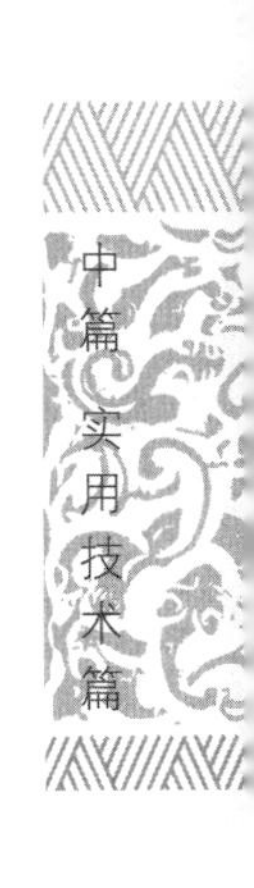

（三）注意事项

（1）贴敷时间不宜过长，一般2小时左右取下，贴敷后出现色素沉着、潮红、轻微痒痛、轻微红肿、轻度水疱等均为正常反应，症状或烧灼感明显者可提前取下。

（2）对体弱消瘦者和严重心血管疾病患者的使用药量不宜过大。

（3）对于糖尿病血糖控制不佳者、肺结核活动期患者、支气管扩张者、强过敏体质者、感冒发热者及感染性疾病患者，不宜进行天灸治疗。

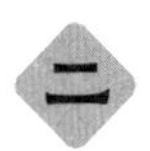

二 四子散热熨法

（一）作用机制及适应证

四子散热熨法是以温热的四子散直接或间接地熨烫穴位皮肤或患处皮肤来治疗疾病的一种方法。四子散中，苏子有辛温、下气、定喘、温中开郁的作用；莱菔子长于利气、散风寒，有行气除胀的作用；白芥子可通经络、散寒、消肿止痛；吴茱萸取其辛而大热之性，有开腠理、逐风寒之效。四药合用，可令气顺痰消，咳喘得平，加热熨背，使药效直达肺部，不仅治标，更能固本。由于四子散热熨法操作简便，且收效灵捷，故在临床医疗被广泛应用。凡是由外寒内侵经络脏腑或素体阳虚、气血不和而致的肺部病症患者，如寒哮气喘、肺胀、咳痰不利等患者，均可使用。

（二）具体操作

嘱患者取平卧位，将四子散（苏子、莱菔子、白芥子、吴茱萸各100克）加粗盐炒热，或者装入缝制好的布袋中，喷少量水以免烤焦，扎紧布袋，置于微波炉中高火烤2～3分钟。取出后待温度适宜，置于患者相应部位或穴位热熨，肺部疾病可选取肺俞、膻中穴，每次20～30分钟，可以重复使用。腹胀、腹痛者可置于腹部热熨，以止痛消胀。

（三）注意事项

（1）操作环境注意保暖避风，必要时用屏风遮挡。

（2）熨烫时力度均匀，在最初用力要轻，速度可稍快，随着药袋温度降低，

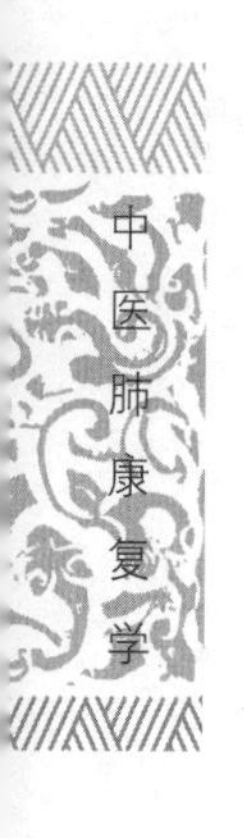

力度可增大，同时速度相应减慢。

（3）药熨袋温度不宜超过70摄氏度，年老不宜超过50摄氏度，温度不足时可更换药熨袋。药熨过程中，注意防止局部皮肤烫伤，观察患者有无头晕、心慌等不适。

（4）治疗后应注意避风保暖，不可过度疲劳，饮食宜清淡。

（5）热性病、咯血、肺痨活动期均不宜用此法。

第四节　穴位注射疗法、自血疗法与穴位埋线疗法在肺康复中的应用

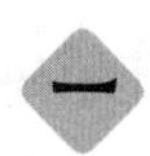

一　穴位注射疗法

（一）作用机制及适应证

穴位注射疗法是以中西医理论为指导，依据穴位作用和药物性能，在穴位内注入药物，通过持续刺激腧穴来达到防治疾病目的的方法，适用于慢性肺系疾病虚证及久病患者。

（二）具体操作

常用中药有喘可治注射液、黄芪注射液、丹参注射液等，分别适用于肾虚者、肺脾气虚者、气滞血瘀者。常用穴位有定喘、肺俞、膈俞、脾俞、肾俞、膏肓俞、丰隆、三阴交、足三里等。每次选用1～2对穴位，每穴注射1～2毫升，每周2次。

（三）注意事项

（1）注射后局部可能有酸胀感、48小时内局部有轻度不适感，有时持续时间较长，但一般不超过1日。

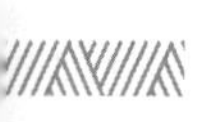

（2）注射前应严格消毒，防止感染，如注射后局部红肿、发热等，应及时处理。

（3）一般药液不宜注入关节腔、脊髓腔和血管内，否则会导致不良后果。此外，应注意避开神经干，以免损伤神经。

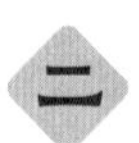

二 自血疗法

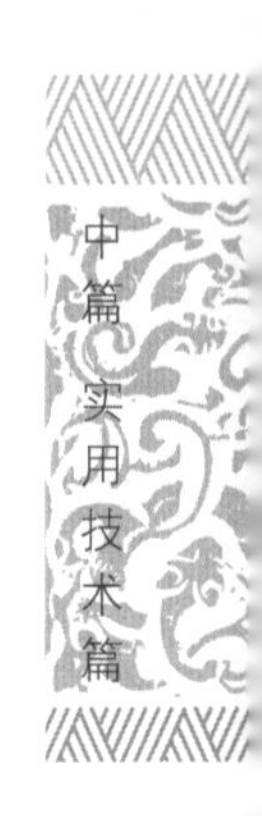

（一）作用机制及适应证

自血疗法又称自血穴位注射法，是一种非特异性刺激疗法。将患者自体静脉血注入相关腧穴并持续刺激腧穴，能有效提高患者免疫力，增强患者的抗病能力和抗复发能力。此法特点在于通过针刺、自血、穴位等多重作用，达到综合治疗的效果，具有取穴少而精、疗效可靠、安全简便等优点。此法适用于支气管哮喘、支气管扩张、咳嗽变异性哮喘、慢性阻塞性肺疾病和反复肺部感染患者。

（二）具体操作

先抽取患者自身2～4毫升静脉血，再注入其自体相关腧穴。常用穴位有定喘、肺俞、脾俞、肾俞、大杼、风门、曲池、足三里、丰隆等。每个疗程做5次，隔日注射一对同名穴位，每穴注射1～2毫升自体静脉血；两个疗程之间间隔7～10日，共做3个疗程。

（三）注意事项

（1）抽出的血液要尽快注射，以免血液凝固，增大推注时的阻力。

（2）推注时要固定好针头位置，若遇到阻力，可轻转针头角度，回抽无血时再推注。

（3）若出现穴位局部瘀血，24小时后可热敷散瘀。

（4）背部腧穴，针尖应斜向脊椎，避免直刺引发气胸，也不宜针刺过深，以免刺伤内脏。

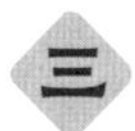

三 穴位埋线疗法

（一）作用机制及适应证

穴位埋线疗法是一种将羊肠线埋入穴位内，利用羊肠线对穴位的持续刺激作

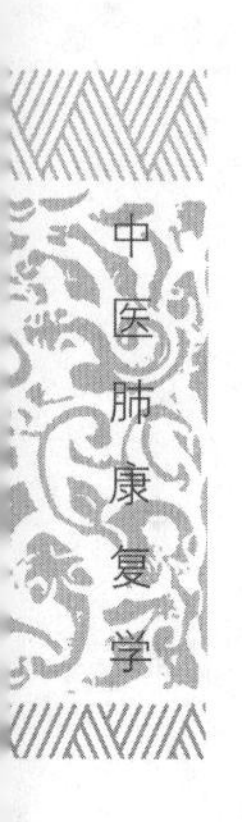

用治疗疾病的方法。穴位埋线后，羊肠线在体内软化、分解、液化和被吸收时，对穴位产生的生理、物理及化学刺激可持续20日或更长时间，从而对穴位产生一种缓慢、柔和、持久、良性的“长效针感效应”，长期发挥疏通经络作用，可达到“深纳而久留之，以治顽疾”的效果。穴位埋线每2～4周治疗一次，避免较长时间、每日针灸之麻烦和痛苦，减少就诊次数。因而，穴位埋线是一种长效、低创痛的针灸疗法，适用于各种慢性、顽固性疾病患者及时间紧和害怕针灸痛苦的患者，如哮喘病、慢性支气管炎患者。

（二）具体操作

埋线多选肌肉较丰满的穴位，以腰背部及腹部穴位最为常用。选穴原则与毫针针刺相同。患者取俯卧或仰卧位，暴露需埋线的部位，用龙胆紫标记好穴位，再用75%酒精或碘伏消毒局部皮肤。用镊子取一段约1.5厘米长已消毒的3-0号羊肠线，放置在腰椎穿刺针针管的前端，后接针芯，左手拇指、示指绷紧或捏起进针部位皮肤，右手持针，刺至所需的深度；出现针感后，边推针芯，边退针管，将羊肠线埋植在穴位的皮下组织或肌层内，针尖退出皮肤后立即用消毒干棉签压迫针孔片刻，并敷医用输液贴。

也可用7号或8号注射针针头作套管，将1.5厘米长的3-0号羊肠线放入针头内，留三分之一在针头外，埋时外露的线与针头成一直角，迅速刺入穴位后退出针头，羊肠线即可留在穴位的皮下组织里。如果没有出血症状，则无关紧要。如果有出血症状，需稍做按压。埋线后需进行检查，部分患者肌肉松弛，无法夹住埋线，此时需将埋线取出，否则线头外露，会导致感染。

治疗慢性肺系疾病可分为埋线治疗期（15日埋线1次，3次为1个疗程）和埋线巩固保健期（1～2个月埋线1次，3次为1个疗程）。埋线后局部出现酸、麻、胀、痛的感觉，是刺激穴位后针感得气的正常反应。体质较柔弱或局部经脉不通者更明显，一般持续时间为2～7日。

（三）注意事项

（1）严格执行无菌操作，穴位埋线比普通针灸操作要求更加严格，通常要一穴一棉签、一穴多棉签消毒，羊肠线头不可暴露在皮肤外面，以防感染。

（2）根据埋线部位，确定埋线深度，线最好埋在皮下组织与肌肉之间，肌肉

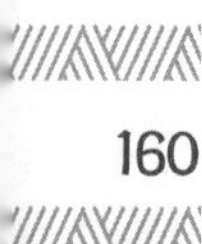

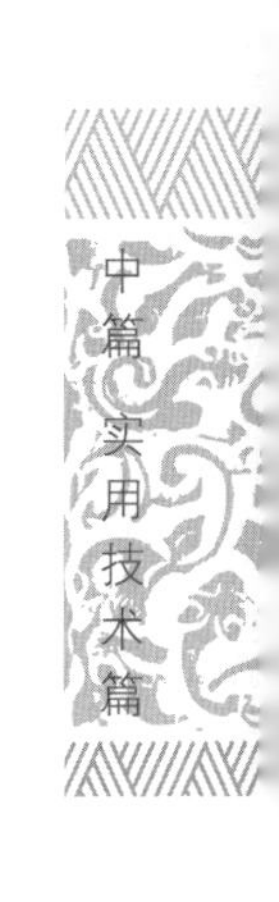

丰满的地方可埋入肌层，不要伤及内脏、大血管和神经干，以免造成功能障碍和疼痛。

（3）同个穴位做多次埋线时应偏离前次治疗的部位。

（4）体型偏瘦者或局部脂肪较薄的部位，因其穴位浅，埋线后可能出现小硬节，不影响疗效，但吸收较慢，一般1～3个月可完全吸收。

（5）局部出现微肿、胀痛或青紫现象是个体差异的正常反应，是由局部血液循环较慢、对线体的吸收过程相对延长所致，一般7～10日即能缓解，不影响任何疗效。

（6）皮肤局部有感染或有溃疡时不宜埋线。肺结核活动期、骨结核、严重心脏病、瘢痕体质及有出血倾向者均不宜使用此法。

（7）女性在月经期、妊娠期等特殊生理时期尽量不要埋线，对于月经量少或处于月经后期的患者，可由医生视情况辨证论治埋线。

（8）埋线后6～8小时内局部禁沾水，当日勿做剧烈运动；宜清淡饮食，忌烟酒、海鲜及辛辣刺激性食物。

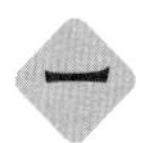

第五节　其他外治法在肺康复中的应用

一　温通刮痧法

（一）作用机制及适应证

温通刮痧法是借艾灸的温热效应通过艾灸杯刺激穴位，使经络通畅、局部皮肤发红充血，同时将刮痧、艾灸、推拿、远红外线疗法有机结合在一起的疗法，可以温化寒邪、鼓动脏腑正气、补元阳、通经络、以热治寒、以热引邪、化解瘀堵、软坚散结等。

适应证：补法适合久病、寒证的呼吸系统疾病患者；泻法适合新发、急性的年轻实证患者；平补平泻法适合慢性阻塞性肺疾病、哮喘缓解期患者的保健或虚实夹杂证患者。

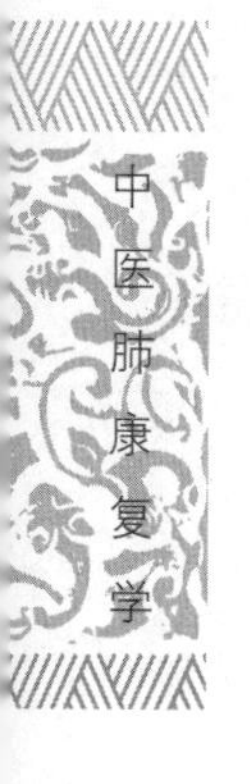

（二）具体操作

医生根据患者的舌苔、脉象进行中医辨证，根据证型采用不同的刮痧手法，涂抹刮痧油，可选取大椎穴进行开穴悬灸，再刮督脉—膀胱经外侧—膀胱经内侧，然后刮背部肩胛区，最后刮四肢。腰腹部宜由上往下刮；肩背部及胸胁宜由内向外刮；四肢宜呈离心方向刮。治疗时间因人而异，每个部位刮10～20次，以患者耐受或出痧为度，时间为10～15分钟。采用重刮泄法时，时间可适当缩短。初次治疗或体弱者，时间不宜过长，手法不宜太重，面积不宜过大。待3～5日痧退后才可再行刮拭。

（三）注意事项

（1）选择纯度较高的艾条，防止艾灰掉落烫伤皮肤。

（2）对于不出痧或较少出痧者，不要强求出痧。

（3）刮痧前后多喝温开水，以补充体内消耗的津液；刮痧3小时后才可洗澡（温热水），同时注意保暖，避免受风着凉。

（4）哺乳期女性刮痧后12小时内勿哺乳，可人工排出乳汁。

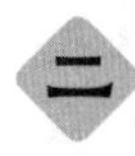

二 拔罐疗法

（一）作用机制及适应证

拔罐疗法具有温经散寒、祛风除湿、舒经活血、清热泻火等功效，可增强患者的免疫功能，提高患者的生活质量，不仅适用于实证，还适用于虚证。

（二）具体操作

常用穴位：大椎、风门、肺俞、脾俞、肾俞、膈俞、肺底（背部后正中线与腋后线连线中点平第七胸椎处）。

操作方法：根据用法，可分为留罐、走罐、闪罐、刺血拔罐等，常用的是留罐，在对应穴位施以拔罐，留罐10～15分钟。

（三）注意事项

（1）皮肤有过敏、溃疡、水疱者，高热抽搐者及孕妇不宜拔罐。在过饥或过

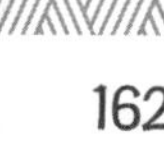

饱的情况下不可以拔罐。

（2）拔罐用的酒精棉球不能太湿润，以免燃烧的酒精滴落在皮肤上造成烫伤。

（3）在拔罐过程中，要注意患者有无头晕、恶心等不适，若有不适应立即停止拔罐。

（4）留罐时间不宜过长，否则皮肤会起水疱。可先用针灸针轻轻刺破水疱，然后用干棉签挤压出水，最后涂抹万花油。水疱较大的部位经处理后不可沾水。

（5）拔罐后4～6小时之内不可以洗澡，要注意避风保暖，不能喝凉水。

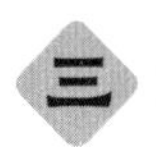

三 按摩疗法

（一）作用机制及适应证

按摩疗法是以中医的脏腑、经络学说为理论基础，并结合西医的解剖和病理诊断，通过手法作用于人体体表的特定部位以调节机体生理、病理状况，达到理疗目的的方法，从性质上来说，它是一种物理治疗方法。按摩疗法无创伤与不良反应，操作简便，易被患者接受。按摩肺部相关穴位具有理气、平喘、宣肺等功效，可广泛防治肺功能失调引起的各种疾病。临床上，它对肺部及呼吸系统疾病都有很好的疗效，可用于治疗肺炎、咳嗽、气喘等疾病。

（二）具体操作

（1）左手四指微并拢，将掌根放于胸部中上端，左拇指放于右锁骨上，自左横线来回擦动，直擦至乳头上水平线。往返数次后，换右手仿效上法擦左胸。

（2）拇指揉按膻中、鸠尾、巨阙穴各1～2分钟。用多指揉、擦胸胁部。

（3）右手五指并拢，略屈，用虚掌拍击左胸，重复20～30次。换左手拍右胸，使两侧肺部都被拍到。

（4）右手拇指紧贴左胸外侧，其余四指紧贴腋下，相对用力提拿；配合呼吸，吸气时用力提拿，呼气时慢慢放松，重复5～10次。换左手提拿右侧胸肌，以患者感到酸胀为宜。

（5）配合以下手法按摩，可使养肺护肺功效更佳。具体操作：将右手示指、中指放于两鼻孔处，点按鼻中隔与鼻翼之间，点按时稍用力，每次点按50～100次。然后点揉迎香穴到内眼角处，点揉时两手交叉，用两拇指侧摩擦上下鼻翼

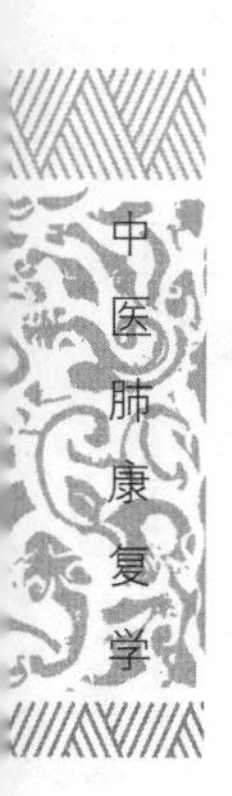

至有热感，往返30~50次，亦可用一手或双手上下来回摩擦按压颈背部2~5分钟，每日早晚各一次，并重点摩擦按压大椎、肺俞等。最后用手掌在颈背部轻拍200~500次。

（三）注意事项

（1）年老体弱者按摩时手法宜轻，力度宜小。

（2）按摩时间长短应根据患者的具体情况而定，以能耐受、无不良反应、按摩后感到舒适为宜。

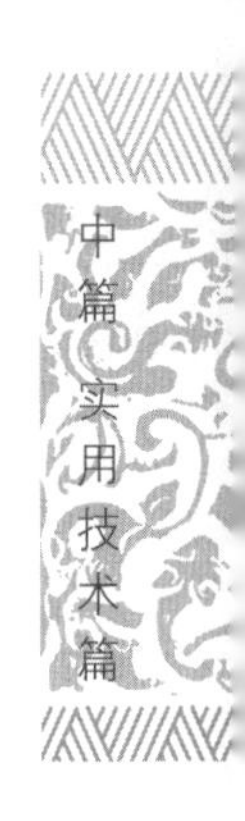

第十一章 慢性肺系疾病中医肺康复

中医肺康复的理论与方法已在慢性肺系疾病治疗中得到了较广泛的应用，并获得了一定的临床疗效。虽然肺系疾病如感冒、咳嗽、肺胀、肺痿、哮病、喘症等有很多病证，但目前中医肺康复的临床研究主要针对慢性阻塞性肺疾病（肺胀）、哮喘（哮病）、支气管扩张（肺络张）、阻塞性睡眠呼吸暂停（鼾症）、间质性肺疾病（肺痿）等方面，缺乏对其他肺系疾病中医肺康复的临床研究。随着中医肺康复的发展，近期国内先后发表了《中医康复临床实践指南·心肺康复》《慢性阻塞性肺疾病中医康复指南》《慢性阻塞性肺疾病中医肺康复临床应用指南》等论文，为中医肺康复提供了更多证据。

现代医学肺康复研究目前主要集中于慢性阻塞性肺疾病（肺胀），肺康复的有效性在很大程度上取决于它对慢性阻塞性肺疾病全身影响的改善效力。综合性肺康复作为一项有效的、重要的非药物治疗措施，其主要内容包括运动训练、呼吸肌训练、氧疗、教育、营养支持、心理和行为干预等。目前，越来越多的文献支持在其他慢性肺系疾病患者中使用肺康复疗法来改善呼吸系统症状、功能状态、情绪和对日常生活的耐受性。慢性阻塞性肺疾病患者肺康复治疗的核心技术可用于非慢性阻塞性肺疾病患者，但是需要根据不同疾病的病理生理状态、临床表现、患者安全和需求进行个体化的目标设定，以寻找合适的方法。对于非慢性阻塞性肺疾病患者肺康复治疗的最佳方法策略、症状和健康状况评估工具以及结局的评价标准，尚需要进行更多的临床研究。

在常规治疗慢性肺系疾病的基础上，选择合适的现代医学肺康复项目并联合中医肺康复治疗，通过改善患者的肺功能与临床症状，提高患者的运动耐量，从而达到提高患者生活质量的目的。

本章仅介绍了肺胀、哮病、肺络张、鼾症、肺痿的定义与治疗概况、病因病机、辨证分型、中医肺康复应用与反思等，虽然它们的核心治疗技术也可用于其他肺系疾病，但是不同的疾病需要根据不同的病因病机、临床表现、患者安全和需求进行辨证论治，寻找合适的方法。

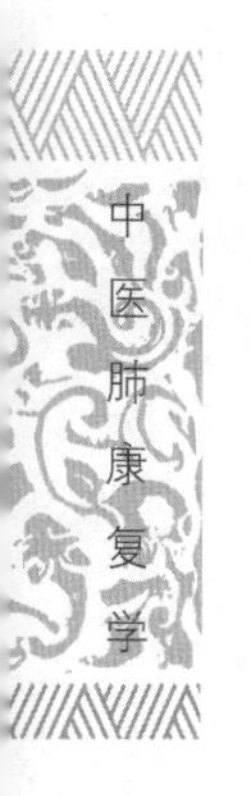

第一节　肺胀的中医肺康复

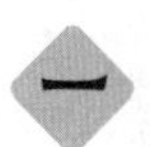

一　概述

肺胀是多种慢性肺系疾病反复发作、迁延不愈，导致肺气胀满、不能敛降的一种病证，临床以喘息气促、咳嗽痰多、胸部膨满、胸闷如塞或唇甲发绀、心悸浮肿，甚至出现喘脱、昏迷为主要表现。本病相当于西医的慢性阻塞性肺疾病、慢性肺源性心脏病等，当支气管扩张、肺结核等疾病患者出现肺胀的临床表现时，也可参考本节进行辨证论治。

从现代医学的角度来看，全面肺康复措施包括锻炼、促进健康行为、疾病知识教育、依从用药方案和心理支持，可改善患者的运动能力、提高生存质量、减轻呼吸困难症状和减少医疗保健费用。此外，它对降低患者的住院后死亡率可能也有帮助。GOLD指南建议将肺康复作为慢性阻塞性肺疾病综合管理策略的一部分，对于有持续性呼吸困难症状的患者而言，更需如此。

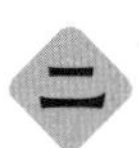

二　病因病机及中医辨证

（一）病因病机

本病多因年老体虚、久病肺虚（如内伤久咳、久喘、久哮、肺痨等慢性肺系疾病）、痰瘀阻滞、复感外邪而发作或加剧。肺胀的病位在肺，涉及脾、肾、心等多个脏腑。病理因素主要是痰浊水饮与血瘀相互影响。病理性质多属于标实本虚。标实为痰浊、瘀血，早期以痰浊为主，渐而痰瘀并重，兼见气滞、水饮错杂为患。后期痰瘀壅盛，正气虚衰，本虚与标实并重。感邪偏于邪实，平时则偏于本虚。

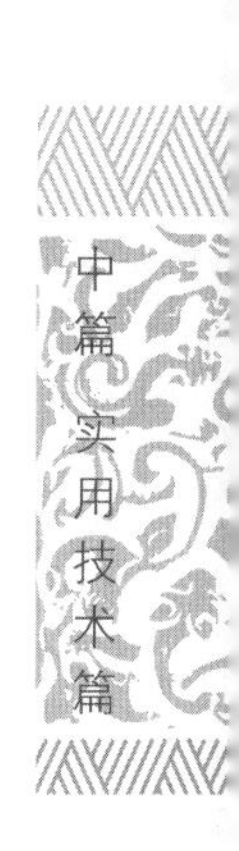

（二）辨证分型

1. 外寒内饮证

咳逆喘满不得卧，气短气急，咳痰稀白量多，呈泡沫状，胸部膨满，口干不欲饮，周身酸楚，恶寒，面色青黯，舌体胖大，舌质黯淡，苔白滑，脉浮紧。

2. 痰浊壅肺证

胸满，咳嗽痰多，色白黏腻或呈泡沫状，短气喘息，稍劳即著，怕风汗多，脘痞纳少，倦怠乏力，舌质黯，苔薄腻或浊腻，脉滑。

3. 痰热郁肺证

咳逆喘息气粗，胸闷烦躁，目胀睛突，痰黄或白，黏稠难咳或发热微恶寒，溲黄便干，口渴欲饮，舌质黯红，苔黄或黄腻，脉滑数。

4. 痰瘀阻肺证

咳嗽痰多，色白或呈泡沫状，喉间痰鸣，喘息不能平卧，胸部膨满，憋闷如塞，面色晦暗，唇甲发绀，舌质黯或紫黯，舌下青筋增粗，苔腻或浊，脉弦滑。

5. 痰蒙神窍证

意识模糊，谵妄，烦躁不安，撮空理线，表情淡漠，嗜睡，昏迷，或肢体抽搐，咳逆喘促，或伴痰鸣，舌质黯红或淡紫或绛紫，苔白腻或黄腻，脉细滑数。

6. 肺肾气虚证

呼吸浅短难续，咳声低怯，胸满短气，甚则张口抬肩，倚息不能平卧，咳嗽，痰白如沫，咳吐不利，心慌，形寒汗出，面色晦暗，舌质淡或黯，苔白润，脉沉细无力。

7. 阳虚水泛证

面浮，下肢肿，甚则一身悉肿，脘痞腹胀，或腹满有水，尿少，心悸，喘咳不能平卧，咳痰清稀，怕冷，面唇青紫，舌胖质黯，苔白滑，脉沉虚数或结代。

三 中医肺康复治疗

中医肺康复技术包括传统康复技术如中药内服、传统功法、针灸治疗、穴位贴敷等，以及融合现代医学肺康复技术理念及方法创立的新技术如穴位埋线、穴位注射等。中医肺康复技术种类多样，建议根据病情严重程度及体质差异选择，从而制定个性化的综合干预方案。是否选用运动疗法需综合考虑患者的病情和状态。

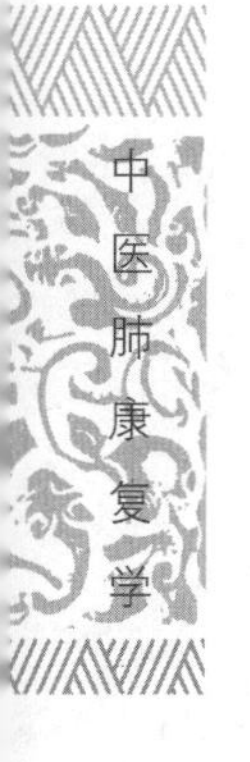

（一）中药内服

肺胀为本虚标实、虚实错杂的病证，扶正祛邪为其治疗原则。感邪时偏于邪实，故以祛邪为主，根据水饮、痰浊、气滞、血瘀的不同，分别选用逐饮利水、宣肺化痰、利气降逆、调气行血等法，佐以益气温阳。平时偏于正虚，故以扶正为主，根据气（阳）虚、阴阳两虚的不同，肺、脾、心等脏腑虚损的差异，或补养心肺、益肾健脾，或气阴兼调，或阴阳两顾，佐以化痰、活血。正气欲脱时则应扶正固脱，救阴回阳。祛邪与扶正只有主次之分，一般相辅为用。

外寒内饮证以温肺散寒、降逆涤痰为法，予小青龙汤加减；痰热郁肺证以宣肺泄热、降逆平喘为法，予越婢加半夏汤或桑白皮汤加减；痰浊壅肺证以化痰降气、健脾益气为法，予苏子降气汤合三子养亲汤加减；痰瘀阻肺证以涤痰祛瘀、泻肺平喘为法，予葶苈大枣泻肺汤合桂枝茯苓丸加减；痰蒙神窍证以涤痰、开窍、息风为法，予涤痰汤合安宫牛黄丸或至宝丹加减；肺脾气虚证以补肺纳肾、降气平喘为法，予补肺汤合参蛤散加减；阳虚水泛证以温阳化饮利水为法，予真武汤合五苓散加减。

（二）传统功法

1. 太极拳

简化太极拳是国家体育总局于1956年组织太极拳专家汲取太极拳精华编创的，包括左右野马分鬃、白鹤亮翅、左右搂膝拗步等共24式，动作柔和，强调意识引导呼吸，配合全身动作。太极拳适用于慢性阻塞性肺疾病稳定期患者，能够增加六分钟步行距离（强推荐，证据级别B）；改善肺功能FEV_1（弱推荐，证据级别B）。每次康复锻炼60分钟，每周5～7次，康复疗程持续3个月以上，长期康复锻炼效果更佳。由于全套太极拳的动作较为复杂、幅度较大且对下肢力量要求较高，建议实施时根据患者年龄、病情严重程度及其他基础疾病进行合理的康复方案设计，不建议年龄偏大、肺功能较差、运动能力低下或有严重下肢关节疾病的患者进行太极拳锻炼。

2. 八段锦

八段锦适用于慢性阻塞性肺疾病稳定期患者，能够增加六分钟步行距离（强推荐，证据级别C），降低圣乔治呼吸问卷评分（强推荐，证据级别C），提高生命质量，改善肺功能FEV_1、FEV_1%和FVC（弱推荐，证据级别C）。每次康复锻炼

30分钟，每周4次以上，康复疗程3个月以上，长期康复锻炼效果更佳。实施时需根据患者的年龄、病情严重程度及其他基础疾病进行合理的康复方案设计。对于肺功能较差或肢体活动明显受限的患者，可尝试坐位八段锦。

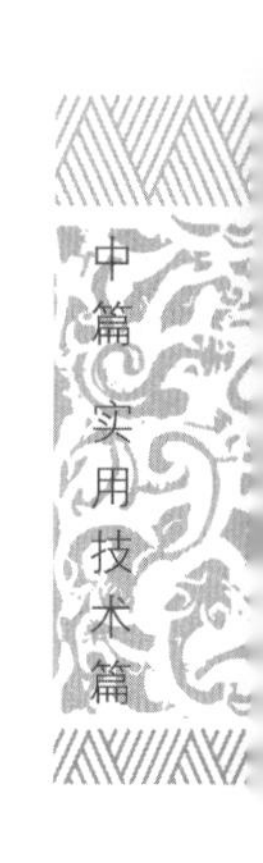

3. 六字诀

六字诀适用于慢性阻塞性肺疾病稳定期患者，有助于提高运动耐力，避免急性病情加重，改善肺功能和生存质量（弱推荐，证据级别C）。运动开始前需进行5分钟的放松运动，均以动作配合呼吸及意识活动，并尽量进行深呼气与深吸气。每个字锻炼6遍，每次康复锻炼30分钟，每周5次以上，康复疗程3个月以上，长期康复锻炼效果更佳。由于六字诀需进行强力呼气与吸气，故建议肺功能较差或慢性阻塞性肺疾病合并肺大泡的患者慎用。

4. 五禽戏

五禽戏适用于慢性阻塞性肺疾病稳定期患者，与常规治疗相结合，有助于提高运动耐力，改善生存质量（弱推荐，证据级别C）。每周可锻炼3～5次，建议坚持长期锻炼。由于五禽戏锻炼具有较大的活动强度，故肺功能较差、年龄偏大、有严重下肢关节疾病的患者慎用，建议根据患者的年龄、病情严重程度及基础疾病进行合理的康复方案设计，明确适当的锻炼方法和频率。

5. 易筋经

健身气功易筋经适用于慢性阻塞性肺疾病稳定期患者，与常规治疗联合，有助于提高运动耐力，改善生存质量（弱推荐，证据级别C）。运动开始前需进行5分钟的放松运动，均以动作配合呼吸及意识活动。建议结束后进行至少5分钟的收功整理。每周锻炼3～5次，建议坚持长期锻炼。易筋经锻炼具有一定活动强度与难度，因此肺功能较差、年龄偏大、运动能力较低下或有严重下肢关节疾病的患者应慎用，建议根据患者的年龄、病情严重程度及其他基础疾病进行合理的康复方案设计。

6. 其他功法

放松功、形神桩、内养操等保健功法也是传统的健身方法，虽然目前关于这些功法的临床研究较少，但它们将吐纳、意念、形体自然融为一体，神形兼备，内外合一，有助于患者的身心康复。

（三）针灸治疗

1. 针刺

针刺疗法对于慢性阻塞性肺疾病稳定期康复患者来说，能够增加六分钟步行距离（弱推荐，证据级别C），降低急性加重发生率（弱推荐，证据级别C），改善肺功能 $FEV_1\%$、FEV_1和FVC（弱推荐，证据级别C）。推荐使用毫针或电针治疗。

针刺部位根据病情进行选择，常选择膻中、关元、定喘、肺俞、足三里、天枢等。咳嗽甚者，配尺泽、太渊；痰多者，配中脘、丰隆；肾虚失纳虚喘者，配肾俞、太溪；心悸者，配心俞、内关等。证候配穴：肺气虚可选太渊；肺脾气虚可选脾俞；肺肾气阴两虚可选膏肓俞、太溪等。行针时得气最佳，腧穴部位产生酸、麻、胀、重等感觉。每次留针时间为20～30分钟，针刺频率为每周2～3次。具体操作方法参考中华人民共和国国家标准《针灸技术操作规范第7部分：皮肤针》（GB/T 21709.7—2008）。

2. 艾灸

艾灸适用于虚证类的患者。由于普通艾灸燃烧的烟雾对慢性阻塞性肺疾病患者气道刺激较大，建议采用无烟灸。对于慢性阻塞性肺疾病稳定期患者，考虑使用无烟灸联合常规治疗，有助于提高运动耐力，改善生存质量（弱推荐，证据级别C）。

艾灸药物根据中医辨证辨病原则进行选择，艾条、艾绒为常用灸材。艾灸穴位应依据疾病、症状及证型合理选取，可取肺俞、大椎、风门、肾俞、膏肓俞、脾俞、定喘、丰隆及足三里、膻中、神阙等，或沿督脉、足太阳膀胱经施灸，或以灸感定位法确定热敏化腧穴。证候配穴：肺气虚配太渊等；肺脾气虚配太渊、脾俞等；肺肾气虚配太渊、肾俞等。症状配穴：胸闷可配膻中；喘甚可配孔最；咳甚可配尺泽；痰多可配中脘。使用无烟灸条在距离施灸部位皮肤2～3厘米处进行熏烤，每次艾灸时长为30分钟或更长，每穴灸5～10分钟，防止烫伤，以穴位潮红为度。每日1次，30日为1个疗程，可多疗程。施灸后皮肤多有红晕和灼热感，可自行消失，不需额外处理。若出现水疱，其直径在1厘米左右，一般不需任何处理；若水疱较大，出现水肿、溃烂、体液渗出、化脓，轻度可在局部做消毒处理；若出现红肿热痛且范围较大，应在局部做消毒处理的同时口服或外用抗感染药物，化脓部位较深者应请外科医生进行处理。

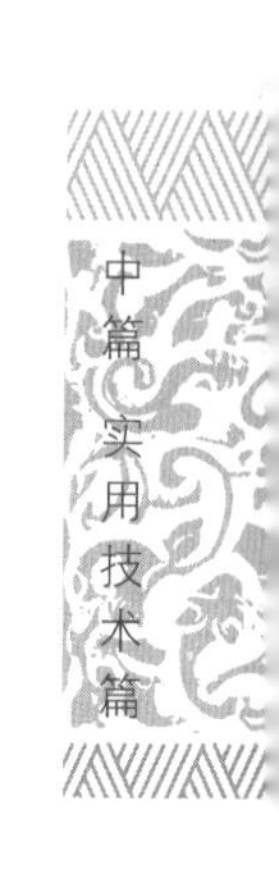

（四）穴位贴敷

贴敷药物以具有温阳益气、通经活络、开窍活血、宣肺止咳作用的药物为主，定喘类药物为首选，常用药物有细辛、白芥子、甘遂、延胡索等。此法适用于慢性阻塞性肺疾病稳定期虚证类患者，能够改善六分钟步行距离（弱推荐，证据级别B）；降低圣乔治呼吸问卷评分（弱推荐，证据级别C），提高生命质量；避免急性加重（弱推荐，证据级别C）；降低MRC呼吸困难评分（弱推荐，证据级别C）；改善肺功能FEV_1%、FVC、FEV_1（弱推荐，证据级别C）。

贴敷穴位根据病情及辨证分型进行选择，以肺俞、定喘、肾俞、天突、大椎、膻中等为主。证候配穴：肺气虚及肺肾气虚配太渊、足三里；肺脾气虚配太渊、脾俞。贴敷时间长短由药物刺激及发疱程度、患者皮肤反应决定。刺激性小的药物，可每隔1～3日换药1次；刺激性大的药物，则贴敷时间持续数分钟至数小时不等。每次贴敷时间以4～6小时居多。2次贴敷间隔时间为10日。贴敷3次至1个月为1个疗程。贴敷后出现色素沉着、潮红、轻微痒痛、轻微红肿、轻度水疱等均为正常反应，无须处理；若出现范围较大的皮肤致敏反应及程度较重的红斑、水疱、痒痛等现象，应立即停药，进行对症处理，必要时应到医院就诊。对体弱消瘦者和严重心血管疾病患者，用药量不宜过大，贴敷时间不宜过久，并在贴敷期间注意病情变化和有无不良反应。

根据传统，于三伏天开展的贴敷又称三伏贴或冬病夏治穴位贴敷，主穴可选取肺俞、大椎、风门、天突、膻中等。常用药物：白芥子、甘遂、细辛、延胡索、干姜、丁香等。贴敷时长同上。贴敷时间为三伏天，分别于初伏、中伏与末伏第1日各贴1次，连续3年为1个疗程。多疗程贴敷可提高疗效。

（五）饮食疗法

中医学十分重视饮食疗法的康复作用，强调在饮食方面，各种营养要素要配合适宜，不可偏嗜。肺系疾病患者，应少食肥甘厚味，以免聚津为痰。肺胀患者，应根据体质情况调整饮食。虚证患者应加强饮食营养：肺气虚者，忌寒凉之品，多进食有温补肺气作用的食物，如羊肉、狗肉、猪肺、生姜等；脾虚者，多食人参、莲子、薏苡仁等；肾虚者，可选白羊肾、肉苁蓉、五味子等；阴虚肺燥者，适当选用百合、莲子、山药、荸荠、鲜藕、雪梨、银耳、甲鱼等，以滋阴生津润肺；肺热痰黄者，禁食辛辣、油腻等助火生痰之品，宜食萝卜、梨、枇杷

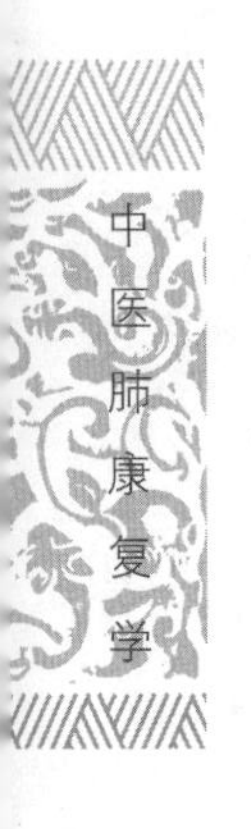

等，以清热化痰；痰浊阻肺者，切忌生冷、肥甘厚味之品及甜食，以防助湿生痰而致咳喘加剧。

（六）情志调护

肺胀患者由于气促、咳嗽、运动能力下降等因素，生活质量下降，再加上对疾病不了解，从而内伤七情（即喜、怒、忧、思、悲、恐、惊）。七情内伤将直接影响脏腑气血而发病，加重病情。《黄帝内经》中的“恬淡虚无，真气从之，精神内守，病安从来”告诉我们，情志调护能达到最佳的养生境界。因此，及时与患者沟通病情，教育患者正确面对疾病，让患者保持乐观开朗，是非常重要的。

（七）预防调护

《素问·四气调神大论》曰：“圣人不治已病治未病，不治已乱治未乱……夫病已成而后药之，乱已成而后治之，譬犹渴而穿井，斗而铸锥，不亦晚乎。”治未病突出体现了中医学的预防思想。治疗本病的关键是重视对原发病的预防及早期治疗。一旦罹患咳嗽、哮病、喘病、肺痨等肺系疾病，应积极预防，以免迁延不愈，发展为本病。加强体育锻炼，平时常服扶正固本方药，有助于提高抗病能力。既病之后，宜适寒温，预防感冒，避免接触烟尘，以免诱发、加重本病。如因外感诱发，则应立即治疗，以免加重。

（八）其他

虽然相关指南并没有推荐耳针、拔罐、按摩、穴位埋线、热敏灸等外治法，但是基于相关病因病机，它们在辨证治疗的过程中也有一定的疗效。我们可以基于中医理论辨证施治，具体介绍详见第十章论述。

四 肺胀中医肺康复的思考

（一）重治未病，预防传变

《素问·四气调神大论》指出“不治已病治未病”。对于肺胀，我们需要积极控制危险因素，预防疾病再发作。从现代医学的角度来看，吸烟、其他刺激物

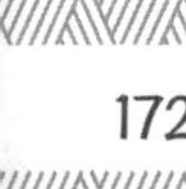

暴露、吸入剂使用不规范、呼吸道感染及治疗依从性差是导致肺胀或反复发作的危险因素。积极控制危险因素体现了中医的治未病思想。因此，对肺胀患者进行健康教育和为其提供咨询服务都很重要。适当的患者教育主题，包括减少危险因素（如香烟烟雾、其他刺激物暴露和呼吸道感染）、疫苗接种、适当的药物用法用量（包括当前症状的治疗和预防性维持治疗）、认识并治疗疾病发作和并发症、最大程度减少呼吸困难、长期氧疗等。

肺康复中的治未病思想贯穿于肺胀康复的全过程，未病先防、既病防变、病愈防复等均能很好地体现，尤其是既病防变方面，中医利用补土生金、肺肾同补等治法指导中药内服、针灸、食疗等，可有效控制疾病，防止传变。

（二）精神内守，病安从来

“精神内伤，身必败亡”，精神因素的刺激，可以伤及内脏气机，影响脏腑的功能，如“暴怒伤肝，忧思伤脾”。与此同时，脏腑功能失调也可以引起某些情志的改变。肺胀是一种慢性疾病，伴咳嗽、气促等症状，影响了患者的生活质量和心理状态。康复过程中，我们需要将现代医学的心理学理论与中医的情志调理理论相结合，对慢性病患者实施心理护理，这可对患者的康复起到积极的作用。

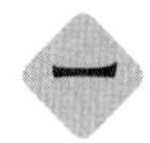

第二节　哮病的中医肺康复

一　概述

哮病，又称哮证，是以喉中哮鸣有声，呼吸困难，甚则喘息不能平卧为主症的反复发作型肺系疾病。该病是一种常见的慢性肺系疾病，西医学中的支气管哮喘属于该病范畴，可参照该病辨证论治，喘息性支气管炎、肺嗜酸性粒细胞增多症（或其他急性肺部过敏性疾病）引起的哮喘也可参考本节进行辨证论治。

从现代医学的角度来看，哮喘患者能从健康生活方式的教育和推广中获益，有些哮喘控制良好且无明显功能障碍的患者不需要肺康复治疗，对于那些接受了最大限度治疗却仍有呼吸困难或有个体化教育需求的患者，肺康复治疗是必要

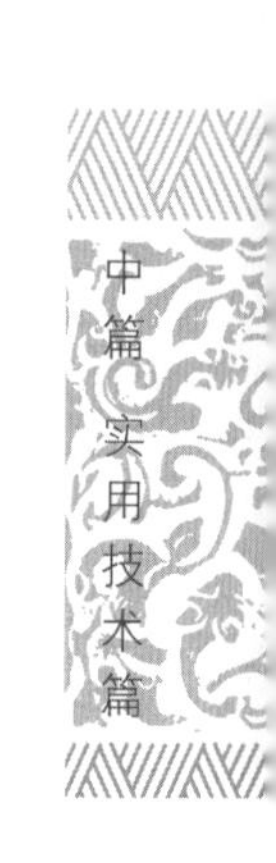

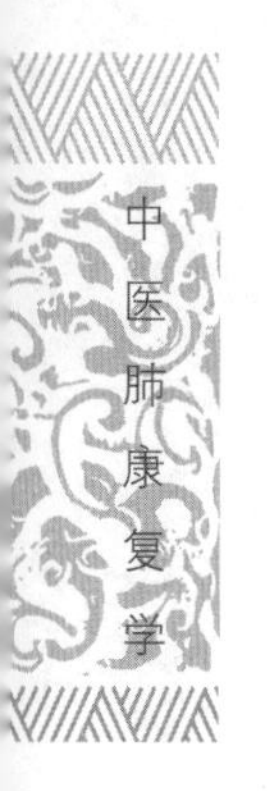

的。同时，运动训练可能会诱发哮喘，运动前使用支气管扩张剂和热身可减少运动诱发的支气管收缩。

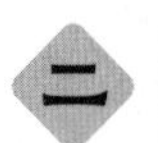

二 病因病机及中医辨证

（一）病因病机

哮病的发生多因痰伏于肺。痰伏主要是由于脏腑功能失调，肺不能布散津液，脾不能运化精微，肾不能蒸化水液，以致津液聚而成痰，伏藏于肺，成为发病的“夙根”。每因外感、饮食、情志、劳倦等诱因引动而触发，致痰阻气道，肺气上逆，气道挛急。哮病的病位在肺，与脾、肾密切相关。病机为痰阻气道，肺失宣降。哮病为本虚标实之证，标实为痰浊，本虚为肺脾肾虚，本虚与标实互为因果。发作时以邪实为主，有寒哮、热哮之分，也可见寒包热、风痰、虚哮等兼证；未发时以正虚为主，表现为肺脾等脏气虚弱之候。若日久不愈，则虚实错杂；若大发作或发作呈持续状态，则易导致“喘脱”危候。

由于肺、脾、肾三脏在生理、病理上相互联系和影响，因而虽肺虚、脾虚、肾虚各有其特点，但临证中三脏之虚损多错杂并见，表现为肺脾气虚、肺肾气虚或肺肾阴虚、脾肾阳虚或三脏皆虚等不同证候，治疗应区别主次，适当兼顾。

（二）辨证分型

1. 发作期

（1）寒哮：喉中哮鸣如水鸡声，呼吸急促，胸膈满闷如塞，咳不甚，痰少咯吐不爽，色白而多泡沫，口不渴或渴喜热饮，形寒怕冷，天冷或受寒易发，面色青晦，苔白滑，脉弦紧或浮紧。

（2）热哮：气粗息涌，喉中痰鸣如吼，胸高胁胀，咳呛阵作，咳痰色黄或白，黏浊稠厚，咯吐不利，烦闷不安，不恶寒，面赤，口苦，口渴喜饮。舌质红，苔黄腻，脉滑数或弦滑。

（3）痰哮：喘咳胸满，但坐不得卧，痰涎壅盛，喉如拽锯，痰黏腻难出，呕恶，纳呆，口黏不渴，神倦乏力，或胃脘满闷，或便溏，或胸胁不舒，或唇甲青紫。舌质淡或淡胖，或舌质紫暗或淡紫，苔厚浊，脉滑实或弦、涩。

（4）风哮：哮喘反复发作，时发时止，发作时喉中哮鸣有声，呼吸急促，不

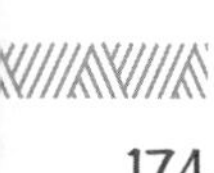

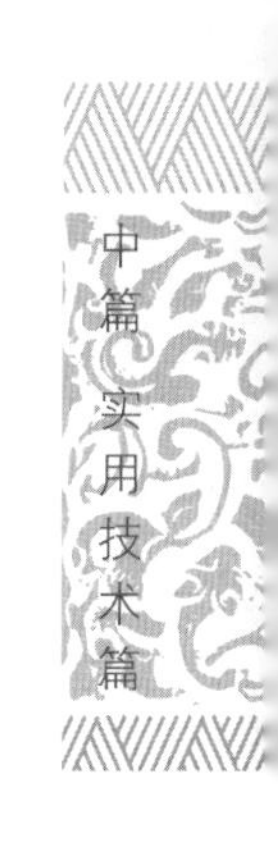

能平卧，停止时有如常人。咳嗽痰少或无痰，发作前多有鼻痒，咽痒，喷嚏，咳嗽，或精神抑郁，情绪不宁，或伴恶风，汗出，或伴形体消瘦，咽干口燥，面色潮红或萎黄不华。舌质淡或舌红少津，苔薄白或无苔，脉浮或弦细。

2. 缓解期

（1）肺虚证：气短声低，咳痰清稀色白，喉中常有轻度哮鸣音，每因气候变化而诱发。面色白，平素自汗，怕风，常易感冒，发作前喷嚏频作，鼻塞流清涕。舌质淡，苔薄白，脉细弱或虚大。

（2）脾虚证：气短不足以息，少气懒言，每因饮食不当而诱发。平素食少脘痞，痰多，便溏，倦怠无力，面色萎黄不华，或食油腻易腹泻，或泛吐清水，畏寒肢冷，或少腹坠胀，脱肛。舌质淡，苔薄腻或白滑，脉细软。

（3）肾虚证：平素短气息促，动则为甚，吸气不利，劳累后哮喘易发。腰酸腿软，脑转耳鸣，或畏寒肢冷，面色苍白，或颧红，烦热，汗出黏手。舌淡胖嫩，苔白，或舌红苔少，脉沉细或细数。

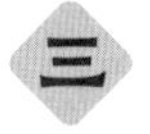

三 中医肺康复治疗

《千金要方》曰：“古人善为医者，上医医未病之病，中医医欲病之病，下医医已病之病。”其中，未病指无病健康状态，欲病指发病的前趋状态，已病则指疾病的发作状态。就已诊断为哮病的患者而言，缓解期是欲病状态，而发作期就是已病状态。从治未病的角度谈论康复，哮病的中医康复应从欲病和已病两个阶段着手，即在缓解期做到欲病防发，防患于未然；在发作期做到已发防变，避免殃及他脏。

（一）中药内服

哮病的中药治疗应遵循“发时治标，平时治本”的原则，即朱丹溪“未发以扶正气为主，既发以攻邪气为急”之说。发作时以邪实为主，其邪有寒、热、风、痰，当仔细区分其寒热属性及邪气兼夹，注意是否兼有表证，邪实为主亦有正虚表现；缓解期以本虚为主，应细辨肺、脾、肾的虚实及阴虚、阳虚，以扶正固本。常年反复发作、缠绵不愈者，则可标本兼治，有所侧重。

分型论治：寒哮者以温肺散寒、化痰平喘为法，予射干麻黄汤加减；热哮者

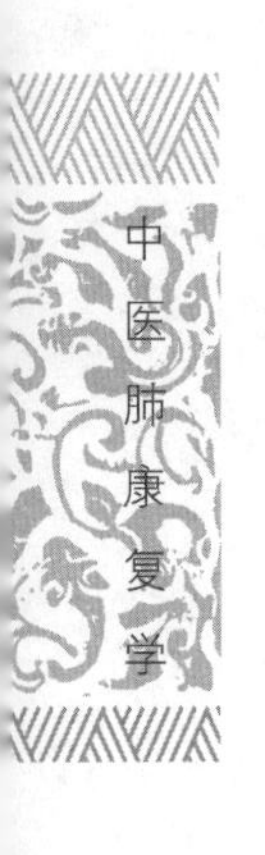

以清热宣肺、化痰定喘为法，予定喘汤加减；痰哮者以涤痰除壅、降气平喘为法，予二陈汤合三子养亲汤加减；风哮者以疏风宣肺、化痰平喘为法，予华盖散加减；肺虚者以补肺固卫为法，予玉屏风散加减；脾虚者以健脾化痰为法，予六君子汤加减；肾虚者以补肾摄纳为法，予金匮肾气丸或七味都气丸加减。

（二）针灸治疗

针灸治疗哮病安全有效，无论是缓解期还是发作期均适用。在缓解期施以针灸可激发机体自身的调节功能，增强抗病能力，防止哮病发作；在哮病发作期进行针灸则可刺激经络腧穴，调节脏腑功能，发挥即刻的治疗效应。

以肺的背俞穴、募穴、原穴为主。以肺俞、中府、太渊、定喘、膻中为主穴。喘甚者，配天突、孔最穴；实证者，配尺泽、鱼际穴；虚证者，配膏肓俞、肾俞穴。

操作：毫针常规刺，可加灸。缓解期每日或隔日治疗1次，发作期每日治疗1～2次。

方解：肺俞、中府乃肺的俞、募穴，俞募相配，调理肺脏、止哮平喘，凡虚实之证皆可用之。太渊为肺的原穴，与肺俞、中府相伍，可加强肃肺、止哮、平喘之功；定喘是止哮平喘的经验效穴；膻中为气之会穴，可宽胸理气，止哮平喘。

穴位埋线疗法是针灸疗法的延伸和补充，把羊肠线埋植在相应腧穴中，利用对穴位产生的持久性刺激作用来防治疾病，常取肺俞、定喘、膻中穴。有研究表明，哮病是穴位埋线疗法的优势病种之一。

浮针、热敏灸、火针、自血疗法、皮内针等现代出现的新型针灸方法，在治疗哮病方面已取得较好的疗效，具体详见第十章论述。

（三）穴位贴敷

中药穴位贴敷可以通过药物、穴位、经络三者的相互作用达到治病与预防的双重目的，且其因具有“简、便、效、廉”的特点在支气管哮喘的治疗中被越来越多的患者接受。穴位贴敷取肺俞、膏肓俞、膻中、定喘穴。取白芥子30克、甘遂15克、细辛15克，共为细末，用生姜汁调成膏状，贴敷30～90分钟后去掉，以局部红晕微痛为度。以三伏天贴敷为佳，连续治疗3年。三伏贴基于“春夏养阳，

秋冬养阴”理论，在阳气最盛之时，人体皮肤毛孔开大，腠理疏松，经络气血畅通，肺气舒畅，有利于药物的渗透和吸收，宜在此时通过药物刺激穴位而顺势摄取阳气，养其内虚之阳，达到温散寒痰、标本兼治的目的。

近年来，四子散热熨法非常盛行，四药合用，可令气顺痰消，咳喘得平，加热熨背，使药效直达肺部，不仅治标，更能固本，适用于寒哮及缓解期虚证患者。具体详见第十章论述。

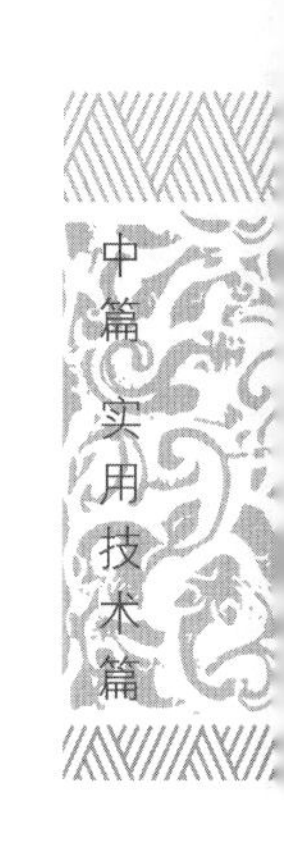

（四）传统功法

目前关于传统功法如太极拳、八段锦等治疗哮病的临床研究不多，有研究表明六字诀、八段锦对哮病慢性持续期患者有一定的康复作用。哮病患者常先天体虚，适当的健身是有益的，随着体力的增强，活动时间与强度可适当增加，总之要因人制宜。

（五）情志调护

情绪波动可诱发哮病或使哮病加重，可采用以情制情、声疗、文娱、色彩等作用于神情的疗法。原则是使患者恬愉、欢快、舒畅、轻松。因悲则伤肺、恐则伤肾，故压抑、忧伤、惊恐之法，都不适用于本病。

（六）其他方面

饮食宜清淡，忌肥甘油腻、辛辣甘甜，防止生痰生火，避开腥膻发物、寒冷空气、烟尘异味等诱发因素。保持劳逸适当，防止过度疲劳。平时可常服玉屏风散、金匮肾气丸等扶正固本药物，以调护正气，提高抗病能力。根据身体情况，可进行适当的体育锻炼，以逐步增强体质，提高抗病能力。

四 哮病中医肺康复的思考

（一）发时治标，平时治本

发时治标顾本，平时治本顾标。临证所见，哮病发作时，虽以邪实为多，但亦有正虚为主者，缓解期常以正虚为主，但其痰饮留伏的病理因素仍然存在，因

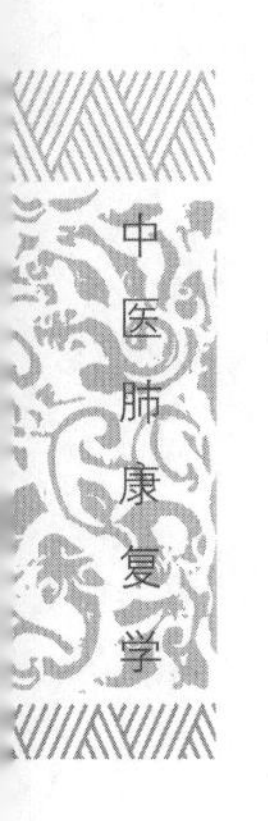

此，对于哮病的治疗，发时未发全从标治，当治标顾本，本时亦未必全恃扶正，当治本顾标。

（二）中西结合，助肺康复

哮病是一种可控疾病，现代医学在控制哮喘方面有较好的方法，如积极控制诱发因素、规范化药物治疗等。在哮病控制的基础上，利用中西医结合的康复手段，可让患者获得更好的疗效。

（三）顺应自然，冬病夏治

“冬病夏治”顺应自然四时消长规律，择时治病且确有疗效。哮病“标在肺，本在脾，根在肾”，因此在夏季，如果采取滋肝养肾、温补脾肾的疗法，则可扶正固本，根治哮病或减少哮病发作。目前最常用的外治法是三伏贴。

（四）虚邪贼风，避之有时

“虚邪贼风，避之有时……病安从来”，哮喘每易于气候突变时，因风寒诱发，故患者须避免感冒。同时，哮病康复时，还需仔细询问患者其他诱发因素，如海鲜过敏则尽量避免进食该类食物，花粉过敏则尽量避免在花季外出，或者外出时戴口罩等。这些过敏物质也是中医所说的“虚邪贼风”。

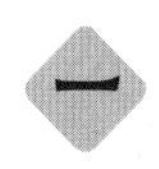

第三节　肺络张的中医肺康复

一　概述

肺络张指邪气犯肺，导致肺气痹阻，痰浊内蕴，肺络扩张，主要表现为慢性咳嗽，咳吐大量黏痰或脓痰，伴或不伴咳血。西医支气管扩张属于肺络张范畴。支气管扩张在中医学中没有相对应的病名，根据其症状及临床表现，可将此病归入“咳嗽”“咳血”“肺痈”等疾病范畴。其中，由周仲瑛主编的《中医内科学》将湿性支气管扩张归属于“咳嗽”的范畴，将干性支气管扩张归属于“咳

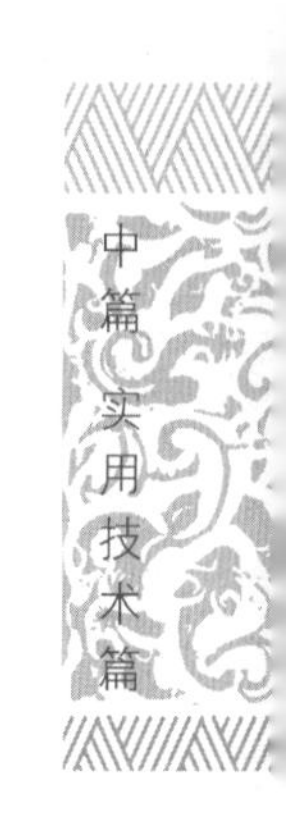

血”的范畴。而朱文峰主编的《国家标准应用：中医内科疾病诊疗常规》提出支气管扩张属“肺络张”范畴。

从西医学角度讲，在肺康复方面，国内外都开展了相关研究，并逐渐形成共识或指南。建议有运动能力受损或呼吸困难的成年支气管扩张患者参加肺康复计划并定期锻炼。虽然气道廓清技术可以帮助患者清除分泌物，但关于气道廓清技术可以治疗支气管扩张的证据很弱，仍需要进一步多中心、严谨的RCT研究，以证实它的疗效及安全性。

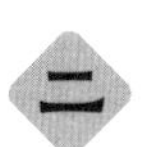

二 病因病机及中医辨证

（一）病因病机

肺络张多因青少年时期曾患肺热病、百日咳、麻疹、哮喘等病，或者有反复发作的肺咳等病史，致使邪气犯肺，肺气痹阻而失宣降，久则浊邪内蕴，血行不畅，气郁化火，损伤肺络，使之扩张变形。因其发病多有一定的基础，故病因多为外因、内因共存，不同医家对此的论述各有不同。但总体而言，先天禀赋不足，肺脾两虚是发生肺络张的根源，外邪侵袭是发生肺络张的外因。外邪以风寒、风热、疫毒之邪为主。情志不遂以郁怒伤肝为主要因素。

（二）辨证分型

肺络张可分为急性加重期与缓解期，其中急性期又分为外感和内伤。

1．急性加重期

（1）外感：

①风邪袭肺：咳嗽，咯色白质稀之痰，咽痒，恶风，可伴鼻塞流涕，舌苔薄白，脉浮。

②燥邪伤肺：干咳少痰，咯吐不爽，或伴痰中夹带血丝，鼻咽干燥，口渴喜饮，舌红，苔薄黄少津，脉细数。

（2）内伤：

①痰热壅肺：咳嗽，咯吐脓痰，痰中带血或大量咯血，或伴有发热，咯脓臭痰，胸痛胸闷，口干口苦，大便难解，舌暗红，苔黄腻，脉滑数。

②肝火犯肺：平素易急躁，咳嗽，痰黄黏难咯，夹带血丝，或少量咯血，颜

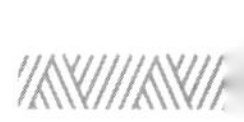

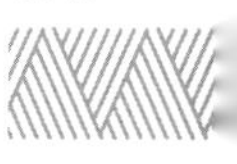

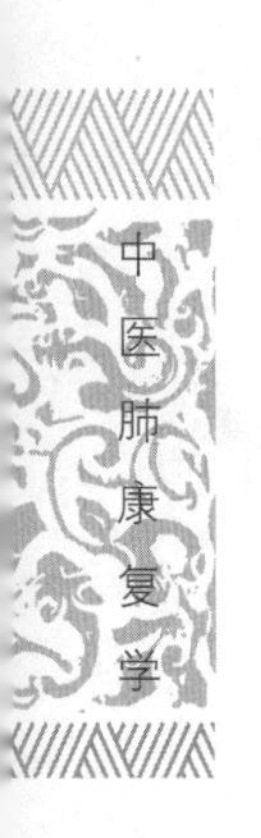

色鲜红，烦躁易怒或情绪低落，口苦，咽干，胸胁胀闷，舌尖红，苔薄黄或少津，脉弦。

③痰湿蕴肺：咳声重浊，痰多，色白或黄白，晨起或进食后为甚，常伴胸闷脘痞，纳呆便溏，或大便不爽，舌苔白腻，脉滑。

2. 缓解期

（1）肺脾两虚：面色无华，少气懒言，纳差，神疲乏力，胸闷气短，咳嗽，痰量较少，或痰中带血，大便偏烂，舌黯淡，苔白，脉沉细。

（2）阴虚火旺：咳嗽，多有咯血，量较多，血色鲜红，痰少黄黏，口干咽燥，常伴低热、汗出、五心烦热、颧红等表现，舌红少津，苔薄黄，脉弦细数。

（3）气阴两虚：咳痰短促无力，甚则咳而伴喘，痰少质黏或干咳，痰中带血，血色鲜红，或伴有低热、自汗、神倦，纳少口干，舌红少苔，脉细。

三 中医肺康复治疗

中医在改善肺络张的临床症状、提高生存质量等方面具有一定优势，但缺乏统一的共识或指南。有系统评价表明，中医措施干预肺络张的RCT质量仍有待提高，对结局指标的Meta分析表明中医措施干预肺络张有效，但由于纳入文献的总体质量不高，偏倚风险存在临床异质性，无法明确，分析结果的强度和结论的外推有一定局限性。

（一）中药内服

关于口服中药对肺络张临床疗效的研究，一般研究的是在常规应用西药的基础上加用自拟中药或中成药的效果。多以肺虚为本，以痰、火（热）、瘀为标，病性多为虚实夹杂，病位在肺，且与肝、脾、肾相关。治疗方面，以祛邪扶正为治法。祛邪者当分痰热、痰浊、瘀血，并注重浊毒，或清热化痰解毒或燥湿化痰解毒，时或佐以活血化瘀；扶正者当益气养阴或补益肺脾。由于肺络张为虚实夹杂，故祛邪扶正以何为主宜依病机虚实变化及程度而定。

风邪袭肺者以疏风解表、宣肺化痰为法，予止嗽散加减；燥邪伤肺者以润肺燥、宣肺化痰为法，予桑杏汤加减；痰热壅肺者以清热化痰、宣肺止咳为法，予千金苇茎汤加减；肝火犯肺者以清热疏肝、润肺止咳为法，予丹栀逍遥散加减；

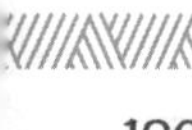
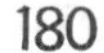

痰湿蕴肺者以宣肺理气、燥湿化痰为法，予二陈汤合止嗽散加减；肺脾两虚者以补肺健脾、润肺止咳为法，予补中益气汤合玉屏风散加减；阴虚火旺者以滋阴润肺、清热凉血为法，予百合固金汤加减；气阴两虚者以滋阴养肺、化痰止血为法，予参苓白术散合左归丸加减。

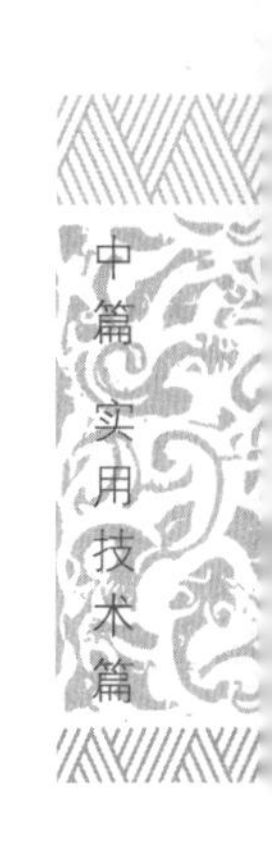

（二）针灸疗法

1. 针刺

主要取肺的背俞穴及手太阴经穴。外感者以肺俞、列缺、合谷为主穴；内伤者以肺俞、中府、太渊、三阴交为主穴。风寒袭肺者，配风门、外关；风热犯肺者，配大椎、尺泽；痰湿蕴肺者，配丰隆；肝火犯肺者，配行间、鱼际；肺阴亏耗者，配膏肓俞；痰中带血者，配孔最。

操作：针刺太渊穴应注意避开桡动脉；肺俞不可直刺、深刺，以免伤及内脏；其他腧穴常规刺。外感咳嗽针用泻法，肺俞可配闪罐，每日治疗1～2次；内伤咳嗽针用补法或平补平泻法，每日或隔日治疗1次。

2. 皮肤针

取项后、背部第1胸椎至第2腰椎两侧足太阳膀胱经及颈前喉结两侧足阳明胃经。外感者叩至皮肤隐隐出血，每日1～2次；内伤者叩至皮肤潮红，每日或隔日1次。

3. 耳针

取肺、脾、肝、气管、神门。每次选用2～3个穴位，采用毫针针刺法或压籽法治疗。

（三）穴位贴敷

药膏制法：将天花粉、大黄、黄柏、姜黄、白芷、胆南星、陈皮、苍术、厚朴、甘草按10∶5∶5∶5∶5∶1∶1∶1∶1∶1的比例混合后磨粉过筛，并将药散与凡士林按1∶4的比例均匀调配，合成药膏，即可运用。取天突、膻中。用碘酊擦拭穴位皮肤，将药膏放入专制穴位摊平，贴敷到穴位上，每日贴敷1次。

（四）传统功法

目前关于以八段锦、太极拳等传统功法治疗肺络张康复的报道较少，更多的

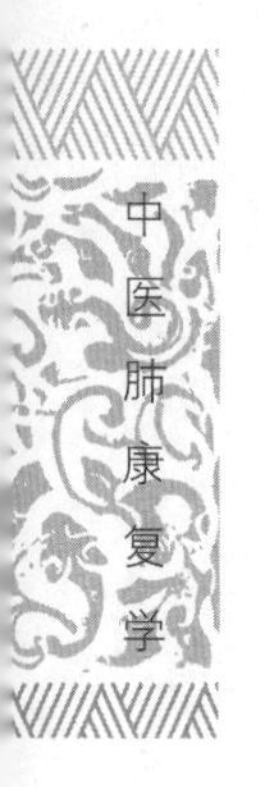

研究集中于以传统功法治疗肺胀。传统功法的实施可参照本章肺胀部分。

四 肺络张中医肺康复的思考

近年来，医学界对肺络张的病因病机有了较为全面的认识，在临床上，中医对肺络张（支气管扩张）的治疗效果也得到了广泛认可，体现出独特的优势。但目前仍然存在一些值得深入探讨的问题，例如：肺络张中医病名的统一；中医注重“个体化”治疗，而目前肺络张中医证型尚未统一；中医治疗肺络张患者的具体作用机制研究不够明确等。

虽然中医疗法在肺络张康复方面有一定的功效，但关于其有利于肺络张康复治疗的证据很少，故仍需要进一步多中心、严谨的RCT研究，以证实它们的疗效。气道廓清技术在肺络张康复中的有效性得到了证实，在综合性肺康复中也可以使用。

第四节　鼾症的中医肺康复

一 概述

鼾症是由于气道阻塞、气息出入受阻而出现的以睡眠中出现鼾声、气息滞涩不利，甚或呼吸时有停止为主要特征的一种疾病。西医学的阻塞性睡眠呼吸暂停（obstructive sleep apnea，OSA）属于鼾症范畴。

从西医角度讲，目前OSA的治疗手段包括无创呼吸机、手术、口腔矫正器。近几年的研究表明，肺康复训练可以在OSA的治疗中发挥作用，可以降低OSA并发症的发生率，包括心血管疾病、糖耐受紊乱和肥胖。但是，肺康复治疗OSA的疗效在医学界尚未达成共识。

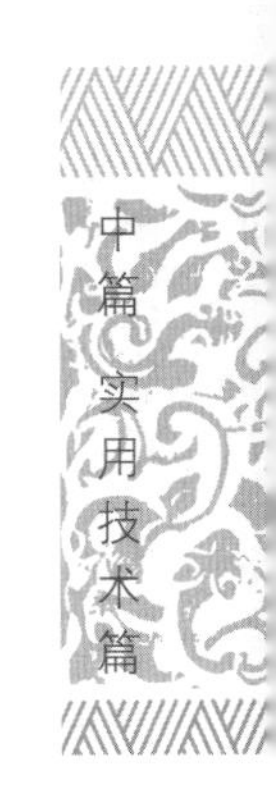

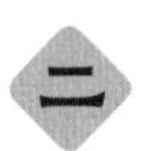

二 病因病机及中医辨证

（一）病因病机

鼾症可由先天禀赋异常，气道不畅、呼吸不利所致；或因饮食不节、过食肥甘厚味、喜嗜酒酪，痰湿上阻于气道、壅滞不畅而发；或因外感六淫、感受风温热邪，灼津成痰，咽喉肿胀壅塞、气血痹阻，亦可感受风寒湿之邪，引动痰湿而发或加重；或因素体虚弱、病后体虚、劳倦内伤，使脏腑功能失调、呼吸不和而发。

（二）辨证分型

1. 痰湿内阻证

夜寐不实，睡则打鼾，鼾声沉闷，时断时续，反复出现呼吸暂停及憋醒，白天头脑昏沉，睡意浓浓，不分昼夜，时时欲睡，但睡不解乏，形体肥胖，身体重着，口干不欲饮，或咳喘，或咳白黏痰，舌体胖大、边有齿痕，舌色淡红，苔白厚腻，脉多濡滑。

2. 痰瘀互结证

夜寐不宁，时时鼾醒，鼾声响亮，寐时可见张口呼吸，甚或呼吸暂停，夜间或有胸闷不适，形体肥胖，头重身困，面色晦暗，口唇青紫，或伴有头晕头痛，半身不遂，肢体疼痛或麻木，或有鼻塞不适，或有咽中堵塞感，舌淡胖、边有齿痕，或舌色紫黯，或见瘀点，脉弦滑或涩。

3. 痰热内蕴证

寐时打鼾或喘，鼾声响亮，呼吸急促，鼻息灼热，喉间气粗痰鸣，咳黄黏痰，甚者面红、憋气，胸部满闷或痛，日间口干喜饮，身热烦躁，口臭，多汗，小便短赤，大便干结，舌红，苔黄腻，脉滑数。

4. 气虚痰瘀证

寐时打鼾，时有暂停，伴进行性体重增加或肥胖，晨起昏沉嗜睡，平日精神不振，健忘，甚至出现烦躁情绪，或有行为、智能的改变，或自觉胸闷或胸痛，或有口干、口苦，舌体胖大，舌质黯，苔白厚腻，或伴有舌底络脉青紫，脉沉涩或弦滑。

5. 肺脾气虚证

寐时打鼾，甚或呼吸反复暂停，鼾声低弱，胸闷气短，动则气促，神疲乏

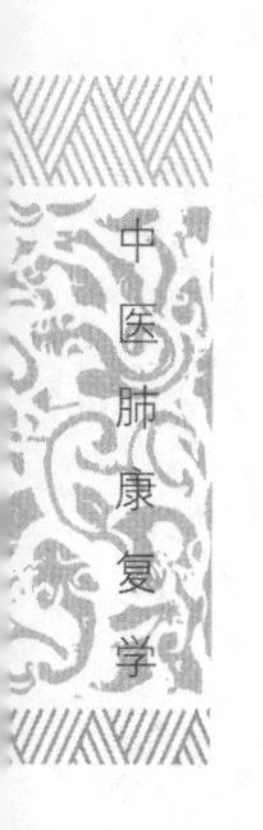

力，嗜睡，或动则气促，头晕健忘，形体虚胖，食少便溏，记忆力衰退，小儿可见发育不良、注意力不集中，舌淡，苔白，脉细弱。

6. 脾肾两虚证

鼾声轻微，呼吸浅促，甚至呼吸暂停，白天昏昏欲睡，呼之能醒，旋即复寐，神衰色悴，神情淡漠，反应迟钝，头晕健忘，喘息气促，腰膝酸软。偏阴虚者，伴颧红，口干咽燥，耳鸣耳聋，舌红少苔，脉沉细；偏阳虚者，伴畏寒肢冷，小便清长，夜尿频多或遗尿，性欲减退，肢体浮肿，舌淡苔白，脉沉无力。

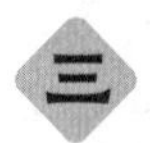

三 中医肺康复治疗

（一）中药内服

鼾症病位在喉，与肝、脾、肺、肾关系密切，病理因素有气、血、阴、阳、痰、湿、瘀，病理性质有虚、实两方面，实证与痰关系密切，痰浊贯穿始终，痰湿体质是主要发病体质。治疗上可以标本兼治为原则。

分型论治：痰湿内阻者以燥湿化痰、益气健脾为法，予二陈汤合四君子汤加减；痰瘀互结者以化痰顺气、祛瘀开窍为法，予涤痰汤合血府逐瘀汤加减；痰热内蕴者以清热化痰、醒脑开窍为法，予黄连温胆汤加减；气虚痰瘀者以健脾燥湿、化痰祛瘀为法，予四君子汤、半夏白术天麻汤合血府逐瘀汤加减；肺脾气虚者以补脾益肺、益气升清为法，予补中益气汤加减；脾肾两虚者以益气健脾、固肾培元为法，予四君子汤合金匮肾气丸加减。

（二）针灸治疗

针灸治疗通过刺激穴位，增强上呼吸道扩张肌的紧张度，起到安神助眠的作用。针灸治疗鼾症的临床效果已经有一定的循证医学证据。具体操作为取安眠、四神聪、廉泉、旁廉泉、神门、膻中、丰隆、血海、三阴交、照海等，用毫针针刺或用电针治疗，每日1次，10次为1个疗程，可连续应用2～4个疗程。

（三）传统功法

部分鼾症患者存在肺功能及运动耐力下降的状况，同时鼾症可与肺胀重叠、并存。而中医传统功法在肺康复中的应用已得到认可，包括八段锦、易筋经、五

禽戏、太极拳、六字诀等，其通过缓慢、柔和的舒展、拉伸等动作，起到调节机体脏腑经络的作用，在鼾症治疗中有广阔的应用前景。

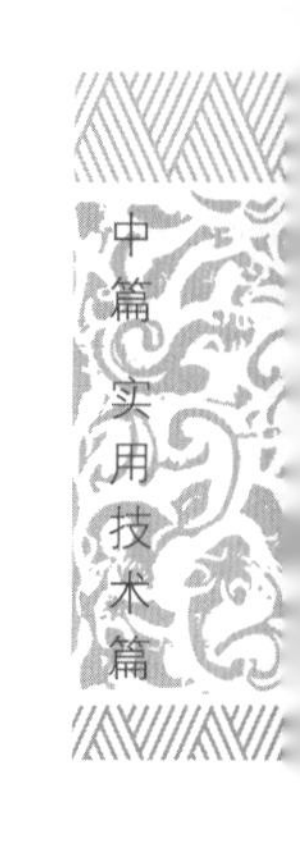

（四）耳穴治疗

耳穴治疗具有安神助眠作用。具体操作为取耳穴神门、交感、皮质下、心、肺、脾、肾、垂前、咽喉，用王不留行籽贴压，每日按压3～5次，每次每穴按压10～20次，10日为1个疗程。

四 鼾症中医肺康复的思考

鼾症属本虚标实证，实为痰浊、瘀血、气滞，虚为肺、脾、肾气虚或阳虚。关于鼾症的诊断及辨证分型，现在没有相对完善和统一的标准，诊断标准和辨证分型有待进一步完善，为临床提供指导。

虽然中药、针灸等治疗方法可以有效改善鼾症患者的临床症状，但目前采用中医治疗该病的临床试验研究仍较少，对于形成统一的中医指南不能提供足够的依据，今后需加强该方面的研究。

第五节　肺痿的中医肺康复

一 概述

肺痿是一种肺气受损、肺叶痿弱不用的慢性虚损性肺脏疾病。临床表现以气短、咳吐浊唾涎沫为主症。古代对肺痿的记载较多，但在现代医学中，与肺痿相对应的西医病名存在较大争议，除较为统一的间质性肺疾病（interstitial lung disease，ILD）外，尚有学者认为肺痿与放射性肺炎、肺不张、肺癌、多种慢性肺系疾病相关。本节主要讨论间质性肺疾病的中医肺康复。

ILD是一组异质性疾病，以肺间质或肺泡出现不同程度的炎症、纤维化或两者兼有为特征。ILD的常见症状包括活动后呼吸困难、干咳、运动耐量降低和疲劳。

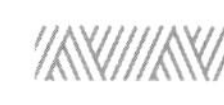

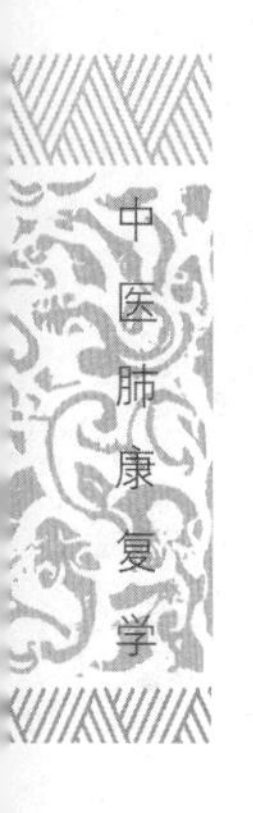

患者个体间的症状及治疗反应差异很大，并且症状的进展常可导致严重功能障碍。如果是在另一种疾病（如结缔组织病）病程中继发ILD，则患者还会出现其他症状，包括关节痛、肌肉痛、食管反流或关节畸形。

对于ILD或肺纤维化的患者，肺康复有助于改善其运动耐量、提高生活质量、减轻呼吸困难并且在运动中可确定补充氧气需求，患者获益时间可随着康复时间的延长而延长。患者最好在出现心功能障碍表现之前尽早开始康复。应当制订个性化的运动训练计划，以满足不同患者的能力和需求。

目前已有部分证据支持ILD的肺康复，如ILD患者从肺康复中受益，运动和生活质量得到改善（证据级别：1-）；与其他支持相比，ILD患者更易从运动训练中获益，并能改善运动和生活质量（证据级别：1+）；肺康复治疗对ILD患者的益处在6个月后不能持续（证据级别：3）；ILD患者运动训练计划的益处在6个月后不能持续（证据级别：1+）。

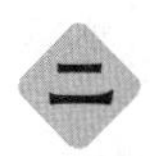

二 病因病机及中医辨证

（一）病因病机

肺痿的病位主要在肺，但与脾、胃、肾等脏密切相关。因大病久病之后，如内伤久咳、久喘等，耗气伤阳，或虚热肺痿、久延阴伤及阳以致肺虚气不化津，津反为涎，肺失濡养，痿弱不用；亦有如肺痨久嗽，耗伤津液，虚热内灼，肺痈热毒熏蒸伤阴，消渴津液耗伤，热病邪热伤津等。肺叶痿弱不用，肺之主气功能减弱，则元气必虚，气虚不能助血运行，导致气血瘀滞，从而见气虚血瘀之症，如胸闷气短，动则加重，神疲乏力，唇甲青紫等。病久及肾，肾不纳气，则见动则气喘等肺肾两虚之症。

（二）辨证分型

1. 虚热伤肺证

胸闷气短，咳吐浊唾涎沫，其质较黏稠，或咳痰带血，咳声不扬，甚则音嗄，气急喘促，口渴咽燥，午后潮热，形体消瘦。舌红而干，脉虚数。

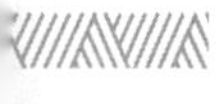

2. 肺气虚寒证

呼吸困难，短气不足以息，动则加重，咳吐涎沫，其质清稀，神疲乏力，形寒食少，不渴，小便数，或遗尿。舌质淡，脉虚弱。

3. 气虚血瘀证

胸闷短气，动则加重，干咳少痰，少气懒言，神疲乏力，唇甲青紫。舌质黯，有瘀点或瘀斑，苔白腻，脉沉涩。

4. 肺肾两虚证

喘促不得接续，动则加重，口咽干燥，心悸乏力，肢肿，唇甲紫暗，头晕目眩。舌质干红，脉沉细，或浮大无根。

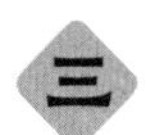

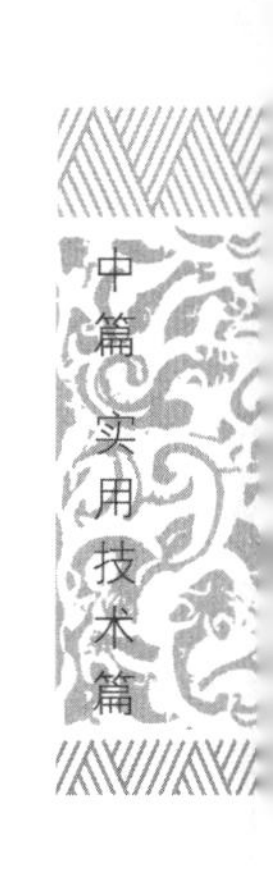

三 中医肺康复治疗

针对肺痿患者的最佳运动训练方案和肺康复内容，目前尚无定论。目前有证据表明，运动训练过程中应维持足量的氧供，因为改善氧合功能有助于提高肺痿患者的运动能力。中医肺康复对肺痿的作用目前尚无高水平证据，但已有部分临床研究证实中医辨证康复治疗、针灸、穴位贴敷等对治疗肺痿有作用。

（一）中药内服

肺痿主要分为肺脏虚热和虚寒两大类。其中虚热伤肺证以滋阴清热、润肺生津为法，其代表方有麦门冬汤合清燥救肺汤加减，常用药有太子参、甘草、大枣、粳米、桑叶、石膏、阿胶、麦冬、胡麻仁、杏仁、枇杷叶、半夏等；火盛者，去大枣，加竹茹、竹叶清热和胃降逆；津伤甚者，加沙参、玉竹以养肺津；潮热者，加银柴胡、地骨皮以清虚热、退骨蒸；肺气虚寒证以温肺益气为法，代表方为甘草干姜汤或生姜甘草汤，常用药有炙甘草、干姜、人参、大枣、白术、茯苓；肺虚失约，唾沫多而尿频者，加煨益智仁；气虚血瘀证以益气活血为法，代表方为补中益气汤合血府逐瘀汤，常用药有黄芪、人参、当归、陈皮、白术、升麻、柴胡、川芎、赤芍、枳实、桔梗、牛膝等；肺肾两虚证以补肺益肾、纳气定喘为法，代表方为生脉饮合六味地黄丸或金匮肾气丸，常用药有熟地黄、山茱萸、山药、牡丹皮、茯苓、泽泻、牛膝、三棱、莪术、人参、麦冬、五味子、磁石等，可另吞蛤蚧粉。

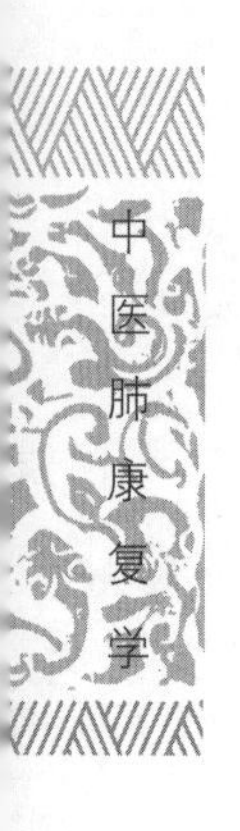

（二）针灸治疗

治疗总原则是虚者补之，实者泻之。

1. 针灸结合

主穴为肺俞、膏肓俞，以艾灸为主，配穴宜随证加减，配伍四花（胆俞和膈俞）、魄户、太冲、气户、太渊、足三里、气海等。

2. 灸刺结合

灸法选穴与上同，艾炷灸，每穴3壮。每日1次，10次为1个疗程，共治疗3个疗程，疗程间休息2日；刺血遵从“宛陈则除之”大法，选少商、商阳。

（三）中药贴敷

中药贴敷疗法在肺痿康复中起到了一定的作用。用中药膏剂（取适量麝香、细辛、吴茱萸等药物，用黄酒调成糊状）贴敷双侧涌泉穴，纱布覆盖，胶布固定，于第2日早晨取下，每晚贴敷1次，每个疗程为1个月。

（四）传统功法

对于传统功法在肺痿康复中的应用，尚无高质量文献报告，但临床中选择使用可能会起到一定效果，具体操作可参照本章肺胀部分。

四 肺痿中医肺康复的思考

中医治疗肺痿重视调补脾胃、肺肾双补。脾胃为后天之本，脾土又为肺金之母，培土有助于生金。阴虚者宜补胃津以润燥，使胃津能上输以养肺；气虚者宜补脾气以温养肺体，使脾能传输精气以上承。肾为气之根，司摄纳，补肾可以助肺纳气。但对于大多数肺痿患者来说，病属津枯，故应时刻注意保护津液，无论寒热，皆不宜妄用温燥之药，以防消灼津液。参考“治痿独取阳明”，对于肺痿患者可取以阳明经为主的穴位进行针灸康复治疗。

目前将肺康复应用于肺痿（间质性肺疾病）治疗的国内临床报道较少，近几年国外有关报道表明肺康复训练可以减轻患者呼吸困难的程度，改善患者的运动耐力及肺功能，提高患者的生存质量，可以作为治疗间质性肺疾病及延缓病情的手段。目前关于肺痿的中医肺康复方法仅有少量的临床研究，故还需参照肺

胀的肺康复。

同时，间质性肺疾病的病因复杂，治疗方法少，中晚期病情重，而且运动不耐受是其重要特征，通常与运动时出现明显的呼吸困难有关，运动耐量差导致生活质量下降和生存率降低。因此，对间质性肺疾病患者行肺康复时应采用个体化方案，综合中医辨证用药、针灸、传统功法等手段，探索出具有中医特色的可行方案。

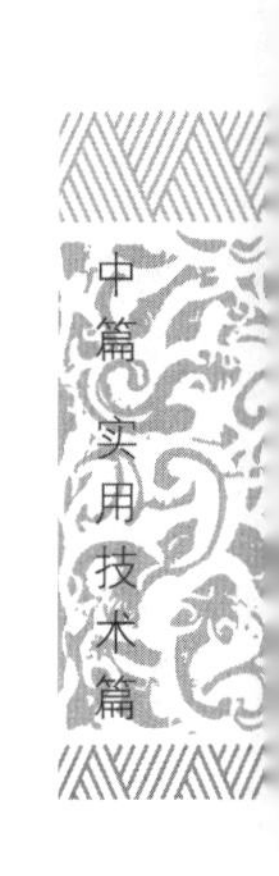

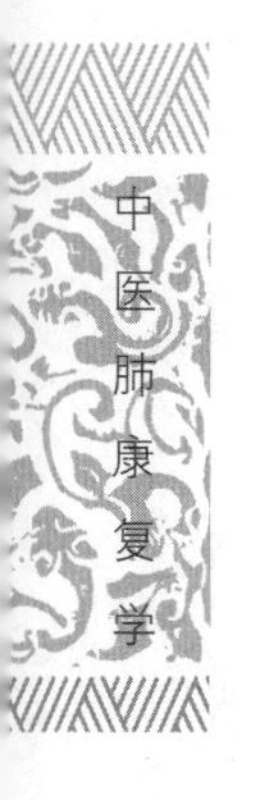

第十二章 围手术期中医肺康复

第一节 围手术期肺康复概况

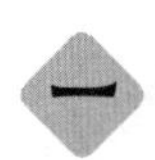

一 加速康复外科的提出促进了围手术期肺康复发展

丹麦医学专家Kehlet于1997年在哥本哈根大学哈维德夫医院最先提出加速康复外科的概念。加速康复外科（enhanced recovery after surgery，ERAS）是指在对手术刺激后患者机体代谢反应及免疫应答反应的发生机制、术后围手术期患者机体对手术应激反应的调节机制等进行理论研究的基础上，采取多种康复手段，将临床多个学科如术中麻醉、手术微创操作、围手术期护理等组合优化，达到最大程度上减少手术对患者的刺激、减弱术后患者心理及生理的创伤性应激及免疫应答反应、缩短术后在院时间、减少患者痛苦、降低术后并发症的发生率及死亡率、减轻患者的经济负担、加快患者术后的康复进程、提高患者治疗的满意度等目的。加速康复外科的提出促进了围手术期肺康复的发展。

围手术期肺康复指患者决定手术治疗，在术前准备到术后促进康复过程中，指导患者进行一系列呼吸训练和有氧运动，提高其心肺耐力，恢复身体状况。术前肺康复内容包括教育与健康行为干预，有氧运动、抗阻运动等运动训练，吸气肌训练，戒烟，改善营养等。术后肺康复从呼吸训练、运动训练、氧疗、营养支持、镇痛、胸腔引流管管理、健康教育与心理干预等方面入手，以期减少术后肺部并发症及并发症导致的显著功能障碍、防止功能失调，促进患者尽早康复出院。

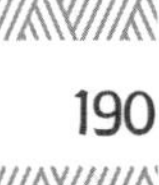

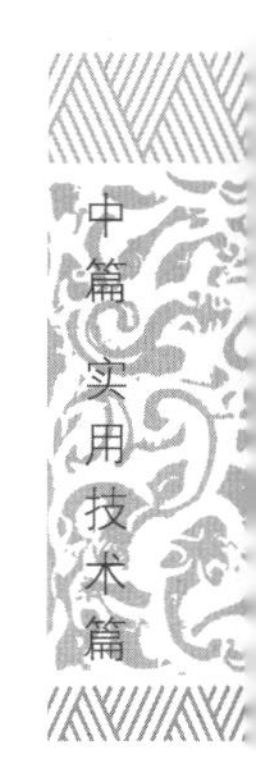

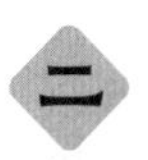

二 围手术期肺康复的对象

从现代医学的角度来看，肺康复主要针对慢性阻塞性肺疾病患者。随着对呼吸系统疾病认识的不断增加及对疾病管理的不断完善，越来越多的文献证明了在非慢性阻塞性肺疾病呼吸系统疾病早期进行肺康复的疗效，特别是围手术期。

围手术期肺康复对象主要是需要手术，并伴有肺部基础疾病、高龄、肥胖、吸烟及高危因素等的肺系疾病患者。其主要目的是改善患者肺部的手术耐受程度及促进术后恢复。目前已有较多的临床证据支持肺康复在肺癌手术、肺减容术、肺移植等的围手术期方面发挥的作用，但级别高的证据仍较少，今后仍待进一步研究。

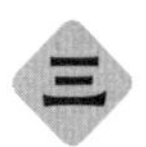

三 围手术期中医肺康复的研究现状

中医肺康复是全面康复的重要组成部分，与物理治疗、作业治疗、心理治疗等方法共同组成全面康复。中医治疗作为围手术期康复治疗的重要组成部分，具有个体化与简、便、廉、验的双重特点，有利于全面康复的普及与发展。

围手术期中医肺康复理论与中医固本理论的目标一致。中医固本理论，指顺应脏腑生理特性以固护正气本源，调节机体内环境，恢复人体阴阳、气血、脏腑、经络的平衡稳定，从而增强机体抗病能力。在固本理论的指导下，通过外治法、传统功法、心理调养、饮食和汤药调养等多种中医治疗方法固护正气本源，可促进围手术期患者的康复。

（一）术前中医肺康复

中医肺康复在术前开展，有其自身独特的优势，如中药汤剂、饮食调养、针刺、穴位按摩、中医传统功法等均在术前发挥了重要作用。术前采用中医肺康复方法，意在改善肺功能、改善体质、缓解症状、提高手术的成功率、预防和减轻并发症等。

（二）术后中医肺康复

手术患者常常存在着术后正气亏虚兼瘀血阻滞的病机，而中医肺康复立足人

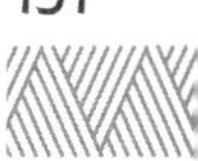

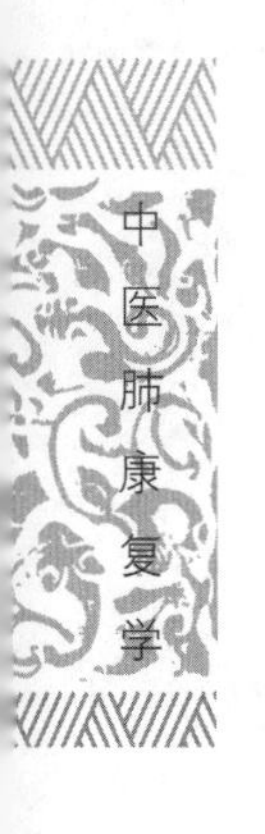

体本身，通过内服中药，外用针灸、引导等方法培元固本，形神并调，疏利气机，从而发挥恢复人体阴阳、气血、脏腑、经络的平衡稳定，增强机体抗病能力，减少并发症，提高患者生存质量，促进术后康复的作用。

（三）存在的问题与展望

围手术期中医肺康复，尤其是非药物康复方法，理论和临床都有待进一步研究，须大胆探索与实践，形成科学、系统、规范、独具特色的理论体系和治疗方法。目前尚无围手术期中医肺康复的统一指南或专家共识，仅有少数临床研究。因此，日后需要进一步通过大量的临床实践与总结，获取中医肺康复在围手术期应用的循证医学证据，为具有中医特色的康复事业再添贡献。

第二节　肺癌围手术期的中医肺康复

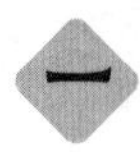

一　概述

肺部并发症（尤其是肺部感染）仍是胸外科患者术后住院时间延长和死亡的主要原因。围手术期肺保护是ERAS的重要组成部分，加强围手术期肺保护可以显著减少肺部并发症的发生、降低死亡风险。《胸外科围手术期肺保护中国专家共识（2019版）》推动多学科模式下的肺保护理念在临床的广泛应用。

肺癌围手术期肺康复逐渐受到重视。肺癌围手术期肺康复临床研究多于其他病种的围手术期肺康复临床研究，本节仅介绍肺癌围手术期的中医肺康复，以期让读者了解围手术期中医肺康复的思路。

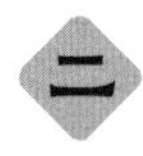

二　病因病机及中医辨证

（一）病因病机

围手术期肺癌患者，由于肿瘤本身的影响和手术的损伤，往往正气亏虚，或情志不舒、思虑伤脾，或手术损伤、耗伤气血。中医学认为围手术期肺癌术前以

邪实为主，病理因素为痰瘀、癌毒，术后正气亏虚，癌毒余毒未清，痰瘀留蓄，并认为其为术后复发、转移的原因。

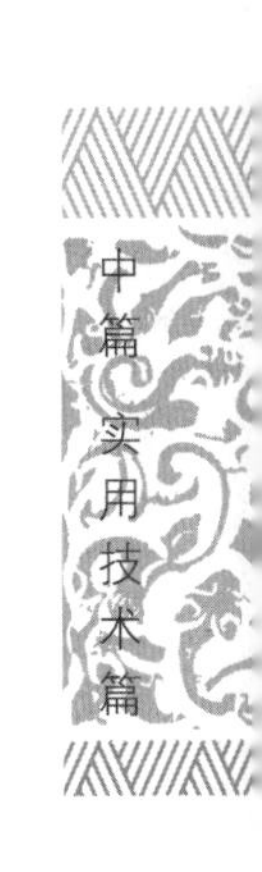

（二）辨证分型

1. 痰瘀阻络证

咳嗽不畅，胸闷气憋，胸痛有定处，如锥似刺，或痰中带血，口唇紫暗，舌质黯有瘀点、瘀斑，苔薄，脉细弦或细涩。

2. 痰湿蕴肺证

咳嗽咳痰，呼吸不畅，痰黏质稠，痰白或黄白相兼，胸闷痛，纳呆便溏，神疲乏力，舌淡，苔白腻，脉滑。

3. 阴虚毒热证

咳嗽少痰或无痰，或痰中带血，甚或咳血不止，胸痛，心烦眠差，低热盗汗，或壮热久稽不退，口渴，大便干结，舌红苔黄，脉细数或数大。

4. 气阴两虚证

咳嗽痰少，或痰稀，咳声低微，气短喘促，神疲乏力，面色㿠白，形瘦，恶风，自汗或盗汗，口干少饮，舌淡或红，脉细弱。

三 中医肺康复治疗

中医肺康复技术包括了中医传统康复技术，如传统功法、中药疗法、针灸疗法、中药贴敷、穴位按摩、中药沐足、五音疗法等。中医肺康复技术种类多样，建议根据病情严重程度及体质差异，综合考虑患者的病情和状态而用不同的疗法，制定综合干预方案。

（一）中药内服

根据对肺癌围手术期病因病机的认识，将扶正祛邪、补虚泻实作为基本治则，术前中药汤剂以祛邪为主，术后可根据不同阶段、中西医治疗特点确定治法。痰瘀阻络证以行气活血、散瘀消结为法，予血府逐瘀汤加减；痰湿蕴肺证以健脾燥湿、行气祛痰为法，予二陈汤合瓜蒌薤白半夏汤加减；阴虚毒热证以养阴清热、解毒散结为法，予沙参麦冬汤合五味消毒饮加减；气阴两虚证以益气养阴

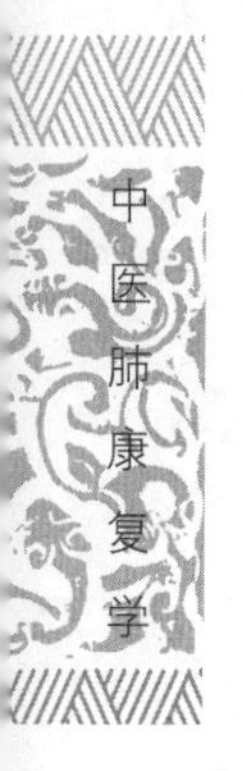

为法，予生脉散合百合固金汤加减。

（二）传统功法

中医传统功法既有有氧运动和肢体躯干整体运动的训练效果，如可以改善心肺功能、提高运动耐力和生活质量，还因为其讲究调身、调息、调心的三调合一，包含了呼吸训练和心理调养的一些内容，能从多个角度改善患者的功能障碍，从而有力地固本，以促进患者康复。常用的中医传统功法有松静功、强壮功、内养操、太极拳、八段锦、六字诀等。

1. 松静功

松静功可助睡眠。高热、大出血等急症不宜进行。

姿势：仰卧式或侧卧式。

放松法：摆好姿势后，用意识引导全身放松，消除紧张，放松全身肌肉、内脏、血管、神经。要求自头部到脚部放松。头部放松，虚灵顶起（头轻轻上抬），两肩放松，腹部回收，腰部放松，胸部正直；精神放松，面带微笑，全身无紧张不适处。

呼吸法：腹式顺向深呼吸法。

入静法：将意念集中于丹田（脐下小腹处），轻闭双眼，小腹随呼吸一起一落。

收功：一般每次不少于半小时。练功结束先以一手掌心按于脐上，另一手掌心贴其掌背，两手以肚脐为中心，由内向外左转三十圈，稍做停顿后由外向内右转三十圈，至肚脐停止，收功。

2. 强壮功

强壮功用于术后恢复。

姿势：自然盘膝坐式。

呼吸法：静呼吸法，自然呼吸；深呼吸法，腹式深呼吸，逐渐达到深长、静细、均匀的程度。逐渐由静呼吸法向深呼吸法过渡，以耐受为宜。

意守：强壮功意守部位有三，即气海、膻中、印堂，以气海为多。

3. 内养操

详见第七章论述。

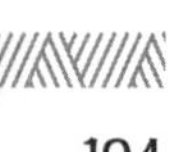

4. 太极拳

太极拳适用于肺癌围手术期康复计划，不过相较于八段锦与六字诀，太极拳

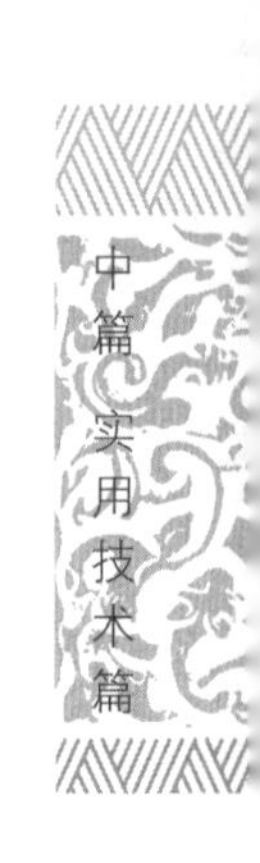

的动作难度相对较大，对场地环境有一定要求，患者习练相对困难。

5. 八段锦

研究表明，八段锦能提升血管内皮细胞功能、减少体内炎症反应、改善肺功能、抗氧化和调节免疫等，在制订肺癌围手术期患者康复计划时，八段锦是很好的选择，肺癌患者术后练习八段锦，能明显增加六分钟步行距离，改善肺功能指标、血液理化指标和情绪状况。

6. 六字诀

六字诀目前主要应用于慢性阻塞性肺疾病患者的康复，但也适用于肺癌围手术期患者，可促进肺功能康复，并改善认知功能和情绪状况，提高生活质量。

（三）针灸治疗

1. 针灸法

针灸可用于减轻癌性疼痛、减轻放化疗反应、提高免疫力等，而针灸穴位及操作当辨证施治。

（1）在减轻癌性疼痛方面，以调整阴阳、通络止痛为法，主穴是合谷、太冲、阿是，配穴是孔最、中府，操作是毫针泻法，可加用电针。

（2）在减轻放射治疗、化学治疗反应方面，以健脾和胃、益气养血为法，主穴是足三里、三阴交、膈俞、内关。在配穴的选择上，如果骨髓抑制则选择肝俞、肾俞、悬中，果消化系统功能异常则选择脾俞、胃俞、中脘。操作是毫针补法，可用温和灸 隔姜灸。

（3）在提高 力方面，以补肾益精、扶正固本为法，主穴是关元、神阙、足三里，配穴是 、列缺、尺泽，操作是神阙用灸法，余穴用毫针补法，亦可加灸。

2. 耳穴疗法

耳穴疗法是中 针灸学的一个重要组成部分，是在耳针的基础上发展起来的一种保健方法。术 使用耳穴疗法，可以有效缓解患者紧张、焦虑等不良情绪，有利于减少患者术 应激反应，减轻疼痛。部位及操作方面，可取脾、胃、肾、内分泌、皮质下、 感、肺等耳穴，以毫针刺或埋针、耳穴压豆。

3. 电针

（1）电针是针灸治疗中常用的提高疗效的方法，在肺癌根治术前30分钟至术后电针足三里、肺俞，可减少患者术后炎症反应。

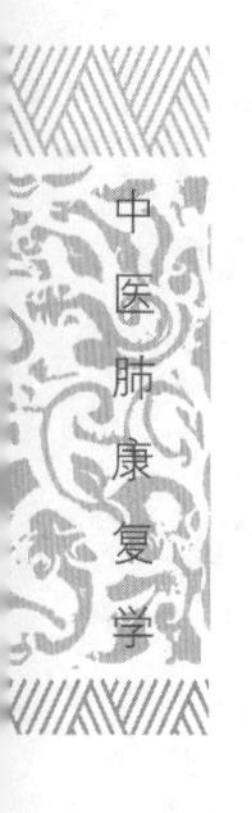

（2）研究表明，电针刺激足三里和尺泽能够促进促炎/抗炎因子平衡，抑制炎症反应，有效防治急性肺损伤。亦有研究发现电针刺激足三里和肺俞可防止内毒素休克诱发的急性肺损伤。近期的一项临床研究进一步表明经皮穴位电刺激合谷、足三里后，术后肺不张、肺炎等并发症的发生率显著下降。

（四）情志调护

任何病、伤、残者的康复成效，都离不开良好的心态与积极的情绪，罹患肿瘤本身会给患者带来巨大的精神压力，因此，心理调护是非常重要的一部分。通过各种心理调养方法，改善患者的心理和情志状态，是达到固本以促进康复的重要保障。在肺癌围手术期康复中，常用的中医心理调养方法有开导法、疏泄法、移情易性疗法和音乐疗法。

1. 开导法与疏泄法

开导法与疏泄法对抑郁、焦虑、消极、悲观情绪的缓解与消除有效。在肺癌围手术期，情志调护的关键是术前稳定情绪、做好应对手术的准备；术后通过合适的方式，及时告知患者手术相关情况，以缓解患者可能存在的不良情绪等。

2. 移情易性疗法

移情易性疗法通过分散患者对疾病的注意力，转移患者的关注焦点，必要时改变患者周围环境，减少其与不良刺激因素接触，来促进患者的心理康复。可让患者选择一两项喜欢的娱乐活动，适当地进行体育锻炼，如散步、游泳等，使患者心情舒畅，体会到生活的乐趣，从而解除长期精神紧张造成的免疫抑制，这有利于癌症的治疗。

3. 音乐疗法

我国传统的音乐疗法历史悠久，其理论特点是在整体观与阴阳五行观的基础上，将音律之阴阳五行与人体之阴阳五行相联系。中医学认为音乐与人体之间能产生互动、共鸣，不同调式的音乐可对脏腑产生不同的影响，从而达到固本的功效。

（五）穴位贴敷

（1）用香附膏贴敷神阙、中脘，每日1次，每次2～4小时，7日为1个疗程，可促进术后胃肠功能康复。

（2）人参、补骨脂、当归、红花、附子、干姜、血竭共研末，用生理盐水调

匀，敷于双肺俞、胃俞、肾俞，具有益气活血、温阳补肾的作用，可用于肺肾两虚、瘀血阻滞的肺癌围手术期患者。

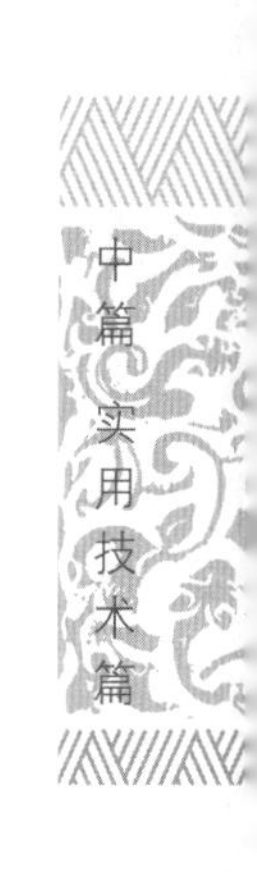

（六）穴位按摩

肺癌围手术期患者常常伴有失眠，适当的穴位按摩有助于其入睡。

（1）选择太冲、合谷、太阳和印堂等进行按摩，每次按摩3分钟；用由远志、酸枣仁、红花和熟地黄等组成的安神熏洗方给予足部熏洗，以“熏、搓、按、洗”四步法实施熏洗，每次熏洗45分钟。

（2）睡眠干预：必须确保病房的安静，为肺癌患者提供舒适的睡眠环境；适当采取中药沐足、耳穴压豆、按摩患者头部的开天门法，帮助肺癌患者快速入睡，提高患者睡眠质量。

（七）食疗药膳

在肺癌围手术期康复计划中，均衡、充足的营养是疾病预后与创伤修复的基础。中医食疗在这方面发挥了重要作用，根据个体化差异，辨证地进行中医饮食调养，能有效地促进肺癌围手术期患者的康复。这种中医饮食调理的肺康复手段同样也适用于其他疾病围手术期患者的康复。

现代研究表明，结合西医营养理论，辨证地进行中医饮食调养，能有效地固本，促进肺癌围手术期患者康复。在肺癌围手术期康复中，中医饮食和汤药调养通常采用补气养血、健脾益胃的方法以达固本之效，但也应根据个体情况，辨证地选用其他方法，如宽胸利膈、宣肺化痰、滋阴润肺、养心安神等。

中医饮食调养最常用粥类，在原料上选择红豆、绿豆、薏米、玉米、粳米、小米、燕麦，配上各种有固本之效的药食同源之品。随着基础药理研究的深入，从生物效应分析，山药、黄芪、枸杞子、桂圆、百合等常用来固本的药食同源之品，能使患者在抗肿瘤、抗氧化、调节免疫等多方面获益。

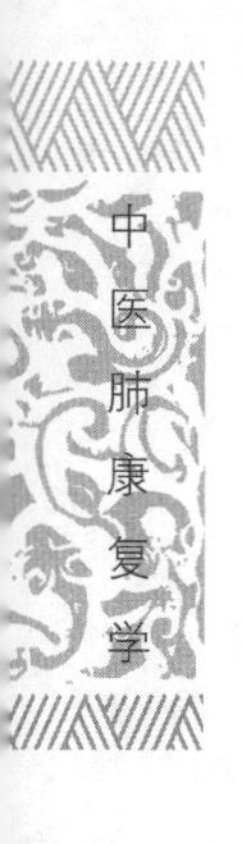

第十三章

危重症中医肺康复

危重症医学的进步使得危重症生存者日益增多。但许多生存者出现了认知、精神健康和身体机能方面的障碍，这被称为加强治疗后综合征（post-intensive care syndrome，PICS），即ICU后综合征。重症监护病房获得性虚弱（ICU-acquired weakness，ICU-AW）是危重疾病的常见并发症，其病因复杂，会影响患者的四肢肌肉和呼吸肌。呼吸肌无力在ICU中非常普遍。在膈肌无力的不同定义与设置下，危重症相关膈肌无力的患病率是23%～84%。在进入撤机过程的ICU-AW患者中，63%～80%的患者存在膈肌无力。无论是在理论上，还是在临床实践上，呼吸肌无力都影响着疾病的预后，包括死亡率增加、撤机困难和机械通气时间延长等。

虽然目前中医肺康复技术对危重症的疗效尚无统一共识，但已有研究证实了中医康复技术在ICU中的疗效。ICU-AW在中医学中并没有相关记载，但从临床表现来看，它属于中医范畴中“痿病”“喘病”“肺胀”的范畴。考虑到ICU-AW的根源是四肢肌肉及呼吸肌萎缩，我们将从中医范畴中“痿证”的角度探讨它的病因病机、中医辨证及康复治疗方案。

“痿证”在广义上泛指人体五脏六腑及外在五体、五华、五官等器官形态的枯萎、功能衰退或废弃不用；狭义上仅指五体、五华、五官等器官形态的枯萎，如“偏枯”“唇痿”“舌痿”等。临床以下肢痿弱较为常见，亦称“痿躄”。“痿”是指机体痿弱不用；“躄”是指下肢软弱无力，不能步履。但在中医肺康复的范畴内，痿证不仅仅是指下肢肌肉的痿弱，也指呼吸肌肉及肺脏的痿弱，这在危重症中非常普遍。西医学中的ICU-AW、危重症相关膈肌无力、吉兰-巴雷综合征、重症肌无力、运动神经元疾病、脊髓病变、肌肉病变、周期性瘫痪等均属于痿证范畴，可参照本章内容论证。

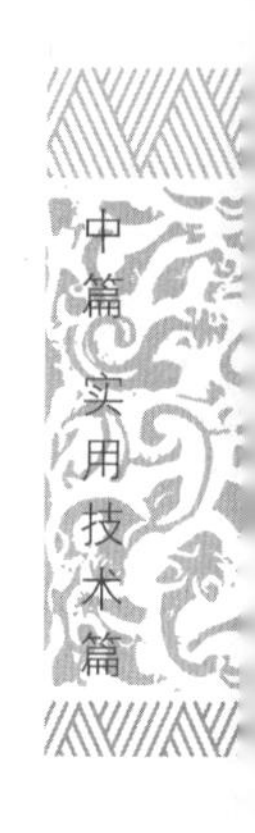

第一节 病因病机与中医辨证

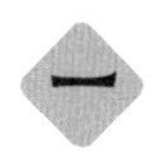

一 病因病机

痿证的发生主要是因为感受湿毒、湿热浸淫、饮食毒物所伤、久病、跌仆瘀阻等不良因素引起五脏受损，精津不足，气血亏耗，进而导致肌肉筋脉失养。在ICU中，感受湿毒（脓毒症）、久病内脏精血虚耗（多脏器功能障碍）及痰瘀阻滞（高血糖、栓塞）非常常见。温热毒邪内侵，或病后余邪未尽，低热不解，或温病高热持续不退，皆令内热燔灼，伤津耗气，肺热叶焦，津伤失布，不能润泽五脏，五体失养而痿弱不用。内伤元气，精虚血少不能灌溉、濡养四肢百骸，荣卫气血失度而致四肢痿废不用。

总而言之，痿证是在正气亏虚的基础上，感受风、寒、湿、热之邪，导致肺、脾、肾亏虚，肝风挟痰浊、瘀血阻滞经络，脉道不利，四肢失养，筋脉弛缓。痿证的证候为以虚为本或虚实错杂。ICU中的患者多为气管插管或昏迷状态，不一定能配合舌诊、问诊，整个诊治过程相对困难。因此，我们在辨证论治的过程中，当着重审查标本虚实、脏腑病位。

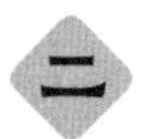

二 辨证分型

1. 肺热津伤证

发病急，病起发热或热后突然出现肢体软弱无力，可较快出现肌肉瘦削，皮肤干燥，心烦口渴，咳呛少痰，咽干不利，小便黄赤或热痛，大便干燥，舌质红，苔黄，脉细数。

2. 湿热浸淫证

起病较缓，随病程发展逐渐出现肢体困重，痿软无力，尤以双下肢或双足痿弱为甚，兼见微热，手足麻木，扪及微热，喜凉恶热，或有发热，胸脘痞闷，小便赤涩热痛，舌质红，苔黄腻，脉濡数或滑数。

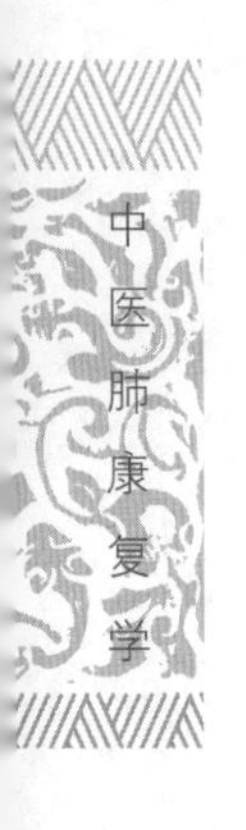

3. 脾胃虚弱证

起病缓慢，肢体软弱无力随病程发展逐渐加重，神疲肢倦，肌肉萎缩，少气懒言，纳呆便溏，面色萎黄无华，面浮；舌淡苔薄白，脉细弱。

4. 肝肾亏损证

起病缓慢，随病程发展渐见肢体痿软无力，尤以下肢明显，腰膝酸软，不能久立，甚至步履全废，腿胫大肉渐脱，或伴有眩晕耳鸣，舌咽干燥，遗精或遗尿，或妇女月经不调，舌红少苔，脉细数。

5. 脉络瘀阻证

久病体虚，四肢痿弱，肌肉瘦削，手足麻木不仁，四肢青筋显露，可伴有肌肉活动时隐痛不适，舌痿不能伸缩，舌质黯淡或有瘀点、瘀斑，脉细涩。

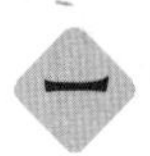

第二节　危重症中医肺康复治疗

ICU中，在机械通气状态或脱机状态均可使用中医肺康复技术，推荐针刺治疗、中药内服和传统功法。痿证的中医治疗，急性期以祛邪为主，兼扶正；缓解期以扶正为主，兼清余邪。肺热津伤者，宜清热润燥；湿热浸淫者，宜清热利湿；脾胃虚弱者，宜益气健脾；实证宜祛邪和络；肝肾亏损者，宜滋养肝肾；脉络瘀阻者，宜活血行瘀；虚实兼夹者，宜兼顾之。

一　中药内服

痿证的证候以虚为本或虚实错杂。临床治疗时要结合标本虚实传变，扶正主要是调养脏腑、补益气血阴阳，祛邪重在清利湿热与温热毒邪。在治疗过程中还要兼顾气血运行，以通利经络、濡养筋脉。肺热津伤者以清热润燥、养阴生津为法，予清燥救肺汤加减；湿热浸淫者以清热利湿、通利经脉为法，予二妙丸加减；脾胃虚弱者以补中益气、健脾升清为法，予参苓白术散加减；肝肾亏损者以补益肝肾、滋阴清热为法，予虎潜丸加减；脉络瘀阻者以益气养营、活血化瘀为

法，予圣愈汤合补阳还五汤加减。

ICU中，患者经常出现高热、喘促、腹胀、大便不畅等症状，可结合“肺与大肠相表里”的理论，运用清热通腑类中药。热毒闭肺证可用宣白承气汤、凉膈散、升降散等；内闭外脱证可用参附汤、苏合香丸、安宫牛黄丸等。对于脱机状态或恢复期患者，中药治疗当以“瘥后防复”理念为指导，益气健脾、补益肺气，推荐以参苓白术散调理中州、培土生金，玉屏风散补脾肺之气而固表。

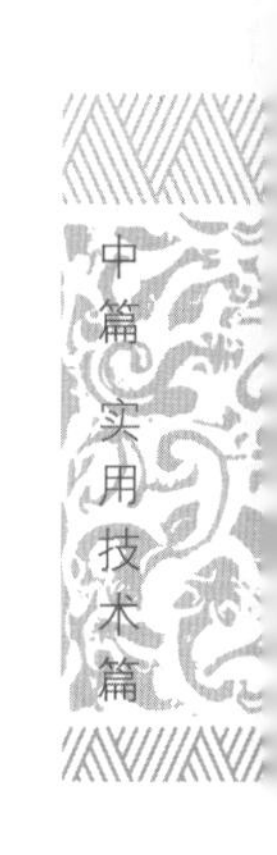

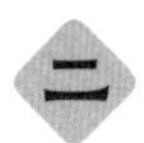

二 针灸疗法

1. 机械通气状态时针灸方案

机械通气可并发呼吸肌无力和气道分泌物排泄困难，其中医病机为肺脾虚弱，痰湿内蕴，郁而化热，壅阻气道，肺失清肃，故推荐以培土生金为原则给予针灸治疗。

推荐主穴：中府、膻中、气海、关元、中脘、足三里。配穴：①高热不退者，加曲池、大椎或合谷、风门，同时可以选择大椎、井穴、十宣点刺放血（每次选择一穴）；②胸闷气短者，加内关、列缺、孔最、定喘；③排痰不畅者，加丰隆；④便溏腹泻者，加天枢、上巨虚；⑤便秘者，加支沟、天枢、丰隆；⑥低热、潮热者，加肺俞、天枢、内关、太溪、复溜；⑦呃逆、呕吐者，加内关。每次留针20分钟，每日1～2次。

2. 脱机状态时针灸方案

患者处于恢复期时，以扶正为主，兼清余邪。

主要取手、足阳明经穴和相应夹脊穴。主穴上肢：肩髃、曲池、合谷、颈胸夹脊；下肢：髀关、足三里、阳陵泉、三阴交、腰夹脊。肺热津伤者，配鱼际、尺泽；湿热浸淫者，配阴陵泉、中极；脾胃虚弱者，配脾俞、胃俞；肝肾亏损者，配肝俞、肾俞；脉络瘀阻者，配膈俞、血海。

操作方法：鱼际、尺泽用泻法或三棱针点刺出血；上肢肌肉萎缩以手阳明经排刺；下肢肌肉萎缩以足阳明经排刺。余穴均常规刺。每次留针30分钟，每日1～2次。

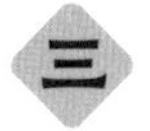

三 传统功法

危重症决定了普通的传统功法是不适用的。但是已有研究证实，早期康复活

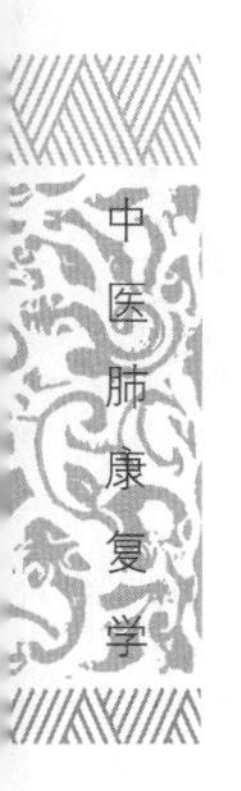

动与缩短机械通气时间、缩短ICU住院时间、改善日常生活质量等有关。传统功法历史久远，发展至今已逐渐多元化、普遍化，甚至危重症患者也可以安全完成。

1. 坐式八段锦

八段锦由立式八段锦和坐式八段锦组成，其中立式八段锦为广大人民群众所熟悉，但立式八段锦要求高，机械通气的患者一般无法实施。坐式八段锦适合卧床患者习练，它具有低运动强度的特点，能够使患者长时间进行有氧锻炼。坐式八段锦要求盘腿而坐，轻闭双目，双手握固，使人体肺经与心经相通，使心脏和肺脏得到很好的锻炼。坐式八段锦通过贯通任脉、去除心火、补精益肾、养心宁神，达到心肺同治的目的。有研究证实，坐式八段锦有助于缩短脓毒症机械通气患者的机械通气时间，可能改善脓毒症机械通气患者的呼吸浅快指数，增强脓毒症机械通气患者的肌肉力量和日常生活自理能力等，但是这仅为单中心研究，样本量不大，观察时限不足，后期仍需大样本、多中心及更严谨的进一步临床研究去证实。

2. 坐式五禽戏

危重症患者常常合并多器官功能受损，出现“五脏失调”。五禽戏可“平调五脏”，通过调整各个脏腑的阴阳盛衰，使习练者达到阴平阳秘的状态，使各脏腑功能协调，从而达到纠正各器官功能紊乱、祛病强身的目的。

有学者在五禽戏专业功法人员的指导下，对传统体育保健功法五禽戏进行改编，形成一套适合危重症患者的“改良坐式五禽戏”。它将中医传统功法改编成为适用于机械通气患者的运动方案，他们的研究证实了“改良坐式五禽戏”干预ICU机械通气患者是安全有效的，它可以缩短机械通气时间及ICU住院时间，降低机械通气并发症及继发性损害发生率，从而减少住院费用，改善ICU机械通气患者的临床疗效及预后，提高中西医综合防病能力，值得临床推广。

3. 呼吸导引

呼吸导引将传统功法与现代呼吸康复技术有机结合，长期训练可增强患者的呼吸肌力量，缓解呼吸困难症状，改善生活质量。可以参考邵长荣创制的“邵氏”保肺功。此功法由8小节组成，建议每次练习15～45分钟，每周2～3次，以身体微微出汗为宜。若出现呼吸困难、心率或呼吸加速、血压升高等情况，需立即停止。

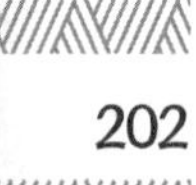

4. 六字诀

有研究证实六字诀可以改善肺功能、运动能力等。它简单易行，合适的版本也适用于ICU患者。具体操作可参考第十一章肺胀康复治疗部分。

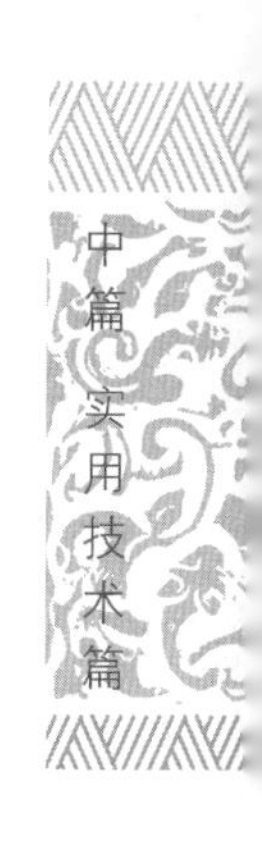

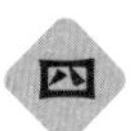

四 情志调护——五行音乐疗法

五行音乐疗法能够达到调节五脏五志、平秘阴阳、改善人体健康状况的目的。对于机械通气患者合并的紧张、焦虑等不良情绪，临床多采用镇静药物来缓解，但存在明显的不良反应。五行音乐疗法属于中医非药物疗法范畴，它也相当于一种情志调理。从现代医学的角度来看，音乐通过声波作用于大脑皮层，通过神经及神经体液调节使交感神经兴奋性降低，同时刺激体内分泌激素、酶和乙酰胆碱、脑啡肽等物质，使迷走神经兴奋性升高，具有镇静、安神、缓解焦虑和紧张等负性情绪的作用。患者在聆听的过程中让曲调、情志与脏气共鸣互动，具有动荡血脉、通畅精神和心脉的作用，使各系统生理机能处于和谐稳定的状态。

目前有研究证实，五行音乐疗法对机械通气患者能够发挥较好的治疗作用，有助于改善紧张、焦虑等不良情绪，降低镇静药物用量，缩短机械通气时间，提高撤机成功率。但是，五行音乐疗法对机械通气患者的应用尚存在诸多不足，如缺乏规范统一的辨证标准及相对应的音乐曲目、研究样本量较少、临床观察指标较单一、缺乏作用机制的深入探讨等。今后可在保存自身特色的基础上，汲取现代医学、心理学及音乐学的发展成果，制定相应的技术规范、统一的辨证及评价标准，以更好地发挥五行音乐疗法的优势。

第三节　危重症患者中医肺康复的思考

一 兼顾扶正祛邪

危重症患者患病常常是本虚标实的证型，其标多为痰浊血瘀。肺主气，司呼吸，肺气虚衰不仅表现为呼吸功能减退，还会导致周身气机不利，气为血帅，气虚则血行不畅，导致血瘀。肺通调水道的机制也主要依赖于肺气的宣降，即“肺为水之上源”，肺气虚衰则水液代谢失常，水湿停聚，发为痰饮。因此在治疗上针

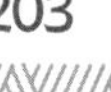

对标证可以化痰逐瘀为法。但是在整个过程中，祛邪不可伤正，补益不可助邪。

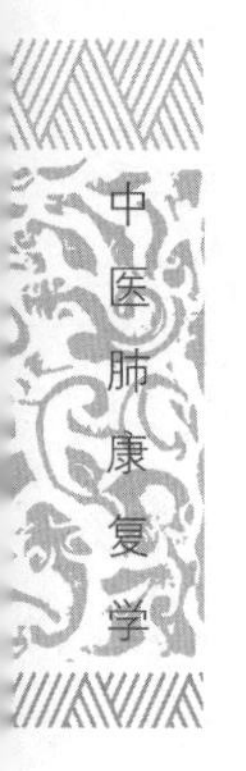

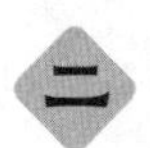

二 治痿独取阳明

所谓“治痿独取阳明”，主要是指采用补益脾胃的方法治疗痿证，其理论源于《素问·痿论》：“阳明者，五脏六腑之海，主润宗筋，宗筋主束骨而利机关也。”肺之津液来源于脾胃，肝肾的精血亦有赖于脾胃的生化，所以胃津不足者，宜养阴益胃，脾胃虚弱者，宜益气健脾。胃功能健旺，饮食得增，气、血、津液、精充足，脏腑功能旺盛，筋脉得以濡养，有利于痿证恢复。“治痿独取阳明”对痿证肺康复的意义，还表现在治疗痿证时对以阳明经为主的穴位进行针灸以促进康复。

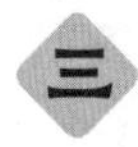

三 重视调畅气血

痿证日久，坐卧少动，气血亏虚，运行不畅，因此，在治疗时，可酌情配合养血活血通脉之品，即“气血流通即是补”。若元气亏损，气虚血滞成痿，又当补气化瘀。若因情欲太过而成痿者，必以调理气机为法，盖气化正常，气机畅顺，百脉皆通，其病可愈。

四 治痿慎用风药

《丹溪心法》指出：“痿证断不可作风治，而用风药。”《景岳全书》亦指出：“痿证最忌发表，亦恐伤阴。”痿证多虚，实证亦多偏热，治风之剂，皆发散之品，若误用之，阴血愈燥，常成坏病。

五 配合外治康复

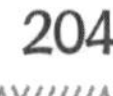
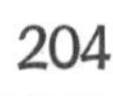

《素问·痿论》中的“各补其荥而通其俞，调其虚实，和其逆顺”是针刺治疗痿证的一个重要原则，为历代医家所重视。对痿证的治疗除内服药物外，还应

配合针刺、艾灸、推拿、传统功法、情志调理等综合疗法，并应加强肢体活动，其有助于提高疗效。

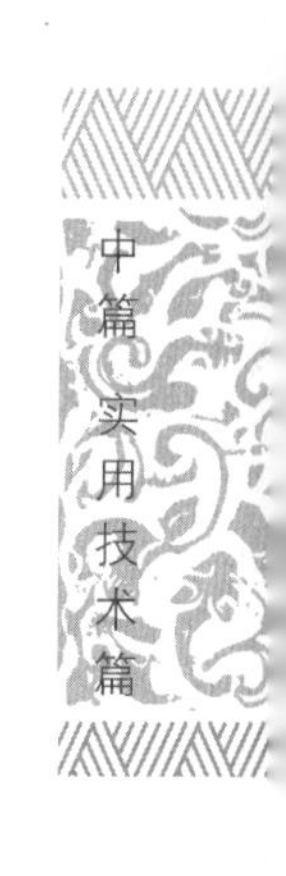

 六 回阳纳气救脱

喘脱也是危重症的常见病证。ICU-AW常常累及呼吸肌，引起呼吸困难，延长机械通气的时间。在生理功能方面，肺与肾也有着密切的联系，一方面，肺主宣发肃降，水液经肺气之宣降布散周身。肾主水液，在肾阳的气化作用下发挥升降水液的作用。肺肾协作完成机体一身的水液代谢，二者的关系在《素问》中被定性为“其本在肾，其标在肺”。如果水液代谢异常，则可致肺水肿、心衰竭。另一方面，肺司呼吸，肾主纳气，肺肾共同配合实现呼吸运动。若气衰日久，可发展为面色㿠白、四肢厥冷、喘促不止、呼吸断续、甚则晕厥、脉虚弱散乱等外脱危症。此时在治疗上可以回阳纳气为法。待阳气回复，病情稳定，再行中医综合肺康复治疗。

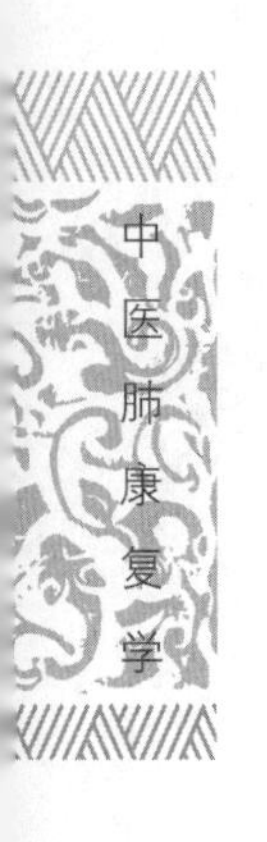

第十四章 新型冠状病毒感染中医肺康复

2019年底开始暴发的新型冠状病毒感染（简称新冠感染）是一种新型的呼吸道传染病。新冠感染患者虽然可经过积极救治而痊愈，但是痊愈后往往存在不同程度的呼吸功能、躯体功能、心理及社会功能等障碍，对此应采用恰当的康复干预措施，这样有利于消除后遗症，促进患者心肺功能和体能的恢复，减轻患者的焦虑等不良情绪。因此，肺康复在新冠感染患者的康复中占有重要地位。

新冠感染属中医学“湿毒疫”范畴，是由时行疫毒之邪所致的传变迅速、传染性强的肺系疾病，临床以发热、乏力、干咳为主要表现，偶有鼻塞、流涕，易进展为喘息气促。

新冠感染无论临床分型是轻型还是重型，其后遗症都表现为多个方面，最常见的后遗症包括呼吸及循环系统后遗症、神经系统后遗症、心理和认知障碍相关的后遗症等。肺康复具有防治并发症、改善呼吸功能、恢复运动功能、提升日常生活活动能力、降低病死率及提高生活质量的作用。

《新型冠状病毒肺炎诊疗方案》明确提出早期康复介入，针对新冠感染患者的呼吸功能、躯体功能及心理障碍积极开展康复训练和干预，尽可能地恢复体能、体质和免疫能力。为了更好地发挥中西医结合在新冠感染康复期的独特优势，我国起草了相关共识或指南，如《2019新型冠状病毒肺炎呼吸康复指导意见（第二版）》《新型冠状病毒肺炎中医康复专家共识（第一版）》《新型冠状病毒肺炎中西医结合康复诊疗规范》等。新冠感染肺康复贯穿疾病发展治疗及身体恢复的全周期，应在患者出院前对其进行肺康复评估，为患者制订出院后的肺康复计划，必要时患者应到专业康复疗养机构接受系统的康复治疗。

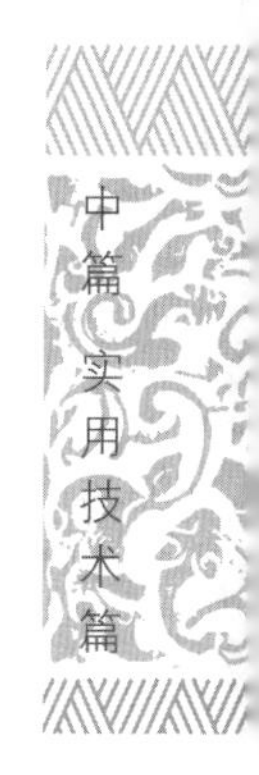

第一节　病因病机及中医辨证

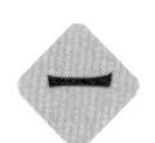

一　病因病机

新冠感染的病因属性以湿邪为主，主要病机为湿毒壅肺。湿邪具有黏滞、重浊、固着等特征，并常有寒化、热化、燥化等不同转化，这致使新冠感染的病机变化多端、临床表现及证候复杂、病程较长等。至恢复期，肺脾同病，湿邪伤及肺脾，湿邪渐去而肺脾气虚未复，常兼有湿浊、痰湿、血瘀等余邪，也常兼见于湿遏肺卫、寒湿郁肺、湿阻肺胃（脾）等证而见诸轻型、普通型、重型；或者湿热伤及气阴，湿热渐去而肺胃气阴两伤未复，常兼有湿热、痰热、血瘀等余邪，也常兼见于邪热犯肺、湿热蕴肺等证而见诸轻型、普通型、重型。

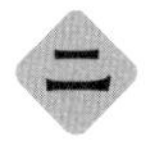

二　辨证分型

根据证候诊断标准建立的思路、方法及关键技术环节，中华中医药学会内科分会、中华中医药学会肺系病分会组织中医、中西医结合领域呼吸病学、危重症医学、感染病学、诊断学、康复医学等多学科专家，研究制定了《新型冠状病毒肺炎中医证候诊断标准（试行）》。新冠感染临床治疗期常见证候有湿遏肺卫证、寒湿郁肺证、邪热犯肺证、湿阻肺胃（脾）证、湿毒郁肺证、疫毒闭肺证、气营两燔证及内闭外脱证，临床恢复期常见证候有肺脾气虚证、气阴两虚证。新冠感染全病程均可进行肺康复，但目前多集中于恢复期，因此本节着重于对恢复期中医证型的介绍。

1. 肺脾气虚证

症状：低热，咳嗽，痰少、色白，气短，神疲，乏力，自汗，纳呆，食少，脘痞，腹胀，便溏，舌质淡、舌体胖或边有齿痕、舌苔白腻，脉沉细或沉缓。

主症：自汗，咳嗽，乏力，纳呆，食少，舌质淡、舌体胖或边有齿痕，舌苔白腻，脉沉细。

次症：低热，痰少、色白，气短，神疲，脘痞，腹胀，便溏，脉沉缓。

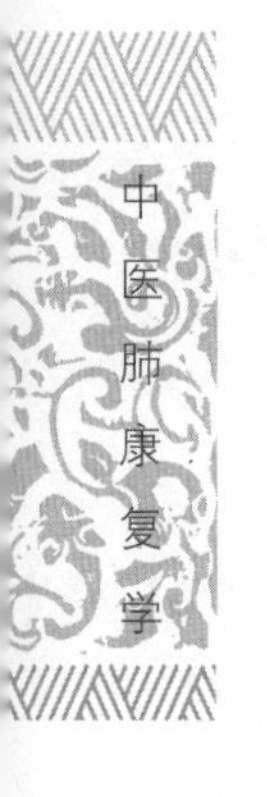

2. 气阴两虚证

症状：低热，手足心热，干咳，痰少，自汗，盗汗，口干渴，咽干，气短，失眠，神疲，乏力，便秘，舌体瘦小，舌质淡或红，舌苔薄少或干燥或花剥，脉沉细或细数。

主症：手足心热，干咳，气短，自汗，口干渴，咽干，便秘，舌体瘦小，舌质淡或红，舌苔干燥或花剥，脉细数。

次症：低热，痰少，盗汗，失眠，神疲，乏力，舌苔薄少、干燥，脉沉细。

第二节　新型冠状病毒感染中医肺康复治疗

中医肺康复的核心思想可概括为《黄帝内经》所言“法于阴阳，和于术数，饮食有节，起居有常，不妄劳作”。中医肺康复理论体系的基础包括整体观与辨证论治，治疗时将患者全身症状表现联系起来，并将其视作有机的整体进行施治；针对不同患者辨证论治，进行个体化治疗。新冠感染中医肺康复技术包括传统功法训练（八段锦、简化太极拳、六字诀和呼吸导引）、针刺与灸法（针刺、耳针、艾灸）、穴位贴敷、推拿与按摩（经络推拿、穴位按摩）、刮痧、拔罐、膳食指导和情志调护等。针对新冠感染的临床特点并结合临床实际进行综合康复，可阻止病情恶化或促使患者尽快恢复到健康状态，更好地回归社会。中医肺康复技术具有经济成本低且患者可自行居家康复的优点，康复模式的应用前景巨大。

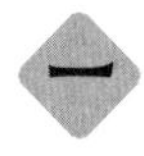

一　中药内服

中药在新冠感染疫情防控中显示出强大的优势，在预防、治疗与康复中，传统中医学方剂发挥了较大的作用。国家卫生健康委员会办公厅与国家中医药管理局办公室联合发布了《新型冠状病毒肺炎恢复期中医康复指导建议（试行）》，各省市、学术组织、专家团队也拟定了各类中药治疗及康复方案。不同的患者身体情况有所差异，也会存在或合并有其他症状，此时应进行方剂的适应性调整。

应针对恢复期的主要症状进行对症治疗。肺部炎性渗出未吸收完全、肺间质病变者可加用马鞭草、夏枯草、三棱、莪术等，免疫功能紊乱者可加用四君子汤加减，脏腑功能受损者根据症状进行脏腑功能辨证。肺脾气虚者以补益肺脾为法，予六君子汤加减，方中党参、炙黄芪益气健脾，法半夏、陈皮、茯苓、砂仁化痰祛湿，广藿香、砂仁则以其芳香之性而辟秽、化浊、祛湿，同时可清除伏于胃肠道之余邪。气阴两虚者以益气养阴为法，予沙参麦冬汤、生脉饮、竹叶石膏汤等为底方加减，方中以沙参麦冬汤（沙参、麦冬、桑叶、芦根等药）养肺胃之阴而兼清余热，以生脉饮（西洋参、麦冬、五味子）益气养阴，以竹叶石膏汤（生石膏、竹叶、生甘草等药）清解余热；同时用丹参清除前期化生之瘀血。

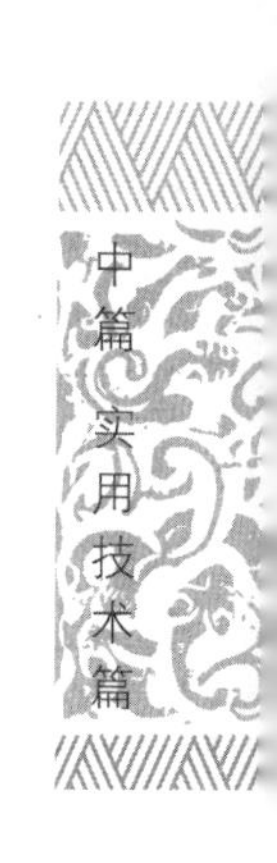

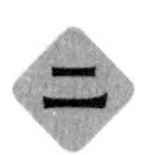

二 传统功法

1. 传统功法取用原则

（1）对于轻型、普通型、恢复期（重型转至普通病房和出院后）无禁忌证（如四肢功能障碍、神志异常等）的患者，建议进行八段锦、简化太极拳、六字诀、呼吸导引等训练，可选择1～2种。

（2）对于重型或意识清楚的危重型患者中经临床医师评估可进行中医康复者，在进行完可能增加气溶胶传播风险的评估并被认定为无风险后，可考虑六字诀训练，不建议进行八段锦、简化太极拳和呼吸导引训练。

（3）上述训练可自主或在专业人员的指导下进行，建议八段锦、简化太极拳和呼吸导引的训练时间在上午10点左右、下午4～5点。

2. 可选用功法简介

（1）八段锦：八段锦中“双手托天理三焦”通过上肢的运动可以带动肋骨上提，胸廓扩张，脊柱伸展，腹部肌肉牵拉，配合呼吸，有助于改善呼吸功能和消化功能。习练八段锦还可改善肢体的运动功能、平衡功能及缓解焦虑、紧张的情绪。习练时要注意松静自然、准确灵活、练养相兼、循序渐进。每次1～2套，每日1～2次。

（2）简化太极拳：太极拳锻炼中的节律性呼吸可以改善肺通气和换气功能，提高机体摄氧能力，其肢体运动可以改善患者下肢肌肉力量和平衡能力等。24式

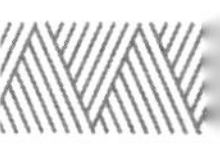

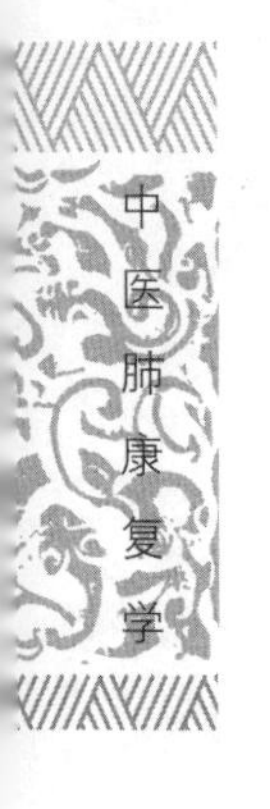

太极拳可早晚各练习1次。

（3）六字诀：包括“嘘（xū）、呵（hē）、呼（hū）、呬（xì）、吹（chuī）、嘻（xī）”，依次每个字6秒，反复6遍，采用腹式呼吸方式，吐故纳新，调整肝、心、脾、肺、肾、三焦等脏腑及全身的气机，锻炼呼吸肌，改善呼吸功能，和缓情绪，配合肢体动作还可以改善运动功能。建议每日1～2组，根据个人具体情况调整运动方式及总量。

（4）呼吸导引：通过肢体运动及呼吸吐纳，采用调息（呼吸）、调心（意念）、调形（身体姿势）相结合的中医肺康复技术，包括松静站立、两田呼吸、调理肺肾、转身侧指、摩运肾堂、养气收功6节。每次1套，每日1～2次。

3. 相关注意事项

（1）传统功法可以参照西医肺康复中有氧运动的处方进行，患者应根据自己的主观感受调整训练强度，循序渐进，避免过度疲劳。

（2）热身和整理运动可以采用静养、站桩或上下肢轻缓活动。

（3）当患者的肌肉骨骼系统有疼痛症状时，应酌情调整运动处方。

（4）对于轻症出院后患者，可以在监测血氧的情况下循序渐进增加活动强度至中等；对于重症患者，建议强度调整的周期更长。

（5）运动前后及整个过程中需强化血氧及症状监测，出现气短、呼吸困难、胸闷、大汗出等症状时，需要了解患者的指脉氧水平，低于88%时应终止活动。

三 针灸疗法

1. 针灸疗法选用原则

（1）轻型、普通型和恢复期（重型转至普通病房和出院后）患者，建议实施针刺、耳针、艾灸疗法，可选择1～2种。

（2）重型、危重型患者，可考虑实施针刺疗法，不建议耳针、艾灸疗法。

（3）上述所有操作均应由专业技术人员进行。

2. 针灸方案

（1）针刺：

常用选穴：太渊、曲池、肺俞、足三里、阴陵泉、关元等。

随症配穴：乏力、怕冷、舌淡者，可加膈俞、肾俞、大肠俞；食欲差、大便

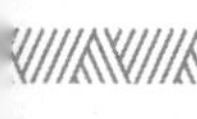

稀溏、舌淡者，可加中脘、天枢；咳嗽、咳痰、舌淡者，可加大椎或定喘、膏肓俞等；高热者，可加大椎、井穴，在大椎，可进行点刺拔罐，拔出适量血液，每日1次，在井穴，可进行点刺放血，至热退即可。膏肓俞、肺俞、膈俞等穴位局部肌肉薄，注意专业操作，避免引起气胸。诸穴合用，可调节恢复期患者的肺脾二脏，扶正气而祛余邪。针刺疗法可选择电针或普通针刺，一般1～2日治疗1次，留针时间为30分钟左右，每2周为1个疗程。

禁忌证：疲劳、精神过度紧张合并凝血功能障碍，或者针刺部位有感染、溃疡等。

（2）耳针：

辨证选穴：肺、气管、交感、肾上腺、角窝中、皮质下、神门、大肠、内分泌等。

方法：常规消毒，中药王不留行籽贴压于所选耳穴，用手指逐个按揉所取穴位，对准穴位贴敷。嘱患者每日按压6次，每次约10分钟。7日为1个疗程。

禁忌证：皮肤破溃或皮肤过敏、瘢痕体质。

（3）艾灸：

《中国针灸学会新型冠状病毒肺炎针灸干预的指导意见》指出，艾灸可改善轻型、普通型患者症状，缩短病程，舒缓情绪；还可改善恢复期患者肺脾功能，增强人体正气。

轻型、普通型取穴：合谷、太冲、足三里、神阙。

操作：合谷、太冲、足三里用清艾条温和灸15分钟（每个穴位）；神阙用温灸盒灸15分钟，每日2次。

恢复期取穴：大椎、肺俞、膈俞、足三里。

操作：大椎、肺俞、膈俞用温灸盒灸30分钟；足三里用清艾条温和施灸，每穴各15分钟，每日1次。

禁忌证：中医辨证为实热证、阴虚发热等。

四 穴位贴敷

常用选穴：天突、大椎、肺俞、定喘、膏肓俞、膻中、丰隆等。

操作：将白附子、细辛、川芎、吴茱萸等药物研磨成细粉，制作成药饼进行

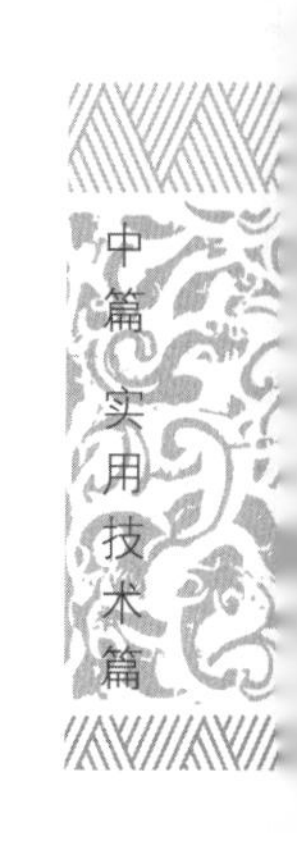

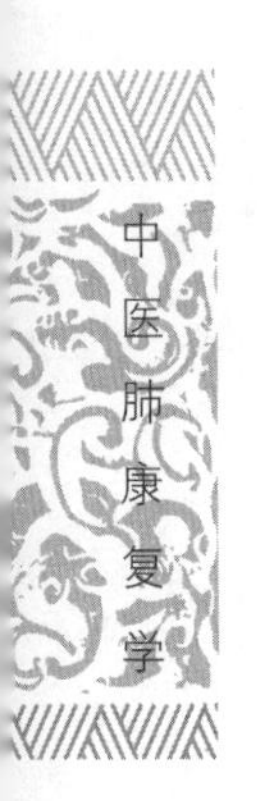

贴敷（贴敷前穴位应进行常规消毒）。

频次：每次6～8小时，7～10日1次，敏感者可适当减少贴敷时间。

禁忌证：怀孕、咯血、皮肤破溃或皮肤过敏、瘢痕体质。

五 推拿/按摩疗法

《新型冠状病毒肺炎恢复期中医康复指导建议（试行）》强调经络推拿、穴位按摩在恢复期发挥的作用，其主要选用病变脏腑对应的肺经和与之相表里的大肠经，以及调理中焦和全身状态的脾经、胃经和任督二脉。临床观察发现，器械振动推拿结合常规治疗在改善普通型新冠感染患者临床症状、提高患者日常生活能力及运动耐力方面的疗效明显，表明推拿、按摩作为中医康复特色疗法具有居家康复的可行性。具体方案如下。

（1）对于恢复期（出院后）患者，建议由专业技术人员实施推拿。

（2）对于恢复期（重型转至普通病房）、轻型、普通型、重型及危重型患者，不建议实施推拿。

（3）经络推拿：手太阴肺经、手阳明大肠经、足阳明胃经、足太阴脾经、足太阳膀胱经、任脉、督脉等。

穴位按摩：三关、天枢、膻中、肺俞、太渊、中府、肾俞、脾俞、大肠俞、列缺、中脘、足三里、鱼际、尺泽、太阳等。

（4）根据中医辨证，每次选择3～5个经络或穴位，每次每经络推揉或穴位点揉50次，每日2次。

六 刮痧疗法

新冠感染恢复期患者的刮痧选经以肺经、大肠经及膀胱经为主，可活血化瘀、助余邪排出。具体方案如下。

（1）对于恢复期（出院后）患者，建议由专业技术人员实施刮痧；对于恢复期（重型转至普通病房）、轻型、普通型、重型及危重型患者，不建议实施刮痧。

（2）合并皮肤溃疡、过敏、水肿或高热抽搐等症状患者不建议刮痧。

（3）经络取足太阳膀胱经、手太阴肺经、手阳明大肠经、督脉，穴位取肺

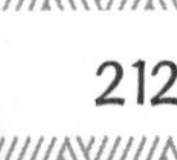

俞、膻中、大椎、风池等，暴露背部皮肤或穴位，消毒，涂刮痧油，根据中医辨证选经取穴，缓慢轻刮为补，快速重刮为泻，刮拭3～5分钟，以局部出现紫红色瘀斑瘀点为佳（虚证或体弱者不要求必须出痧），5日一次。

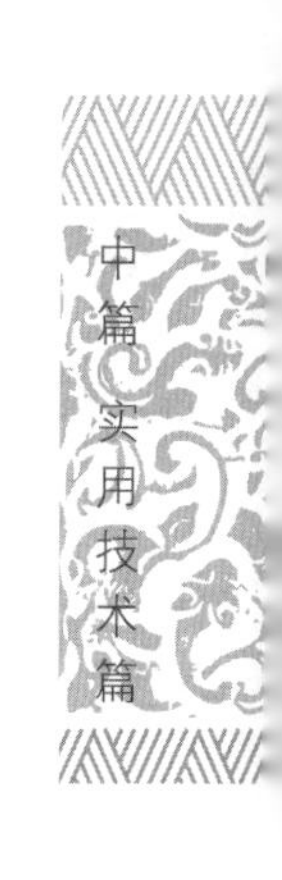

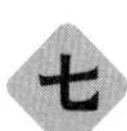

七 拔罐疗法

拔罐疗法的选穴主要以调理肺部疾病的肺俞、膏肓俞，健脾补肾之脾俞、肾俞，以及清肺热除邪毒之大椎等为主。具体方案如下。

（1）对于恢复期（出院后）患者，建议由专业技术人员实施拔罐；对于恢复期（重型转至普通病房）、轻型、普通型、重型及危重型患者，不建议实施拔罐。

（2）合并皮肤溃疡、过敏、水肿或高热抽搐等症状患者不建议拔罐。

（3）取穴肺俞、定喘、大椎、风门、大杼、脾俞、肾俞等，用闪火法将罐吸附在患者背部相应穴位，待火罐吸住皮肤后留罐5～15分钟。同一部位，每日或隔日1次。

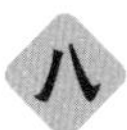

八 膳食指导

1. 恢复期患者膳食原则

膳食平衡、食物多样、注重饮水、通利二便，并注重开胃、利肺、安神、通便。

2. 辨证施膳

中医辨证为肺脾气虚兼痰湿者，饮食以益气化湿为主，忌食生冷、厚腻之品，药膳选用人参、黄芪、党参、山药、太子参、白术、白扁豆、薏苡仁、茯苓等煮粥或炖汤；气阴两虚兼湿热者，饮食宜选用益气养阴润肺、清热生津的食物，如糯米、山药、杏仁、百合、佩兰、莲子、荷叶、荷梗、芹菜、银耳、梨、西红柿以及菠菜等，禁辛辣温热之品。

3. 根据食物属性和患者情况进行分类指导

有怕冷、胃凉等症状的患者，推荐生姜、葱、芥菜、芫荽等；有咽干、口干、心烦等症状的患者，推荐绿茶、豆豉、阳桃等；有咳嗽、痰多等症状的患者，推荐梨、百合、花生、杏仁、白果、乌梅、小白菜、橘皮、紫苏等；有食欲不振、腹胀等症状的患者，推荐山楂、山药、白扁豆、茯苓、葛根、莱菔子、砂

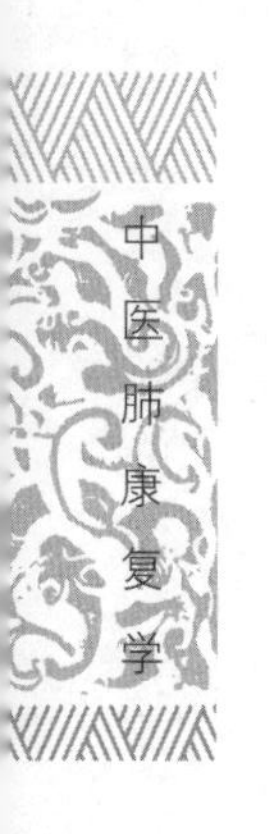

仁等；有便秘等症状的患者，推荐蜂蜜、香蕉、火麻仁等；有失眠等症状的患者，推荐酸枣仁、柏子仁等。

4. 根据病情指导膳食

（1）轻型、普通型：此型患者辨证为湿热证、寒湿证类，饮食宜化湿解毒、宣肺和胃，戒辣戒煎炸，忌肥腻甘厚、生冷之品。

（2）恢复期：本阶段患者病机以正虚邪恋为特点，宜食清淡、易消化、富有营养的食物。

九 情志调护

由于新冠感染恢复期患者在患病的过程中承受了巨大的心理压力，可能会有不同程度的心理创伤，故在身体康复的同时应注重心理的康复。所以患者心理康复的目标是稳定情绪、消除负面行为、增强康复信心、提高生活质量。从传统医学的角度，可以选用两种情志疗法，即五行音乐疗法、移情易性法。如果这两种方法都不能解决，则需要专业心理医师进行心理干预，甚至药物治疗。

1. 五行音乐疗法

情绪以“悲”为主易伤肺，归属于“金”型，适宜听“商”调音曲疏导排遣、调理肺脏；以“忧”为主易伤脾，归属于“土”型，适宜听“宫”调音曲解郁释闷、调理脾脏。如果患者的情志表现并非单一情况，则可以根据情志表现拓宽音曲的选择。相关内容详见第九章论述。

2. 移情易性法

新冠感染患者因隔离或疾病原因会产生不良情绪，可通过环境或行为等转变将患者的注意力转移到其他事物上，使其从不良情绪中解脱出来。指导患者通过电话、即时聊天软件等与亲朋好友进行联系，倾诉内心的感受，获得关心。进行一些其他活动，如听歌、看剧、畅谈、运动等，这些都可以达到移情易性的目的。这是中医情志调理的一个重要内容。

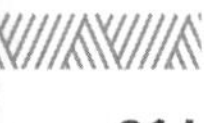

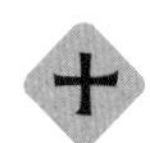

十 生活起居

新冠感染患者应顺应自然发展规律，适应四时气候，做到饮食有节、起居有常，这样有利于预防疾病向危重转化，促进病体康复。在新冠感染疫情期间，需注意以下几点。

（1）保持室内空气清新，温、湿度适宜，定时开窗通风。

（2）根据气温变化及时增减衣物，防止感冒。

（3）定期消毒，保证家中卫生；注意手卫生，预防感染及传染。

（4）出院患者保持居家隔离，避免去人员密集的公共场所，减少相互接触。

（5）起居有常，不熬夜。

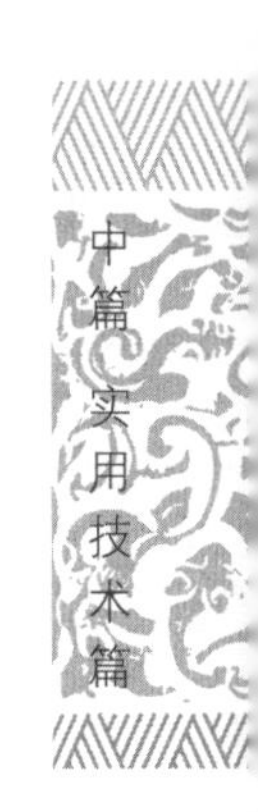

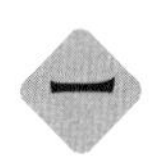

第三节　新型冠状病毒感染中医肺康复的思考

一　中医肺康复有效

新冠感染肺康复主要针对治疗期轻型患者或者恢复期患者，在中医理论的基础上，运用中医肺康复技术以促进患者康复取得一定效果。其内容主要包括传统功法、针灸疗法、穴位贴敷、中药内服、膳食指导、生活起居及情志调护等方面，另外刮痧、推拿等中医康复技术在目前开展的临床研究中也被证明有效。但目前中医肺康复还缺少强有力的循证医学证据，有待今后努力。

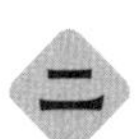

二　综合评估重要

通过体格检查、问卷量表评估、辅助检查等方法，可全面、详细地评估患者的呼吸功能、躯体功能、日常生活能力、心理状态及社会参与等方面的障碍及严重程度，为制定肺康复方案提供依据。因此，综合评估在肺康复中占有重要地位。

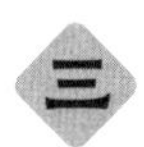

三　预防传染风险

新冠感染患者在进行肺康复时应减少因不确定气溶胶生成造成病毒扩散的风

险，避免交叉感染。这一点在呼吸道传染病的治疗与康复中显得尤其重要。

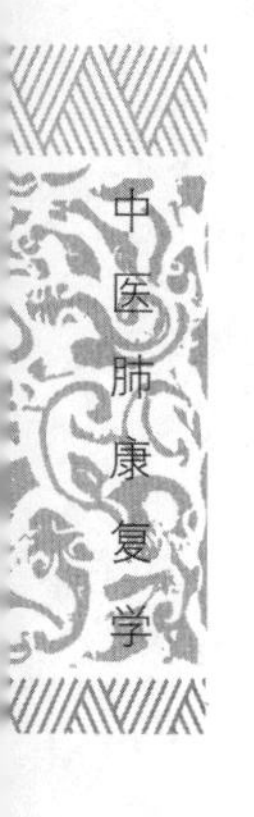

四 个性化与安全

掌握肺康复治疗的适应证和禁忌证，遵循个性化原则，尤其针对高龄及存在多种基础疾病的患者，要增强治疗安全性，如体质虚弱，则康复运动不宜过强，应以微微发汗为度。肺康复过程中应注意对生命体征的监测，保障治疗的安全和有效，并适当调整治疗周期，建议有条件的医院给患者佩戴指脉氧监测仪进行康复。

五 治疗转向康复

新冠感染恢复期或患者治愈出院后，医疗干预由治疗逐步转向以功能康复为主。这种变化要求肺康复医学工作者通过对患者进行针对性的康复医学评估制定科学、可行的规范化治疗方案，更好地促进患者全面恢复身心功能，提高生活质量和社会参与能力。

下篇

展望篇

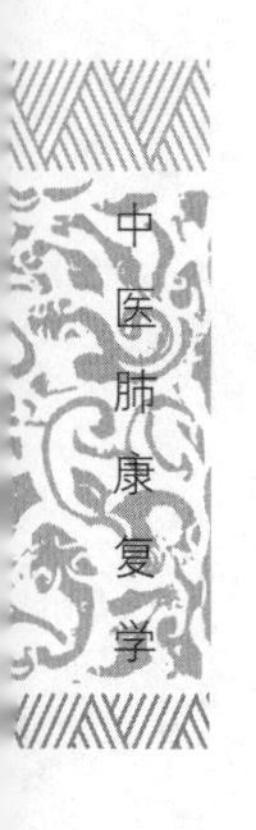

第十五章
中医肺康复存在的问题及未来

中医数千年丰富的养生保健康复理论与实践为中医肺康复的发展提供了深厚的基础，具有广泛的临床应用前景。目前已证实，方药、食疗、针刺、艾灸、传统功法、导引、拔罐、刮痧、调神等康复手段，对改善患者呼吸困难、提高患者运动耐量、延缓生活质量下降有着独特的促进作用。亦有证据表明，将现代康复学的方法和技术与中医特色的康复手段相结合，比单一的康复方法更能提高肺康复患者的肺功能水平和改善其临床症状。由于中医肺康复起步较晚，还有许多中医理论与方法尚待挖掘与临床循证医学验证，故广大从事中医康复的人员仍需不断探索。

第一节　中医肺康复存在的问题与困难

虽然中医肺康复学科取得了长足进步，但亦存在诸多不足，需要我们充分认识，并不断改进与完善。

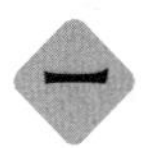

一　对中医肺康复理论认知普遍不足

肺康复在国外推广较早，但在国内尚处于起步阶段，医护人员对肺康复的认知和重视程度还远远不够，普通民众与患者对肺康复的知晓率比较低下。目前，

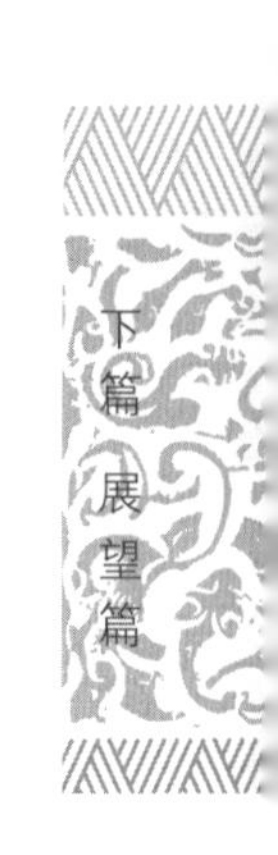

我国肺康复整体发展不均衡，康复方法相对单一，多强调呼吸训练与运动康复，而忽略疾病全程综合管理。中医肺康复理论与方法在临床上应用尚可，但仅从治未病、保健养生等角度探讨得较多。一项调查表明，我国现有的肺康复患者中，有50%～80%的患者使用了中医康复技术，还有很大一部分患者得不到中医康复技术的指导，且传统健身运动、自然康复法也应用较少。

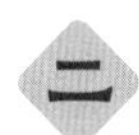

二 中医肺康复的临床应用需要加强

中医肺康复在慢性阻塞性肺疾病中探讨较多，尤其是中国传统功法（如太极拳、八段锦等）在慢性阻塞性肺疾病的肺康复中地位越来越高，并提供了较高水平的证据，但针刺、灸法及其他外治法的肺康复疗效证据常常局限于临床观察，循证医学证据不强，因此肺康复的临床应用需要加强，并需要组织一些高质量、多中心的临床循证医学研究。

三 中医肺康复治疗规范及评估体系需要进一步强化

目前肺康复的研究多借鉴于慢性阻塞性肺疾病研究，不同疾病或围手术期肺康复规范性和个体化仍有待进一步完善。中医肺康复的规范化更是存在诸多问题，如中医康复研究方法的科学性还有待加强、对疗效评定标准尚存在不同认识、国际公认的疗效评估方法还未得到普遍应用等。

四 中西医结合肺康复体系建设任重道远

建立中西医结合肺康复体系需要多学科参与、跨学科合作、中西医并重、康复技术有机融合等诸多条件。然而，目前我国许多医院开展的肺康复仅由护士执行，或者错误地认为肺康复就是理疗、按摩、养生，缺乏呼吸科医师、康复师、中医师、心理医师、营养医师等不同医学专业人员的共同参与。目前在肺康复治疗过程中，治疗手段与技术常常是简单的拼凑，而不是有机融合，达不到“1+1>2”的临床效果，具有中医特色的肺康复流程、专家共识、指南及行业标准等目前

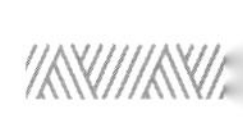

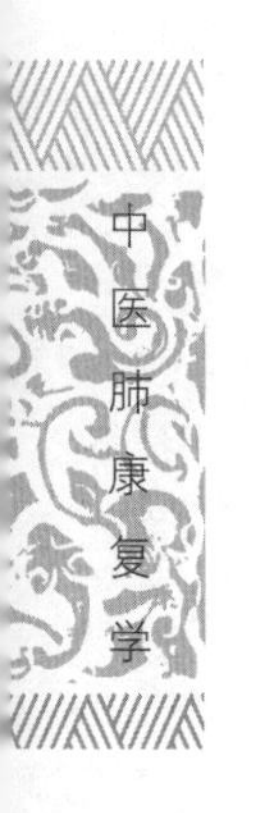

还较少。因此，中西医结合肺康复体系建设仍任重道远。

一个完善的中西医结合肺康复体系的建立并非一蹴而就，而是需要相关领域的专业人士更长时间艰苦不懈的努力，以及学科建设专业人士的不断完善与规范，相信在不远的将来，该学科体系的不断完善将会造福更多需要肺康复的患者。

第二节　中医肺康复的未来

随着与肺康复相关中医理论与方法研究的不断深入，中医肺康复学体系逐渐完善，将为整个肺康复医学的发展注入无限动力。尽管中医肺康复仍存在种种问题，但中医作为一门古老学科流传至今，靠的是兼容并蓄的优秀特质和完美的自洽体系，以及良好的临床疗效。作为中医与现代医学技术相融合的产物，中医肺康复有着光明的发展前景。

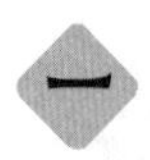

一　中医肺康复理论与技术标准化、规范化

为了克服中医肺康复医疗服务的主观性和随意性，需对其理论与技术进行标准化、规范化。中医肺康复相关名词术语、定义、源流、内涵以及中医证候分型、治则治法、功能障碍评定标准、康复技术、康复疗效评定标准、康复方案内容的标准化，有利于促进中医肺康复临床诊疗活动规范化，有利于将中医历经千年积累的养生康复理论精华沉淀固定，为现代医学模式下的中医康复理论与技术提供创新和发展空间。

中医肺康复并不是各种康复法的杂乱堆砌，而应是在常规用药的基础上，以运动训练为核心，再根据患者的病证辅以中医针灸、按摩、熨烫、导引、传统功法、食疗法等特色康复疗法，遵循标本兼顾、形神兼养、综合调护的整体康复原则。这就要规范中医康复技术如太极拳、气功等功法锻炼的运动时间、频率、强度等，规范中医特色疗法的操作、适应证、疗程等，制定最优组合方案。这需要通过大样本及严格的临床试验来一一探索及确定。

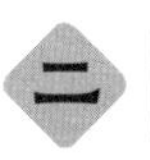

中医肺康复在社区将更具优势

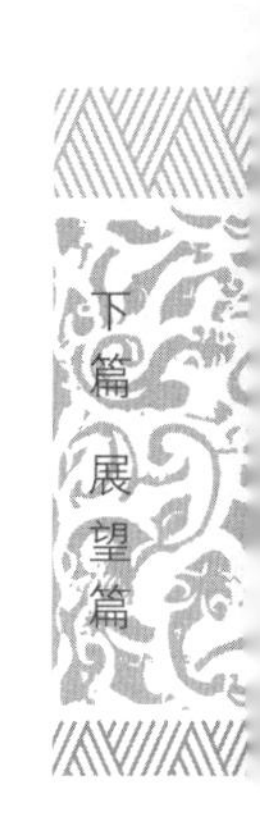

慢性肺系疾病的社区支持性干预是指有效利用社区卫生资源，为患者提供支持性药物治疗和依从性干预，如长期氧疗、戒烟干预、呼吸康复干预等非药物干预及认知心理行为干预，可改善患者的症状，促进患者肺功能改善，提高患者运动耐力和生活质量。

目前我国部分地区的社区卫生服务资源不能满足社会的需求，社区医疗管理尚处于探索阶段，社区开展支持性干预和健康管理的系统性不强，社区医护人员对慢性疾病的控制信心不足，社区健康管理现状与管理目标要求还有一定的差距。对此应该进一步探讨和研究社区支持性干预的内容、形式和方法，为患者的社区干预和管理提出有效的干预策略和路径。

中医肺康复方法操作简便，易被患者接受，但目前中医肺康复只选择了其中一种或两种方法，没有形成系统、综合性的中医肺康复治疗计划，因此，制定一套适合社区或家庭实施的中医综合肺康复治疗方案应该有良好的应用前景。要积极调动社区、家庭和个体的积极因素，从生物、心理、社会层面对慢性阻塞性肺疾病患者进行健康管理，提升支持性干预的依从性和效果。

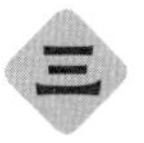

老龄化社会及慢性病增多必将促进中医肺康复的发展

随着经济的发展、生活质量的提升及医疗技术的进步，老年人拥有了更好的养老条件，其平均寿命也有了较大幅度的提升。随着年龄的不断增长，老年人的生理机能逐渐退化，患各种疾病的风险不断增加，他们之中的部分人可因患病而生活不能自理，心肺功能减退，此时更需要中医康复的介入，尤其是中医肺康复的介入。老年人需要更多的关心与帮助，他们对中医康复（包括肺康复）的需求也是巨大的。《中国防治慢性病中长期规划（2017—2025年）》指出："到2025年，慢性病危险因素得到有效控制，实现全人群全生命周期健康管理，力争30～70岁人群因心脑血管疾病、癌症、慢性肺系疾病和糖尿病导致的过早死亡率较2015年降低10%和20%。"要达到这一预期目标，需要中医康复作出贡献。

因此，伴随人口老龄化日益严重、慢性病患者不断增加，整个社会对中医康复（包括肺康复）的需求极大，也必将促进中医呼吸康复事业的长足发展，并促进中医肺康复学与现代西医肺康复学的融合与发展。

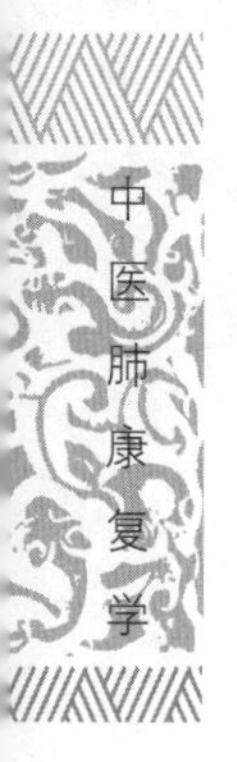

四 国家政策更有利于具有中医特色的肺康复医学的发展

《“健康中国2030”规划纲要》遵循科学发展原则，提到“把握健康领域发展规律，坚持预防为主、防治结合、中西医并重，……推动中医药和西医药相互补充、协调发展，提升健康服务水平”。纲要中的“发展中医特色康复服务，充分发挥中医药在疾病康复中的核心作用”为我们指明了方向。从国家政策来讲，国家要求积极发展中医预防保健服务，充分发挥中医康复特色优势。国家相关政策的落实，迫切需要众多通晓中医理论、康复知识及具备实践能力的复合型人才。在国家政策的支持下，在广大中医人士的不懈努力下，中国的肺康复事业必将走出一条将中医肺康复与现代肺康复相结合的具有中国特色的康复之路。

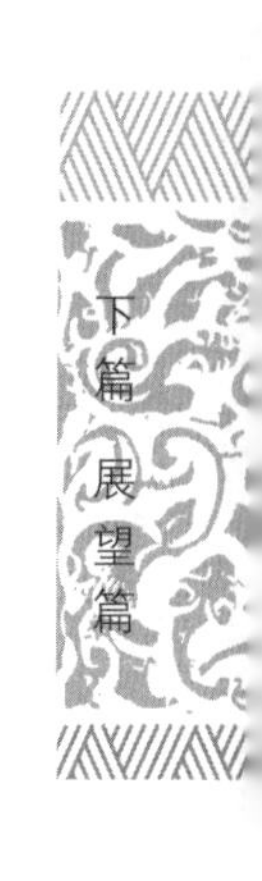

第十六章

“医院-社区-家庭”中西医结合肺康复体系建设

2009年新医改方案提出“注重预防、治疗、康复三者结合”的要求，逐步构建分层级、分阶段的康复医疗服务体系，这是首次在国家层面把康复提升到和预防、治疗同等的高度，至此，康复在我国医疗体系中的战略地位得到确立。我国康复医疗服务事业正处于全面发展时期，人们对康复医疗服务的需求日益增加，而康复医疗服务的供给却相对不足。大力提升康复医疗服务能力，符合国家医药卫生体制改革的方向和目标，可促进分级诊疗，新建增量，盘活存量，提高康复医疗资源的配置和使用效率。

肺康复医学是一门新兴的、具有独立规范的学科，属于康复医学的一部分。作为一门学科，其体系亦为现代医疗卫生服务体系的重要组成部分，以服务于肺系疾病与围手术期等患者肺功能的恢复、生活质量的改善，最终回归生活。肺康复体系的建设包括很多内容，如中西医结合肺康复体系，多学科参与、跨学科合作体系，“临床-教学-科研”一体化体系，“医院-社区-家庭”一体化体系等。其中构建“医院-社区-家庭”一体化的中西医结合肺康复医疗服务体系对于肺康复医学的发展最为重要。

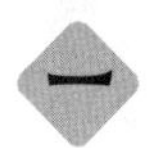

第一节 “医院-社区-家庭”肺康复体系建设

一 建设背景

以慢性阻塞性肺疾病为首的慢性肺系疾病的康复治疗是康复医疗体系的一大类别，患者及其家属都面临身体健康、精神状态及医疗开销的多重打击。国外慢性病管理研究起步较早，对慢性阻塞性肺疾病的管理技术和模式的探索已相当成熟，具体表现在普遍实行社区首诊负责制，家庭全科医生主动与居民签约并提供全程的健康管理，对慢性阻塞性肺疾病患者实行早诊断、早治疗的原则，针对危险因素定期开展健康教育和随访。

我国尚处在发展阶段，各项健康体系建设还不够完善，加之近年来发展步伐加快，促进经济建设的同时也出现了一些负面问题，如人们生活节奏加快、健康观念淡薄、生活不规律等，这些都会影响慢性肺系疾病的发展进程和预后。社区慢性病患者对慢性病的危险因素及危害了解不足，不懂防治知识，防治意识淡薄，尤其是社区中文化水平较低的中老年人及部分弱势群体普遍缺乏健康意识，无法实现及时诊治，更做不到健康护理。还有部分居民对社区责任医师的专业能力不够信任。虽然目前社区居民的健康档案实现了信息化管理，但社区慢性病管理在各方面仍有不足：管理人员不是全科医师，无法提供居民真正需要的服务和管理；部分全科医师不重视健康教育，使社区居民的健康教育课流于形式，有“重治疗，轻预防，重已病，轻未病”思想；部分慢性病管理人员不能进行规范管理。因此，结合我国国情，借鉴国外慢性肺系疾病管理经验，形成具有中国特色的慢性肺系疾病康复体系非常重要。

“医院-社区-家庭”一体化肺康复体系以医院为指导、社区为服务、家庭为参与对象，根据患者需求进行出院后延续性管理，可以有效协调各部分卫生资源的利用，促进患者肺功能的恢复，通过医疗卫生整体系统与人民群众面对面交流，提高医疗服务水平，在最大程度上实现医护人员对群众健康管理的全面覆盖。

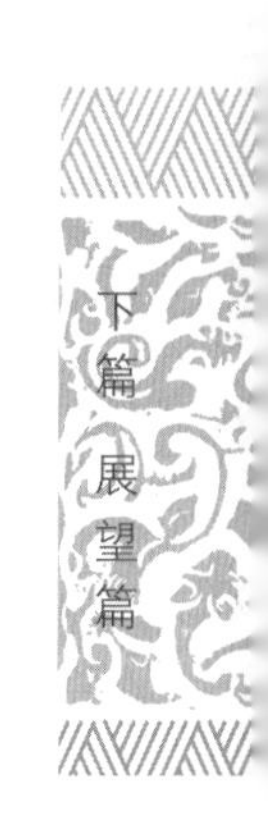

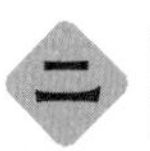

肺康复体系团队建设

（一）团队配置

肺康复治疗是由多学科人员组成的康复治疗团队协作完成的，团队对患者进行康复诊断、功能测评、治疗、训练和教育。肺康复治疗团队一般由肺病科医师（中医师或中西医结合医师）、护士、康复医师（针灸推拿师）、营养师、心理治疗师等医学专业人士组成，同时患者的家属及陪护人员共同参与，以期为患者提供全方位、最大化的康复服务。

（二）团队职责

第一，肺康复治疗团队成员首先要对患者进行全面的评估，每位成员均应掌握肺康复的适应证与禁忌证，判断患者是否适合康复，有无康复的禁忌证，以此能准确地对适宜的患者进行宣教与管理，初始的评估可以作为之后疗效评价的重要组成部分。第二，应根据患者的具体情况，多学科合作制订适合患者的个体化治疗计划，同时监测患者的各项生理病理功能，做好再评估和调整治疗，以配合患者的康复。第三，团队应确保其医疗水平，以提供熟练的治疗服务，在康复治疗时落实好各种安全措施，制定安全预案，提前预判康复过程中可能出现的安全问题，配备应急处置设备，在必要时启动。第四，团队需能为患者及其家属、陪护人员提供互动教育和康复技能培训课程，确保让患者的家属随时参与。第五，团队应定期召开病例讨论会、工作人员会议和在职培训会等，以提高康复技术水平。第六，团队应对每位患者康复的结局指标、主要指标、次要指标进行及时的跟踪收集，以判定康复疗效，及时调整康复方案。第七，团队应与社区医护人员建立沟通机制，保证患者社区康复的有序进行，并为患者制订家庭康复计划，有利于提高患者依从性。

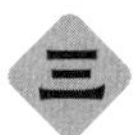

构建“医院-社区-家庭”一体化肺康复服务体系

“医院-社区-家庭”一体化肺康复服务体系是在医联体的背景下提出的新型康复治疗模式，将医院高质量康复方案延伸至社区，再由社区的专业技术人员进行一对一的家庭培训，可实现康复的整体性和延续性，与其他康复体系相比具有

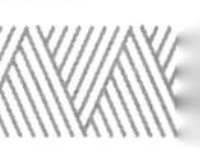

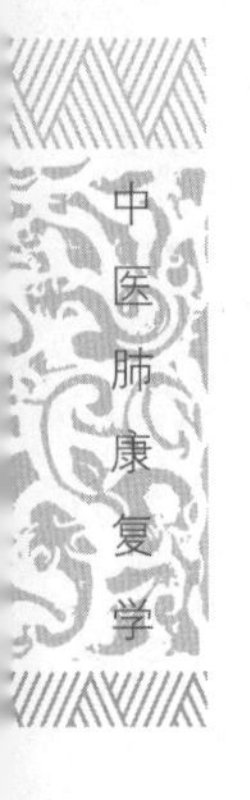

明显的优势。

近年来，社区卫生服务机构在医联体的建设下，大量医护人员到上级医院进修，技术水平得到显著提升。此外，上级医院专家直接支援社区建设，进行技术指导和人才培养，使社区的整体医疗水平亦得到显著提升。因此，培养合格的社区医护人员有足够的技术手段进行康复，其指导意义重大，且由于面对的患者数量远不及上级医院，其康复训练质量是可以保证的。家庭在医院、社区的双重指导下，持续对患者进行康复训练，保证了康复训练的疗效。同时，家庭环境、家属关怀等社会支持帮助患者克服了心理障碍，有利于患者进行自我管理，可使患者由被动接受治疗变成自我主动治疗，提升了康复治疗的疗效。

一体化体系中，三级医院主要负责辐射优质的康复医疗资源，以服务疾病急性期或疑难重症患者为主，立足开展早期康复介入治疗，并承担学科建设和人才培训任务，制定康复医疗行业相应的规范、标准；二级医院或社区医疗机构发挥平台作用，构建与三级医院对接的“上接下延”预防、治疗、康复模式，以服务疾病稳定期患者为主，为患者普及康复知识，提供康复指导；家庭主要是接受虚拟康复服务网络的专业康复指导，以疾病恢复期和医养结合的患者为主。

（一）医院康复管理（三级医院）

一方面，应用三级医院的技术优势，以现代康复医学为主导，将现代康复技术与临床医学、传统医学、康复工程学紧密结合，运用运动疗法、文体疗法等多种手段，为危重症患者、急性期患者开展早期康复介入治疗，待患者病情稳定后，及时将其下转二级医院；另一方面，致力于人才培养，建立康复培训基地，积极针对临床现有的医护人员进行肺康复方面的宣传和培训，让其充分了解和熟悉肺康复工作的内容和特点，以便于其认识肺康复专业的价值以及将来指导肺康复工作，并将人才合理分配至康复体系中。

（二）社区康复管理（二级医院及社区医疗机构）

社区康复管理为疾病稳定期及恢复期患者提供专业化指导，为功能障碍者提供基础康复训练。充分利用基层医疗资源，保障良好的患者流动，满足不同患者在不同阶段的需求。此外，社区服务机构也可以进行康复知识普及，使预防与治疗相结合。由二级与三级康复机构提供技术支持，实行双向转诊，达到互惠互利。

（三）家庭康复管理（家庭）

根据目前的国情与患者的需求，家庭康复应用占有更重要的地位。在家庭中，患者及家属或陪护人员通过线上或线下的方式接受专业康复咨询指导，在康复信息交互、远程指导、建立个人康复档案、双向转诊等方面得到有力的技术支撑。

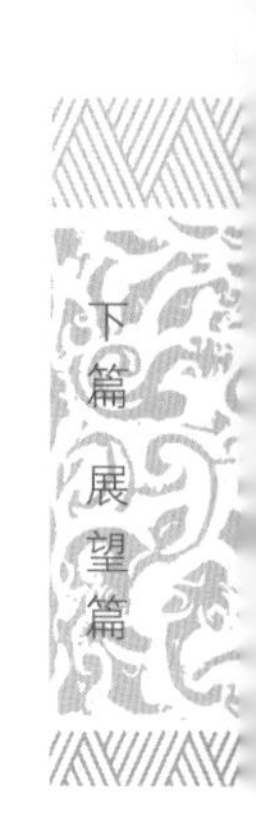

四 “医院-社区-家庭”肺康复服务体系运行机制

（一）加大规范化建设与管理力度，提供优质康复服务

在制定医疗机构设置规划、区域卫生规划等时，要充分考虑康复医疗服务需求，合理调整康复医疗资源布局。三级医院要牵头制定康复医疗行业标准、规范、流程、管理制度等相关文件，形成一套科学的管理体系，这不仅能提高各级医疗机构的服务能力和管理水平，还能促使康复医学走上科学化、现代化的发展道路。加强肺康复重点学科的管理和建设，以国家级、省级重点专科的标准来规范日常康复医疗服务的开展。推进优质的康复护理服务，开设专科护士综合门诊，提供常见慢性肺系疾病如慢性阻塞性肺疾病、支气管扩张、间质性肺疾病等的康复护理专科门诊服务，促进康复医疗资源的合理利用，为患者提供优质的康复护理服务，提升康复护理专科能力。

（二）加大康复医疗人才的培养力度，构建培养体系

1. 完善康复人才培养体系

康复医师是提供康复医疗服务的核心，培养具有高水平临床康复能力的康复医师是促进康复医学学科发展的关键因素。将住院医师规范化培训与康复专科培训相结合，促使康复医师既具备住院医师的综合能力，又在康复专业方面有所擅长，以推动康复医师的内涵建设。

注重康复治疗师的专业化培训。随着康复医疗的不断进步和亚专科的分化，必须对康复治疗师进行专业的在岗培训。

提高康复护士的专科护理水平。目前对康复患者的护理仅停留在基础护理阶段，应加强康复护士专科能力的培养。提高康复护理水平，有助于帮助患者早日回归社会。

注重高层次康复人才队伍的建设。高层次康复人才队伍是康复医学发展的核

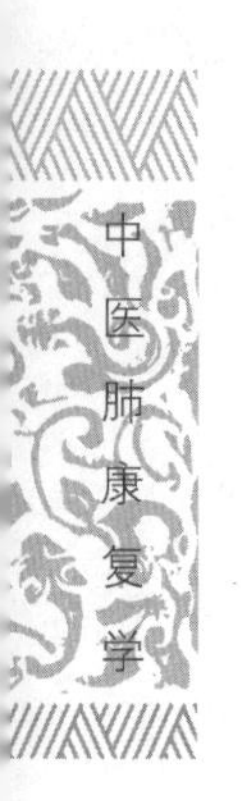

心。鼓励在岗人员利用多种渠道、多种方式进一步深造，进行国内外学术交流，掌握康复医学发展的前沿，提高创新能力。

2. 构建康复教育标准

构建并完善康复教育准入及教学标准。在康复教育准入方面，建议完善硬件设施、师资人员的准入标准，规范课程设置，提高教育层次标准。大力发展康复医学教育，支持康复医学院校教育和继续教育双管齐下，对有限的教育资源进行整合，改善康复医学教育状况。规范康复专业培训标准能使康复专业人才巩固专科技能，提高康复医疗服务质量。同时加强培训后的监管，完善康复专科培训质量监管标准，及时发现并解决问题，以提高培训效率。

（三）规范建立三级康复服务体系，畅通双向转诊渠道

建立以三级综合医院为主体、责权利相统一的三级康复医疗服务体系模式，充分发挥三级综合医院的主观能动性；制定相应的政策，规范不同级别康复机构的治疗标准与流程，使每一级治疗主体在三级康复体系中均承担相应功能定位的职责，真正实现分级康复医疗和双向转诊，使患者在康复医疗体系间穿梭流动，享受连续性的医疗服务。

完善各级中医医院康复科双向转诊途径、提高康复医疗服务能力是康复医疗服务体系建设的关键。转诊是康复医疗服务体系能够有效运行的核心，顺畅的双向转诊能使患者既得到全面、持续性的照顾，又能在病情变化时得到及时的诊断和治疗。通畅的双向转诊通道使患者的分流更加合理，让各级康复医疗机构的效率更趋于平衡，能更好地解决康复机构患者滞留、效率低下的问题。

建立康复双向转诊机制，关键是要通过政策引导、经济手段等调控，使患者在不同康复机构间有序流动，建立绩效考核机制，将康复医疗体系双向转诊的实施效果纳入员工绩效考核体系，将下基层的指导次数和效果评价、双向转诊率等指标作为医务人员的年度考核指标，充分调动康复医疗工作人员的积极性，更好地将双向转诊制度落到实处。

（四）完善康复医疗保障制度，促进三级康复医疗服务体系建设

目前仍有一部分康复治疗项目还未被列入医保范畴，医保对康复医疗体系的导向作用仍不明显，这不仅增加了患者的就医时间和费用，还造成大量患者滞

留、浪费医疗资源的现象，不能更好地发挥三级康复医疗服务体系的作用。

首先，康复治疗是一个较长的治疗和恢复过程，长期的康复治疗费用较为昂贵，致使大多数患者不能进行及时、连续、有效的康复治疗，从而影响康复的最终结局。其次，康复医疗体系的不健全，导致较多的稳定期及恢复期患者集中于三级医院，形成医疗资源的浪费，医疗保险支付系统支付的治疗项目有限，仍有一部分治疗项目和辅助器具未被纳入医疗保险支付范围。再次，在新型医疗格局中，社区全科医生有意愿和动力从综合医院的专科承接辖区内患者的延伸管理工作，包括社区医院延伸在外的长期照护险、家庭病床、居家上门访视、家庭签约、长处方、延伸处方。社区卫生服务机构内的社区康复门诊、社区康复病房均有较为明确的医疗服务项目和收费体系，而工作量较大的沟通、协调、管理、咨询工作属于健康咨询服务，不在目前的医疗收费体系内。这一环节的政策配套缺失给体系的构建带来了挑战。

对此，建议政府积极转变观念，与相关部门进行沟通和协调，争取更多有利的医保政策，通过科学合理的政策引导患者分级诊疗，一方面可节约有限的康复医疗资源，另一方面可减轻患者的医疗费用负担。

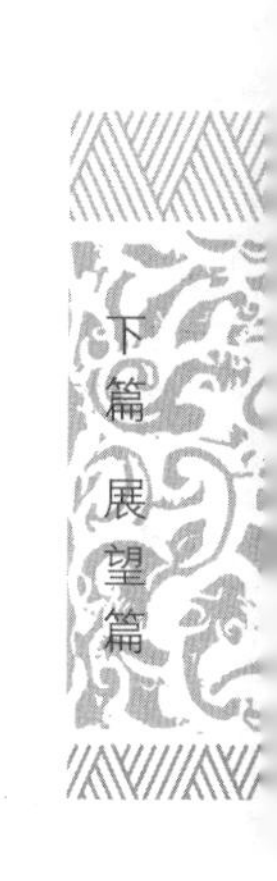

（五）充分利用“互联网+”技术，促进肺康复体系建设

近期国家明确提出各省（自治区、直辖市）要加快建立互联网医疗服务监管平台，优先建设具备监管和服务功能的平台，并依法依规加快对互联网诊疗和互联网医院的准入，推动互联网诊疗服务和互联网医院健康、快速、高质量地发展。建立远程医疗服务信息共享平台，实现医疗资源互联互通，能够极大减少基层医疗服务机构搭建优质医疗资源平台的投入，基层医疗服务机构的患者通过对接远程医疗信息共享平台，“足不出户”就能享受优质医疗资源，实现优质医疗资源的下沉与共享。

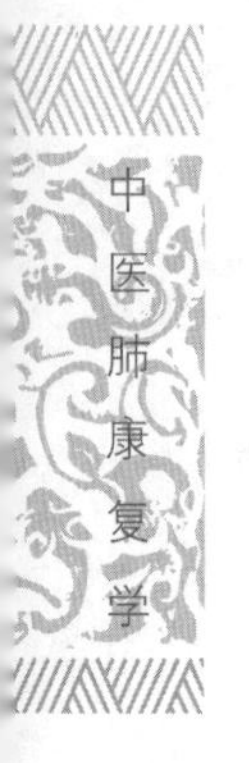

第二节 中西医结合肺康复体系建设

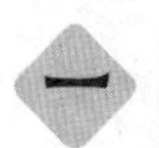

中西医结合肺康复体系现状

现代康复医学是一门注重对患者的全面分析评估，拥有多专业合作、全面康复的整体观念，强调患者积极主动参与，并通过康复评定，明确患者的功能障碍，据此制定康复方案，来达到最大限度恢复其功能目的的学科。

中医虽有数千年的历史，但仔细分析中医古籍可发现，其中并无康复医学之名称，真正提出中医康复这一理念则是在近代以后。中医肺康复的理念在古代虽然未明确提出，但是从大方向上来讲，古代中医讲究的天人合一、顺应自然的养生思想，未病先防、既病防变的治病思路等，都体现了中医康复学的内容。且有关康复医疗的内容，如五禽戏、八段锦等，也散在于大量的中医临床当中。现代康复医学发展至今的"预防-治疗-康复"模式，与中医思想有着惊人的相似之处。在改革开放后的今天，世界愈发多元化，西方现代医学的引入和中医学自身的发展，使中医康复学也逐渐成为独立的学科。要说其与现代康复医学的不同之处，那便是中医康复学从"出生"开始便有着其独特的康复理疗框架，即以"整体康复观"和"辨证康复观"为亮点，还包含了中医"治未病"等思想，具有预防与康复结合、外治与内治结合、药疗与食疗并举等特点。

中医康复学虽具有诸多优势，但与现代康复学相比，还有诸多不足。如仍未能形成一套完整的理论体系，缺乏严密、规范的康复评价方法等。因此，要想建立中西医结合肺康复体系，就要先建立标准化的中医肺康复理论体系。

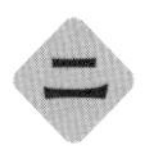

建立标准化的中医肺康复理论体系的意义

一个学科或理论标准化的程度可以反映其发展成熟度和完善程度。故要构建一个学科体系，必须对该学科本体有根本、充分的认识，并研究学科的精华与内涵。要建立标准化的中医肺康复理论体系，首先要对中医肺康复有充分的认识。目的是使最终形成的理论体系，既能符合中医学辨证诊治规律，体现中医学特色，又能完美融合现代医学康复理论和方法。

而中医康复标准体系十分复杂，要想成功构建中医康复标准体系，关键在于

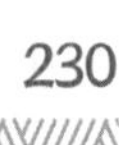

克服中医康复医疗服务的主观性和随意性。而促进中医肺康复临床诊疗活动规范化的有效措施，是将中医历经千年积累的养生康复理论精华沉淀下来，为现代医学模式下的传统理论与技术提供创新和发展空间，促进中医康复定义、体系范围、分类方法及依据等内容的确定。

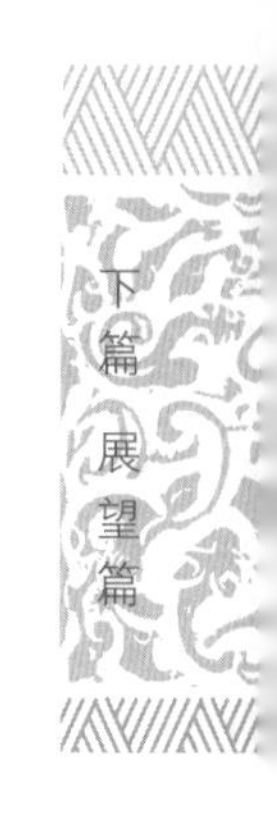

标准化的中医肺康复理论体系主要指相关名词术语、定义、内涵等的标准化。此外，“整体观念”“治未病”等思维模式及中医“辨证论治”思想要求对肺康复所适用疾病进行中医证候分型、治则治法、功能障碍评定标准化、康复疗效评定标准化、康复方案内容标准化。

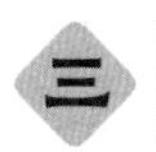 三 中西医结合理论体系的建立模式

中西医结合是一门研究中医和西医在形成和发展过程中的思维方式、对象内容和观察方法，进而比较两者之间的异同点，汲取两者之长融会贯通，创建医学理论新体系，服务于人类健康和疾病防治的整体医学。然而，中西医结合建立基于的两个基础——中医学和西医学又有着很大的差异，如在研究对象上，中医为阴阳五行、脏腑气血、四诊八纲、经络等，西医为人体解剖、生理病理、病因、诊断等；在观察方法上，中医为直接领悟、取类比象等，西医为实验研究、分析方法等。由此可以看出，中医学与西医学最主要的区别在于对人体观察的角度和方法不同。

对于中西医如何结合，目前主要存在三种主张：一是加法形式，又称并协式，亦即辨证论治与辨病治疗相结合的模式。这种形式对中西医结合的临床研究能起到一定的促进作用。但它只在形式上将两种诊断并列，在内容上却体现不出两者之间的关系，从根本上说，不可能实现中西医的有机结合。二是杂交形式，即所谓的融入式，是把中医的某些成分纳入西医理论体系中，或把西医的某些成分纳入中医理论体系中。这种模式对于目前的医疗实践有一定的推动作用，但是随着近年来中西医结合的发展，这样将走向全盘西化的结局。三是互补形式，即“量子力学形式”，将互斥的中西医理论方药互补起来解释生命现象，应用于临床医疗。这一形式将定性与定量相结合，将宏观研究与微观研究相结合，将人体结构与其功能相结合，全方位地反映了人体的运动变化规律。与前两种形式比较，互补形式无疑是当前将中医与西医有机结合起来的最有效形式，从而成为近

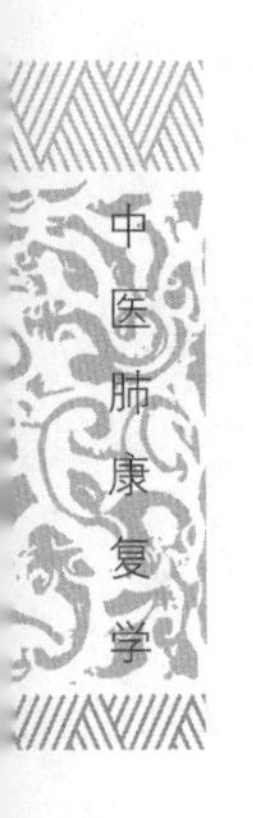

年来中西医结合研究工作的热点。

中西医结合肺康复体系建设也可以参考第三个形式，即采用互补的形式，用中西医理论及手段互补对患者进行康复治疗，从而实现患者生活质量的良性改变。

四 判定康复效果的工具/方法

中医康复学与现代康复医学相比，最大差距表现在康复评定上。中医康复学的评价方法存留于望闻问切的直观诊断，导致无法与目前国际康复医学界通用的专项化、规范化、定量化的功能评价方法接轨，其康复治疗成果缺乏与国际间的可比性。

康复评价是康复工作流程中的重要环节，以初期评价开始，又以末期评价结束，评价贯穿于康复的全过程。评价后可以准确掌握患者的障碍现状、残存功能和潜在能力，为下一步设定康复目标和制订康复计划提供依据。因此，借助现代康复医学中高信度和效度的评定方法，能使中医康复的诊疗、评定更加完善，当这些方法被纳入中医康复学的评价体系时，其作用对象由证候发展到了功能障碍，实现了对全面康复治疗效果的精准评价。

在实施中医肺康复技术前，除了通过望闻问切获取信息，明确患者的虚实寒热，还应选用一些西医康复学的方法，对患者进行中西医的全面评估，再选择适合患者的、方便实施的、风险较小的方法，最终确定中医肺康复技术。

五 中医肺康复的完善与推广

只有对中医肺康复进行大力的应用和推广，才能让更多肺康复从业者增强对中医康复的信心，寻找更多中医肺康复的临床证据，为中西医结合肺康复体系建设作出贡献。

（一）遵循分病、分层康复原则

以病为纲，在“辨证论治”思想的指导下，在充分了解各种康复技术适应证、强度等信息的前提下，以患者的证候类型、年龄、体能、主观耐受程度等综

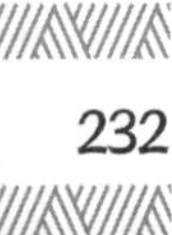

合信息为纬，对患者进行分层，实现个体化康复方案制定，充分体现辨证论治的中医肺康复特色。

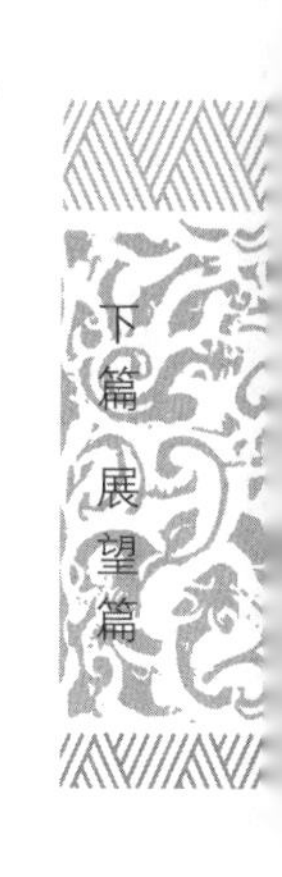

（二）不断完善康复处方内容

随着对中医肺康复技术认识的不断深入，临床医师应不断对肺康复处方的内容进行完善，除康复技术的名称外，还应对技术操作的标准、程度、时间、频次详加规定。

（三）促进社区/基层肺康复推广

鉴于多数患者需要长期接受肺康复治疗，应充分利用社区方便、快捷、价廉的特点，不断优化社区/基层康复环境，培养基层康复人才，建立“以医院为骨干、以社区为基本、以家庭为依托”的康复模式，实现长期康复指导和支持，这对于保障“人人享有康复服务”、帮助患者快速重返社会生活具有重要意义。

（四）积极推广“互联网+”肺康复，促进中医肺康复技术创新

运用“互联网+”技术可以实现对肺康复患者康复效果的全流程管理，对患者的康复训练状况和康复效果进行远程监控和精密管理，开展上门康复指导，各种传感设备、可穿戴设备的研发对于中医肺康复技术的创新也有重要意义。

总的来说，中医肺康复有成本低廉、实施方便、患者依从性高、疗效显著等特点，有广泛的临床应用前景，适合医院康复及长期家庭、社区肺康复。大力发展规范化的、具有中医特色的中医肺康复已成为大的发展趋势， 针对不同病种，进行更加严格、长时间的大样本随机对照试验研究，应用现代医学的评价方法评估传统肺康复手段的具体疗效，对康复机制进行更深入的探讨，在功法锻炼中给出严谨的运动处方，根据患者情况辨证论治选择最优的组合方案，以及在社区和家庭中推广综合的中医肺康复将是我们今后研究的重点。

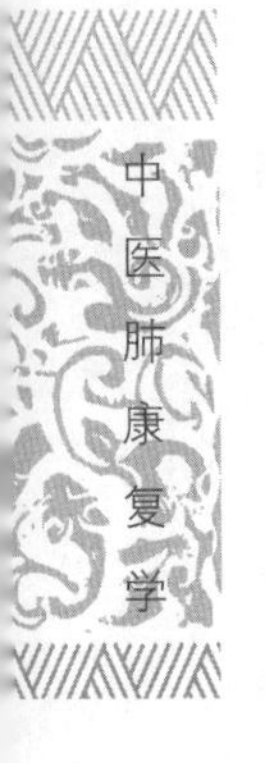

参考文献

[1] 陈可冀. 中国传统康复医学[M]. 北京：人民卫生出版社，1988.

[2] 张天戈，薛近芳. 实用气功手册[M]. 上海：上海科学技术出版社，1990.

[3] 石学敏. 针灸治疗学[M]. 北京：人民卫生出版社，2001.

[4] 周仲瑛. 中医内科学[M]. 北京：中国中医药出版社，2007.

[5] CLINI E，HOLLAND A E，PITTA F，et al. 呼吸康复基础教程[M]. 王辰，译. 北京：人民卫生出版社，2019.

[6] PRYOR J A，PRASAD S A. 成人和儿童呼吸与心脏问题的物理治疗[M]. 喻鹏铭，车国卫，译. 4版. 北京：北京大学医学出版社，2011.

[7] 丁嘉安，姜格宁，高文. 肺外科学[M]. 北京：人民卫生出版社，2011.

[8] 柴铁劬，赵琛，郭永明，等. 康复医学[M]. 上海：上海科学技术出版社，2008.

[9] 张柏礼，吴勉华. 中医内科学[M]. 北京：中国中医药出版社，2017.

[10] 李薇，张高林，寇宁. 中医养生康复学基础[M]. 西安：第四军医大学出版社，2015.

[11] 周德安，于晓刚，马琴. 针灸八要[M]. 北京：北京科学技术出版社，2015.

[12] 符仲华. 浮针医学纲要[M]. 北京：人民卫生出版社，2016.

[13] 赵吉平，李瑛. 针灸学[M]. 北京：人民卫生出版社，2016.

[14] 符文彬，黄东勉，王聪. 符文彬针灸医道精微[M]. 北京：科学出版社，2017.

[15] 王瑞辉，冯晓东. 中医康复学[M]. 北京：中国中医药出版社，2017.

[16] 高树中，孙忠人，赵吉平，等. 针灸治疗学[M]. 3版. 上海：上海科学技术出版社，2018.

[17] 杜延海，牛琳琳. 中西医结合康复心脏病学[M]. 郑州：河南科学技术出版社，2018.

[18] 美国心血管–肺康复协会. 呼吸康复指南：评估、策略和管理[M]. 席家宁，姜宏英，译. 5版. 北京：北京科学技术出版社，2020.

[19] 梁繁荣，王华. 针灸学[M]. 北京：中国中医药出版社，2021.

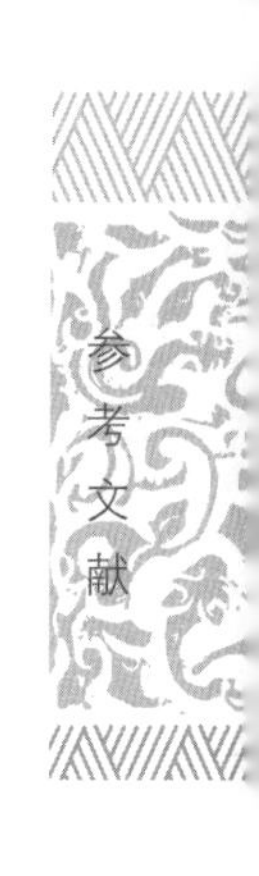

[20] 陶广正. 中医康复医学发展简史［J］. 中国中医基础医学杂志，1997，3（6）：52-55.

[21] RIES A L，BAULDOFF G S，CARLIN B W，et al. Pulmonary rehabilitation：joint ACCP/AACVPR evidence-based clinical practice guidelines［J］. Chest，2007，131（5 Suppl）：4S-42S.

[22] 徐凯. 中医药在肺癌围手术期应用的研究进展［J］. 中国中西医结合外科杂志，2007，14（6）：510-513.

[23] 艾健，徐艳玲. 中药贴敷涌泉穴治疗肺间质纤维化机理的探讨［J］. 实用中医内科杂志，2010，24（3）：44-45.

[24] 肖小花. 针灸治疗肺纤维化的文献研究［D/OL］. 成都：成都中医药大学，2011［2021-08-25］. https://kns.cnki.net/kcms2/article/abstract?v=3uoqIhG8C475KOm_zrgu4lQARvep2SAkhskYGsHyiXksOA0FurgRFSg93xGQvDTQE5fj6-wimVmrmZvDaNW81bTGG13TqKCt&uniplatform=NZKPT.

[25] BOLTON C E，BEVAN-SMITH E F，BLAKEY J D，et al. British Thoracic Society guideline on pulmonary rehabilitation in adults［J］. Thorax，2013，68（9）：887-888.

[26] SPRUIT M A，SINGH S J，GARVEY C，et al. An official American Thoracic Society/European Respiratory Society statement：key concepts and advances in pulmonary rehabilitation［J］. American journal of respiratory and critical care medicine，2013，188（8）：e13-e64.

[27] 王媛媛. 中医措施干预支气管扩张症的系统评价［D/OL］. 广州：广州中医药大学，2015[2021-08-25]. https://kns.cnki.net/kcms2/article/abstract?v=3uoqIhG8C475KOm_zrgu4lQARvep2SAkVNKPvpjdBoadmPoNwLRuZyLxo7rTcqQHSErMaE1mflGQ67KFxamrwKAxQegDORqu&uniplatform=NZKPT.

[28] 李际强，谷孝芝，黄颖，等. 睡眠呼吸暂停综合征的中医药治疗进展［J］. 云南中医学院学报，2016，39（2）：99-102.

[29] 刘文婷，赖芳，张燕，等. 浅谈ICU获得性肌病中医临床诊治思路［J］. 中国中医急症，2016，25（11）：2203-2206.

[30] 甘学勤，何怀阳，王英龙. 睡眠呼吸暂停综合征的中医研究进展［J］. 中

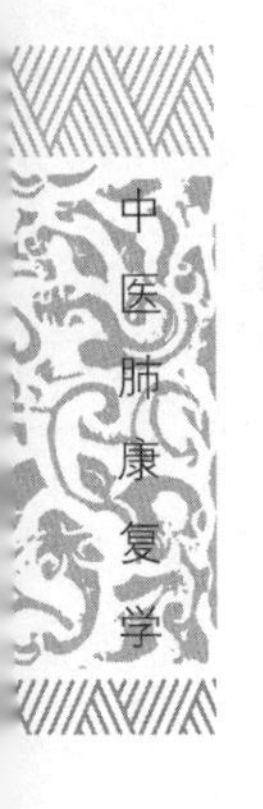

国民族民间医药，2016，25（24）：46-49，52.

［31］潘怡，毛兵．中医肺康复技术的应用现状与展望［J］．河北中医，2016，38（11）：1733-1738.

［32］ALISON J A，MCKEOUGH Z J，JOHNSTON K，et al．Australian and New Zealand pulmonary rehabilitation guidelines［J］．Respirology，2017，22（4）：800-819.

［33］韩英杰，侯俊明，张泳，等．中医治疗结合快速康复外科在肺癌围手术期中的应用［J］．现代中医药，2017，37（5）：70-72.

［34］熊亚琴．中医快速康复理念在肺癌患者围术期中的应用［J］．齐鲁护理杂志，2017，23（8）：31-33.

［35］王顺华，王久荣，孙维俭，等．围手术期肺部并发症防治的中医药进展［J］．内蒙古中医药，2017，36（15）：136-137.

［36］齐文升．ICU获得性衰弱的西医诊疗及中医辨治策略［J］．北京中医药，2018，37（1）：27-29.

［37］李际强，刘娜，云芯芯，等．健身气功治疗慢性阻塞性肺疾病稳定期随机对照试验系统评价［J］．辽宁中医药大学学报，2018，20（11）：5-9.

［38］刘毅，王德瑜，吴文豪，等．中医传统功法的传承与现状分析［J］．卫生职业教育，2018，36（16）：19-20.

［39］陈名桂．坐式八段锦对脓毒症机械通气患者早期康复的临床研究［D/OL］．广州：广州中医药大学，2019[2021-08-25]. https://kns.cnki.net/kcms2/article/abstract?v=3uoqIhG8C475KOm_zrgu4lQARvep2SAkHr3ADhkADnVu66WViDP_3FkoCZ6fXEwviF0qKKFBqUCxLljnG-DTGeCeNRMGqOP6&uniplatform=NZKPT.

［40］茹江丽，赵海霞．五行音乐疗法在机械通气患者中的应用［J］．中国中医药现代远程教育，2019，17（22）：107-109.

［41］李洋，张明，闫宪飞，等．音乐疗法在肺癌外科中的研究进展［J］．中国胸心血管外科临床杂志，2019，26（5）：489-493.

［42］李际强，白晓辉，蔡倩，等．肺康复运动处方指南解读（ATS/ERS、BTS、ACSM及AACVPR）［J］．临床肺科杂志，2020，25（1）：151-154.

［43］廖梦玫．“改良坐式五禽戏”干预ICU机械通气患者的随机、对照、多中心临床研究［D/OL］．成都：成都中医药大学，2020［2021-08-

25]. https://kns.cnki.net/kcms2/article/abstract?v=3uoqIhG8C475KOm_zrgu4lQARvep2SAkyRJRH-nhEQBuKg4okgcHYjaTbOl06PqMjIX1XVuTShFMS-8QUblnARw3r0N3N6IA&uniplatform=NZKPT.

[44] 范玺胜，佘延芬，刘君，等. 刮痧疗法干预新型冠状病毒肺炎恢复期的分析和建议[J]. 河北中医药学报，2020，35（3）：54-57.

[45] 刘铸，马雪娇，周慧灵，等. 基于固本理论的中医治疗在肺癌围手术期康复的应用现况[J]. 中国康复，2020，35（10）：557-560.

[46] 张振宇，范肃，魏军，等. 基于数据挖掘技术分析推拿手法在肺康复中的选穴配伍规律[J]. 北京中医药，2020，39（7）：669-673.

[47] 蔡倩，荆纯祥，张溪，等. 健身气功的健身防病作用及其防治新型冠状病毒肺炎思路探讨[J]. 广州中医药大学学报，2020，37（8）：1602-1606.

[48] 马红，姜影，张孝刚，等. 基于中医"治未病"探讨隔药灸脐法在新型冠状病毒肺炎恢复期康复的应用[J]. 按摩与康复医学，2021，12（4）：26-28.

[49] 李晓东，刘保延，王宜，等. 关于《新型冠状病毒肺炎恢复期中医康复指导建议（试行）》的解读[J]. 中医杂志，2020，61（11）：928-934.

[50] 黄邓军，李玢慧，谷磊，等. 基于"治未病"思想探讨中医传统功法在新冠肺炎预防及康复中的应用[J]. 湖南中医药大学学报，2020，40（10）：1261-1265.

[51] 李建生. 慢性阻塞性肺疾病中医康复指南[J]. 世界中医药，2020，15（23）：3710-3718.

[52] 张晶滢，范骏. 论六字诀在新型冠状病毒肺炎康复中的作用[J]. 医学争鸣，2020，11（3）：31-34.

[53] 中华中医药学会，中国康复医学会. 新型冠状病毒肺炎恢复期中西医结合康复指南（第一版）[J]. 天津中医药，2020，37（5）：484-489.

[54] 石学敏，仝小林，孙国杰，等. 新型冠状病毒肺炎针灸干预的指导意见（第二版）[J]. 中国针灸，2020，40（5）：462-463.

[55] 田伟，刘赓，张晓颖，等. 新型冠状病毒肺炎中西医结合呼吸康复方案（草案）[J]. 中国中医药信息杂志，2020，27（8）：1-7.

[56] 夏文广，华强，王刚，等. 新型冠状病毒肺炎中西医结合康复诊疗规范[J]. 康复学报，2020，30（2）：85-92.

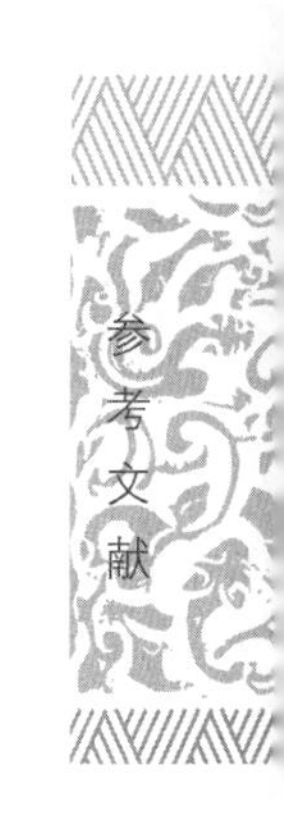

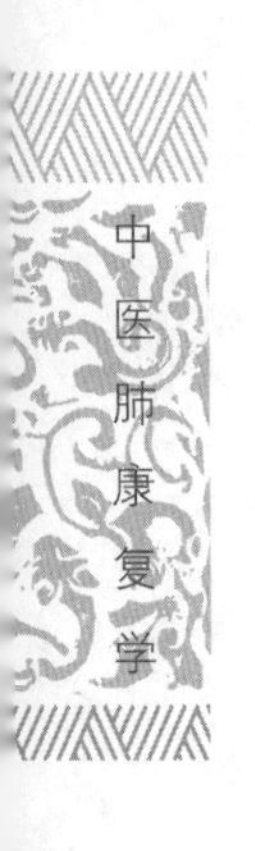

[57] 李建生，张海龙. 新型冠状病毒肺炎中医康复专家共识（第一版）[J]. 中医学报，2020，35（4）：681-688.

[58] 刘西花，李晓旭，毕鸿雁，等. 中医康复临床实践指南·心肺康复[J]. 康复学报，2020，30（4）：259-265，269.

[59] 中华中医药学会内科分会，李建生，冯贞贞，等. 新型冠状病毒肺炎中医证候诊断标准（试行）[J]. 中医杂志，2021，62（1）：86-90.

[60] 刘博雯，林丹红. 宋代中医康复学发展特点分析[J]. 中医文献杂志，2021，39（2）：42-44.

[61] 谢静.《内经》"和"文化研究[J]. 山东农业工程学院学报，2021，38（7）：70-75.

[62] 闫晓雷. FTS理念为指导的护理模式在胸腔镜肺癌根治术围手术期的效果及对其促进术后康复的作用[J]. 现代诊断与治疗，2021，32（16）：2673-2675.

[63] 吴蕾，许银姬，林琳. 慢性阻塞性肺疾病中医肺康复临床应用指南[J]. 中医杂志，2021，62（22）：2018-2024.

[64] 刘慧鸿，郑转芳，张静，等. 从阴阳观看中医与传统文化的关系[J]. 中华中医药杂志，2021，36（10）：5782-5786.

[65] 余緦，张贵方，陈雪梅，等. 中西医治疗ICU获得性衰弱研究进展[J]. 河南中医，2021，41（11）：1765-1772.

[66] 张艳婉，刘蔚. 中医生命观的哲学思考[J]. 长沙大学学报，2021，35（6）：7-11.